간호연구의 길잡이:
근거기반 실무로 가는 첫걸음

| 저자소개 |

류미경 대구대학교 간호대학 교수

간호연구의 길잡이: 근거기반 실무로 가는 첫걸음

인   쇄 | 2025년 2월 20일
발   행 | 2025년 2월 25일

지 은 이 | 류미경
발 행 인 | 모형중
표지디자인 | 이명호
본문디자인 | 박소희
발 행 처 | 포널스 출판사
등   록 | 제2017-000021호

등록기준지 | 서울시 강북구 노해로8길22 3층
강 북 지 점 | 서울시 강북구 노해로8길22 2층
전   화 | 02-905-9671, 02-980-1005 Fax. 02-905-9670

ⓒ 간호연구의 길잡이: 근거기반 실무로 가는 첫걸음
본서는 저자와의 계약에 의해 포널스 출판사에서 발행합니다.
본서의 내용 및 삽화 일부 혹은 전부를 무단으로 복제하는 것은 법으로 금지되어 있습니다.

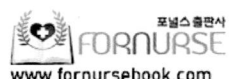
www.fornursebook.com

🔖 도서 반품과 파본 교환은 본사입니다.
🔖 검인은 지은이와의 합의하에 생략합니다.

ISBN 979-11-6627-613-2   93510
정가   25,000원

머리말

간호학은 인간의 건강과 삶의 질을 향상시키기 위한 학문적이고 실천적인 노력을 통합하는 분야이다. 이 과정에서 연구는 중요한 도구로, 간호학의 이론적 기초를 강화하고 실무를 개선하며 새로운 지식을 창출하는 역할을 한다. '간호연구의 길잡이: 근거기반 실무로 가는 첫걸음'은 근거기반 실무(Evidence-Based Practice, EBP)의 개념과 이를 실현하기 위한 연구 과정의 중요성을 강조하며, 간호학 연구에 첫발을 내딛는 이들에게 실질적인 도움을 주기 위해 기획되었다.

이 책은 특히 간호학을 전공하는 학부생이나 연구방법론을 처음 접하는 초보 연구자를 대상으로 한다. 독자들이 근거기반 실무의 의미를 이해하고, 연구를 통해 임상 문제를 해결하며 실무를 개선하는 데 필요한 기본기를 쌓을 수 있도록 구성되었다. 간호 실무에서의 다양한 사례를 통해 독자들은 연구가 어떻게 근거기반 간호 실무로 연결될 수 있는지를 구체적으로 이해할 수 있을 것이다.

본 교재는 다음과 같은 특징을 가진다. 첫째, 간호연구의 개념 및 중요성을 명확히 설명하여 연구의 필요성을 이해할 수 있도록 구성하였다. 둘째, 연구주제 선정에서부터 자료분석 및 연구보고서 작성까지, 연구 과정의 각 단계를 체계적으로 다루었다. 셋째, 근거기반 실무의 개념과 이를 임상에 적용하는 방법을 실제 사례와 함께 제시하여 연구 결과의 실질적인 활용 가능성을 강조하였다. 넷째, 연구윤리와 관련된 기본 원칙을 설명하고, 윤리적 연구 수행을 위한 지침을 제공하였다.

간호학 연구는 단순히 학문적 성취를 넘어서, 환자 간호의 질을 높이고 실무의 효율성을 증진시키는 데 필수적인 도구이다. 이 책이 간호학 연구와 근거기반 실무를 시작하려는 모든 이들에게 친근한 동반자가 되기를 바란다. 또한, 이 책이 독자들에게 연구를 통해 임상 문제를 해결하고 더 나은 실무를 만들어가는 기쁨을 선사할 수 있기를 기대한다.

2025년 1월

저자 드림

목 차

제1장 간호연구의 개요 ··· 5
1. 간호연구의 개념 및 중요성 ······················· 7
2. 간호연구의 기본 용어 ······························· 9
3. 연구과정의 단계 ······································ 14
4. 연구윤리 ·· 16

제2장 연구 준비 ·· 29
1. 연구주제 선정 ··· 31
2. 문헌고찰 ·· 39
3. 이론적 기틀 작성 ···································· 46
4. 가설 설정 ·· 47

제3장 연구 설계 ·· 53
1. 실험설계 ·· 55
2. 비실험설계 ·· 76
3. 연구의 통제 ·· 83

제4장 표본 추출 ·· 97
1. 표본추출의 개념 ······································ 99
2. 표본추출방법 ··· 101
3. 표본크기 산정 ······································· 108
4. 표본추출단계 ··· 112

제5장 측정과 자료수집 ··································· 117
1. 측정 ··· 119
2. 자료수집방법 ··· 139

제6장 자료분석과 통계 ··· 165
1. 자료준비 ··· 167
2. 기술통계 ··· 171
3. 추론통계 ··· 181
4. 자료분석방법의 선택 ······································ 188

제7장 연구의 해석 및 보고 ································· 197
1. 연구의 해석 ·· 199
2. 연구보고서 작성 및 평가 ································· 205

제8장 근거기반간호 ·· 219
1. 임상질문 작성 ·· 221
2. 근거 검색 ··· 224
3. 비평적 분석 ·· 229
4. 실무적용 ·· 233
5. 결과평가 ·· 234

제9장 질적연구 ·· 241
1. 질적연구의 특성 ··· 243
2. 질적 연구의 설계 ·· 248
3. 질적연구의 종류 ··· 250
4. 질적자료의 수집과 분석 ·································· 255
5. 질적연구의 평가 ··· 259

참고문헌 ··· 265

제 1 장

간호연구의 개요

1. 간호연구의 개념 및 중요성
2. 간호연구의 기본 용어
3. 연구과정의 단계
4. 연구윤리

■ 학습목표 ■

1. 간호연구의 개념과 중요성을 설명할 수 있다.
2. 간호연구의 주요 목적(현상 기술, 설명, 예측, 통제)을 구분할 수 있다.
3. 간호연구에서 사용하는 기본 용어(개념, 구성, 변수)의 정의를 설명할 수 있다.
4. 연구윤리의 주요 원칙을 설명할 수 있다.

1. 간호연구의 개념 및 중요성

연구(research)는 체계적이고 과학적인 방법을 통해 지식과 정보를 생성하며 문제를 해결하려는 시도를 의미한다. 이 용어는 're-'(다시)와 'search'(찾다)의 어원을 가지고 있으며, 기존의 지식을 재탐구하거나 새로운 통찰을 발견하는 과정을 강조한다. 일반적으로 연구는 다양한 학문 분야에서 이루어지며, 실질적 문제를 해결하거나 이론적 지식을 발전시키기 위해 수행된다. 이러한 연구의 개념을 기반으로, 간호연구는 과학적 방법을 활용하여 간호 실무, 교육, 행정 및 정책 개발에 필요한 지식을 생성하고 평가하는 체계적인 과정이다. 이는 환자 중심의 질 높은 간호를 제공하고, 근거기반 실무를 실현하며, 간호학 분야의 지속적인 발전을 도모하는 데 필수적이다.

1) 연구의 주요 목적

- **현상 기술(Description)**: 서술은 간호현상의 특성을 확인하고 그들 간의 관계를 규명하고 이해하는 것이다. 존재하는 현상을 기술하고, 새로운 정보를 발견하며, 상황에 대한 이해를 증진하고, 특정 학문 분야에서 활용할 지식 정보를 분류하는 것이다. 기술에 초점을 둔 연구는 간호현상을 설명, 예측 및 통제를 위한 연구 수행에 있어 기초가 된다. 예를 들어, 간호사가 특정 병동의 환자들에서 가장 흔하게 발생하는 피부 손상의 유형을 기술하고, 이와 관련된 환경적 요인과 환자 특성을 기록하는 연구를 수행할 수 있다.

- **현상 설명(Explanation)**: 설명은 현상들 간의 관계를 분명히 하고, 왜 어떤 사건이 발생하는지 규명하는 것이다. 예를 들어, 건강 위험 요인(흡연, 비만 등)과 의료비 지출 간의 관계를 조사하여 건강 위험 요인이 의료비를 증가시키는 경향을 설명하는 연구를 수행할 수 있다. 또 다른 예로, 만성 질환 환자에서 자가 간호 행동과 질병 관리 결과 간의 관계를 밝히는 연구를 수행할 수 있다. 설명에 초점을 둔 연구는 예측과 통제를 위한 연구를 수행하는 데 필요한 기초를 제공한다.

- **결과 예측(Prediction)**: 예측은 주어진 상황에서 특정 결과가 발생할 가능성을 추정한다. 예측적 연구는 원하는 결과를 미리 추정하여 어떤 상황이나 중재가

성공적인 결과를 가져올지 확인하도록 돕는다. 이러한 연구는 미래 연구에서 필요한 요인을 규명하여 추가 조사를 가능하게 한다. 예를 들어, 침상 체위와 침요 유형이 피부압력에 미치는 효과를 예측함으로써 적절한 간호 중재를 설계하는 기초 자료를 제공할 수 있다.

- **상황 통제(Control)**: 예측 가능한 결과를 바탕으로 상황을 조작하거나 통제하여 바람직한 결과를 생성한다. 예를 들어, 환자의 체위 변경 빈도와 욕창 발생률 간의 관계를 평가하고, 이를 기반으로 체위 변경 프로토콜을 설계하고 적용한 연구가 있다. 이 연구는 체위 변경의 빈도와 방법을 체계적으로 조정하여 욕창 발생률을 감소시키는 데 초점을 맞췄다. 연구 결과, 주기적인 체위 변경과 적절한 간호 중재가 환자의 피부 상태를 개선하고 욕창 발생을 효과적으로 통제하는 데 기여했다. 이러한 연구는 환자 안전을 증진하고 간호 질을 향상시키는 데 중요한 기반을 제공한다.

2) 간호연구의 중요성

간호연구의 중요성은 다음과 같은 여러 측면에서 나타난다:

- 근거기반 실무(Evidence-Based Practice, EBP): 간호연구를 통해 생성된 과학적 근거는 임상 결정을 내리는 데 중요한 기준이 된다.
- 환자 안전 및 질 향상: 연구 결과를 통해 간호 과정에서의 오류를 줄이고, 환자에게 더 나은 결과를 제공할 수 있다.
- 간호사의 전문성 향상: 연구는 간호사들이 최신 지식과 기술을 습득하도록 돕고, 전문성을 강화한다.
- 보건의료 정책 개발: 연구를 통해 도출된 데이터는 정책 입안자들이 보다 효과적인 보건의료 정책을 수립하는 데 기여한다.

2. 간호연구의 기본 용어

1) 개념

개념(Concept)이란 경험 세계에서 관찰되는 현상을 추상적이고 상징적인 언어로 표현한 것으로, 이론을 구성하는 기본 단위이다. 개념은 복잡한 현상을 이해하고 설명하기 위한 기초적인 구조를 제공하며, 연구자들이 특정 현상을 정의하고 다룰 수 있도록 돕는다. 예를 들어, "건강(Health)"이라는 개념은 신체적, 정신적, 사회적 안녕의 상태를 포괄적으로 나타내며, 이를 통해 간호나 보건학 연구에서 다양한 측면을 탐구할 수 있는 틀을 제공한다.

구성(Construct)은 과학적 연구에서 특정 목적을 위해 고안된 추상적인 개념이다. 구성은 단순히 정의된 개념보다 더 복잡하며, 다양한 측면을 포함한다. 자연과학에서의 예로는 "체온"이라는 구성이 있다. 이는 체온계로 측정된 숫자 값(섭씨 또는 화씨)뿐만 아니라, 신체의 물리적 상태(예: 열의 조절, 발열, 저체온증)와 같은 다양한 요소를 포함한다. 이를 통해 체온은 단순한 숫자 데이터로 보이지만, 실제로는 생리학적 과정과 연결된 중요한 지표로 활용된다. 또 다른 예는 "PH 농도"로, 이는 특정 용액의 산도와 알칼리도를 결정하는 화학적 특성 및 그것이 생물학적 시스템에 미치는 영향을 포함한다. 사회과학에서는 "사회적 지지"라는 구성이 있다. 이는 정보적 지지(예: 유익한 정보 제공), 정서적 지지(예: 심리적 위안 제공), 물질적 지지(예: 경제적 지원 제공) 등 다양한 측면으로 구체화된다. 이를 통해 연구자는 복잡한 인간 상호작용을 체계적으로 분석하고, 구체적인 데이터로 연결하여 연구 결과를 도출할 수 있다.

2) 개념의 이론적 정의와 조작적 정의

일상생활에서는 개념을 모호하게 사용하거나 개인의 생각에 따라 정의할 수 있지만, 연구자가 연구에서 사용할 때는 해당 개념을 명확히 하고 타당성을 확보하여 측정 가능하도록 이론적 정의와 조작적 정의를 내려야 한다.

이론적 정의(Theoretical Definition): 이론적 정의는 개념을 이론적으로 구성하고 명확히 규정하는 과정이다. 이는 연구자가 무엇을 연구할지 명확히 인식하고, 독자가 연구 결과를 이해할 수 있도록 돕는 역할을 한다. 예를 들어, "무게(weight)"라는 개념은 "사물이 얼마나 무거운지를 나타내는 속성"으로 이론적으로 정의할 수 있다. 마찬가지로, "불안(Anxiety)"은 "불특정하거나 의식적으로 알지 못하는 위협에 대한 정서적 반응"으로 정의될 수 있다. 이론적 정의는 문제 진술이나 이론적 배경에서 도출되며, 다른 학자들이 이미 정의한 개념을 참고해 도출하기도 한다. 그러나 이 정의는 학문적, 시대적 배경이나 연구자의 관점에 따라 수정, 보완, 또는 기각될 수 있다. 이론적 정의는 주로 추상적인 용어를 사용하기 때문에 이를 직접적으로 측정하기는 어렵다. 예를 들어, "우울"이라는 개념을 "음울함, 무기력감, 무가치함을 나타내는 정서적 상태"로 정의할 수 있지만, 이러한 정의는 개인마다 해석이 다를 수 있다. 따라서 이론적 정의는 일관성, 정합성, 그리고 명확성을 갖추어야 하며, 이를 바탕으로 추후의 연구 과정에서 구체화된다.

조작적 정의(Operational Definition): 조작적 정의는 이론적 개념을 경험적으로 관찰하거나 측정할 수 있도록 구체화한 정의이다. 이는 연구자가 개념을 어떻게 측정할 것인지 명확히 하고, 연구 결과를 재현 가능하게 만든다. 조작적 정의는 "개념을 관찰 가능한 용어로 정의하고, 경험적 지표를 갖게 하는 과정"으로 설명된다. 즉, 이는 관찰자가 따를 활동과 절차를 명확히 기술하는 것이다. 예를 들어, "신장"이라는 개념은 이론적으로 "사람의 머리부터 발끝까지의 수직 길이"로 정의될 수 있다. 이를 조작적으로 정의하면 "신장 측정기를 사용해 센티미터 단위로 측정한 값"이 된다. 이러한 조작적 정의는 연구자가 아닌 사람도 쉽게 이해할 수 있도록 한다.

간호연구에서 다루는 개념들은 일반적으로 추상적이고 복합적이어서 측정 방법을 정리하기 어렵다. 예를 들어, "건강"이라는 개념은 다양한 방식으로 정의될 수 있다. 건강을 신체적 기능으로 정의한다면, 심박수, 백혈구 수치, 폐활량 등을 조작적 지표로 사용할 수 있다. 건강을 심리적 상태로 정의한다면, '환자의 질문에 대한 반응'이나 '관찰한 행동'이라고 조작적 정의를 내려 측정할 수 있다.

조작적 정의를 내리는 과정은 연구자가 연구 목적에 맞는 지표를 선택하도록 돕는다. 그러나 이는 연구자마다 다르게 정의될 수 있으며, 선행 연구에서 사용된 정의를 참고하거나 수정할 수도 있다. 조작적 정의는 연구자가 개념을 명확히 규정하지 않으면, 연구 결과의 의미와 가치를 다른 학자들이 이해하기 어렵게 만든다. 따라서 연구자는 선행 연구를 바탕으로 신중하게 조작적 정의를 내려야 한다.

3) 변수(Variable)

조작적 정의가 내려진 개념은 이후 변수(variable)라고 불린다. 변수는 변화하는 특성을 가지며, 여러 가지 다른 값을 가질 수 있는 요소를 의미한다. 예를 들어, 체중이라는 변수는 "가벼움", "보통", "무거움" 등 다양한 값을 가질 수 있다. 이러한 값을 일정한 절차를 통해 수치로 표현함으로써 변수를 정량적으로 나타낼 수 있다.

기온 역시 변수의 예로 들 수 있다. 기온은 -50℃에서 +50℃ 사이의 여러 값을 가질 수 있으며, 이를 통해 따뜻함과 차가움 등의 상태를 수치화할 수 있다. 이처럼 체중, 키, 온도, 교육 수준 등은 그 속성에 따라 다른 값을 가지므로 변수가 될 수 있다.

그러나 모든 값이 동일하거나 변화하지 않는 경우에는 변수로 간주할 수 없다. 예를 들어, 세상의 모든 사람이 검은 머리라면 머리 색깔은 개인에 따라 변하지 않으므로 변수가 될 수 없다. 마찬가지로, 날씨가 항상 비가 오고 기온이 일정하게 20℃로 유지된다면, 날씨도 변수로 간주되지 못한다.

변수는 개인이나 환경의 조건에 따라 다양한 값을 가지며, 이러한 변화나 차이를 이해하기 위해 연구가 수행된다. 예를 들어, 폐암을 생각해 보자. 폐암은 누구나 앓는 질환이 아니므로 폐암의 유무는 변수로 간주될 수 있다. 과학자들은 어떤 사람에게 폐암이 잘 발생하는지, 그 원인이 무엇인지 연구한다.

(1) **독립변수(Independent Variable)**: 독립변수는 다른 변수, 즉 종속변수에 영향을 미치거나 변화를 유발하는 변수이다. 연구에서 독립변수는 원인, 요인, 또는 선행 조건으로 간주된다.

예측 변수(predicator variable)라고도 불리며, 연구자는 독립변수를 조작하거나 관찰하여 종속변수에 미치는 영향을 분석한다. 실험 연구에서는 독립변수로 실험 조건이나 처치를 설정하여 종속변수에 미치는 영향을 평가한다. 비실험적 연구에서는 변수 간 관계를 추정하거나 예측하는 기준이 된다. 실험에서 흡연(독립변수)이 폐 기능(종속변수)에 미치는 영향을 연구할 때, 흡연이 독립변수로 설정된다.

(2) **종속변수(Dependent Variable)**: 독립변수의 영향을 받는 결과 변수로, 연구 결과의 효과나 결과를 나타낸다. 종속변수는 독립변수의 변화에 따라 반응하며, 이를 통해 연구의 가설을 검증할 수 있다. 흡연(독립변수)이 폐 기능(종속변수)에 미치는 영향을 연구할 때, 폐 기능이 종속변수로 설정된다.

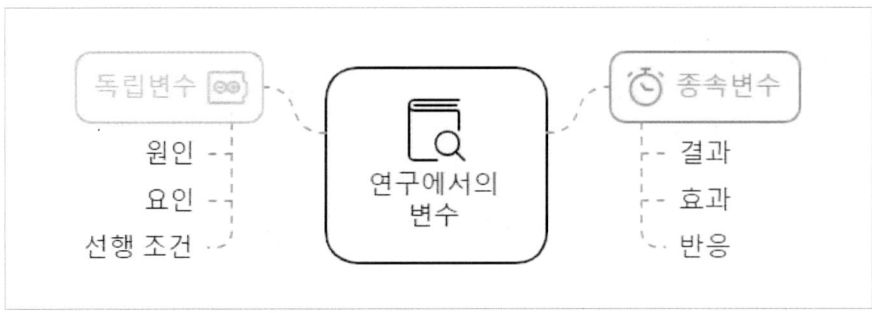

┃그림 1-1┃ 독립변수와 종속변수의 관계

(3) 매개변수(Mediating Variable): 독립변수와 종속변수 간의 관계를 설명하거나 중재하는 변수이다. 매개변수는 독립변수의 효과가 종속변수로 전달되는 경로를 명확히 하는 데 기여한다. 매개변수는 연구하고자 하는 변수들간의 관계에 따라서 독립변수 또는 종속변수의 성격을 가질 수 있다. 예를 들어, 스트레스 관리 교육(독립변수)이 환자의 혈압 감소(종속변수)에 영향을 미칠 때, 이 관계를 중재하는 "스트레스 감소"가 매개변수로 작용할 수 있다. 또 다른 예로는 노인의 연령(독립변수)이 독서량 감소(종속변수)에 미치는 영향을 연구할 때, 연령이 시력 저하(매개변수)를 유발하고, 시력 저하가 독서량 감소로 이어졌다고 한다면, 이때 시력저하는 매개변수가 된다. 매개변수는 시간적으로 독립변수 다음에 위치하면서 종속변수를 설명해주는 매개적 역할을 한다. 매개변수를 통제하게 되면 통계적으로 독립변수와 종속변수의 관계가 약해지거나 사라진다.

독립변수 → 매개변수 → 종속변수

┃그림 1-2┃ 매개변수

(4) 외생변수(Extraneous Variable): 외생변수(혼동 변수 또는 교란 변수)는 연구의 대상이 되는 독립변수와 종속변수 이외의 기타 변수로서, 연구 결과에 영향을 미칠 수 있지만 연구자가 직접적으로 관심을 두지 않는 변수이다. 외생변수는 종속변수와 독립변수 간의 관계를 왜곡시킬 수 있으며, 통제하지 않을 경우 연구 결과의 신뢰성과 타당성을 저하시킬 위험이 있다.

3) 외생변수가 미치는 영향

- 거짓된 관계를 형성

외생변수가 독립변수와 종속변수 모두에 영향을 미치는 경우, 실제로 존재하지 않는 관계가 마치 존재하는 것처럼 보이게 할 수 있다.

예를 들어, 노인의 교육 수준이 높을수록 건강행위 수준이 높게 나타난 연구결과에서, 외생변수로 작용하는 노인의 용돈(수입)을 통제한 결과, 교육 수준과 건강행위 수준 간의 관계가 성립되지 않았다. 이는 외생변수가 인과관계를 잘못 해석하게 만들 수도 있다는 사례이다.

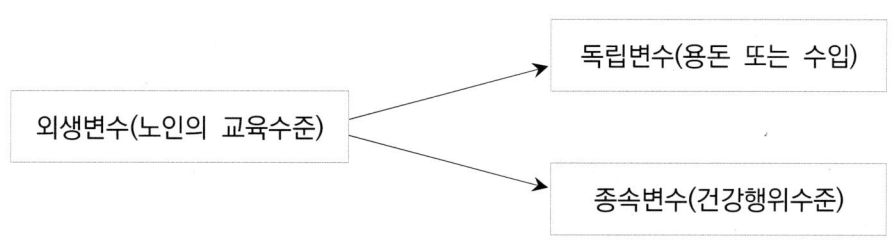

┃그림 1-3┃ 독립변수-종속변수-외생변수의 관계

- 독립변수의 영향 과대/과소 평가

외생변수가 종속변수에 영향을 미치면서 독립변수의 영향을 과대평가하거나 과소평가하게 만들 수 있다. 예를 들어, 수술 전 정보 제공이 환자의 불안 감소에 미치는 영향을 연구할 때, 환자의 대처 양상(정보 추구형 vs. 정보 회피형)이 외생변수로 작용할 수 있다. 연구자가 이를 통제하지 않으면 정보 제공과 불안 감소 간의 관계가 왜곡될 가능성이 높다.

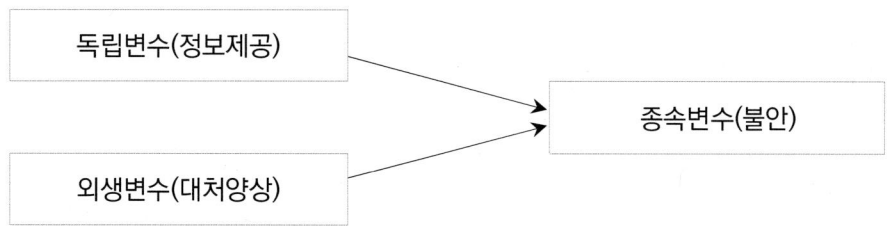

┃그림 1-4┃ 독립변수-종속변수-외생변수의 관계

연구자는 선행 연구를 통해 외생변수로 작용할 가능성이 있는 요인을 사전에 파악하여 통제함으로써 종속변수와 독립변수 간의 관계를 보다 확실하게 만들어 주어야 한다. 그러나 문헌고찰를 통하여 외생변수를 찾아냈다 하더라도 통제할 수 없는 경우도 있고, 외생변수가 무엇인지 아직 문헌상으로 나타나지 않아 통제를 못하는 경우도 있다. 아직 알려지지 않으면서 현실적으로는 중요하게 작용하는 외생변수으로부터 통제하기는 매우 어렵다. 이 문제는 결국 이론적 논리와 경험의 축적으로밖에 해결할 방법이 없을 것이다.

3. 연구과정의 단계

연구는 세 가지 단계로 진행된다. 첫 번째는 연구 준비 단계로서 이때 연구자는 관심 있는 연구 주제 혹은 연구 문제를 선정한다. 다음 이와 관련된 문헌고찰를 통해서 이론적 기틀을 만들면서 중요한 변수와 가설을 설정하고 적합한 연구 설계를 결정하게 된다. 이때에는 표본 추출 방법과 함께 측정할 도구와 척도를 선택하는 것도 포함된다. 두 번째 단계는 자료수집 단계로서 연구자는 예비 조사 등을 통한 수정 작업 이후에 표본을 확정하고 실제 자료를 수집하게 된다. 마지막 단계는 자료분석과 결과를 해석하여 보고하는 과정으로 연구자는 수집된 자료를 분석하여 결과를 도출하고 그 결과에 대한 해석을 포함하는 보고서를 작성함으로써 연구를 완성한다.

1) 연구 준비 단계

연구의 시작 단계로, 연구 주제를 선정하고 이론적 기틀을 구축하며 연구 설계를 결정하는 데 초점이 맞추어진다.
- **연구 주제 및 문제 선정**: 연구자는 자신의 관심 분야나 해결이 필요한 문제를 탐색하고 명확한 연구 질문이나 가설을 설정한다. 이 단계는 연구의 방향성을 결정짓는 가장 중요한 부분이다.
- **문헌 고찰**: 관련 문헌과 선행 연구를 검토하여 기존의 연구 결과를 파악하고, 연구의 배경과 필요성을 제시한다. 이를 통해 연구의 이론적 기반을 마련하고, 중요한 변수 및 가설을 설정한다.

- 연구 설계: 연구 방법론을 결정하는 과정으로, 다음을 포함한다:
  - 연구 유형 선정: 양적 연구(실험연구, 비실험연구), 질적 연구, 혼합 연구 등.
  - 표본 추출 방법: 모집단에서 대표성을 갖는 표본을 선정하기 위한 전략.
  - 측정 도구 및 척도 선정: 변수를 측정하기 위해 신뢰성과 타당성을 갖춘 도구를 선택한다.
  - 자료 분석 방법: 데이터를 분석하기 위한 구체적인 기법과 도구를 선택한다. 예를 들어, 양적 연구의 경우 통계 분석 방법(회귀 분석, t-검정 등)을 선택하고, 질적 연구의 경우 주제 분석 또는 내용 분석을 활용할 수 있다.

결과물: 연구 계획서 작성 및 예비 조사(파일럿 테스트) 준비.

2) 자료수집 단계

이 단계는 연구 설계에 따라 데이터를 실제로 수집하는 과정이다.
- 예비 조사 (파일럿 테스트): 설문지나 측정 도구의 타당성과 신뢰성을 검증하기 위해 소규모로 예비 조사를 시행한다. 이를 통해 문제점을 수정하고 연구 설계를 보완한다.
- 표본 확정: 연구의 표본을 최종적으로 확정하고, 대상자에게 동의를 구한다. 이 과정은 윤리적 고려와 함께 진행된다.
- 자료수집: 실험, 설문 조사, 인터뷰, 관찰 등 다양한 방법을 활용해 데이터를 수집한다. 이 과정에서는 데이터의 정확성과 일관성을 유지하는 것이 중요하다.

결과물: 연구 목적에 부합하는 고품질의 데이터 확보

3) 자료 분석 및 보고 단계

마지막 단계는 수집된 데이터를 분석하고, 연구 결과를 해석하여 보고서를 작성하는 과정이다.
- 자료 분석: 수집된 데이터를 정리하고 통계적 또는 질적 분석 기법을 활용하여 결과를 도출한다. 예를 들어:
  - 양적 연구: 통계 소프트웨어(SPSS, R 등)를 활용한 데이터 분석.
  - 질적 연구: 면담 내용이나 관찰 기록에 대한 주제 분석.
- 결과 해석: 분석 결과를 연구 가설과 연결지어 해석하며, 연구 질문에 대한 답

을 제시한다. 예상하지 못한 결과나 연구의 한계점도 이 단계에서 논의된다.
- **보고서 작성**: 연구 결과를 명확히 전달하기 위해 다음 구조에 따라 보고서를 작성한다:
  - 서론: 연구 배경, 목적, 질문, 가설.
  - 방법론: 연구 설계, 표본, 측정 도구.
  - 결과: 주요 분석 결과와 통계적 유의성.
  - 논의: 결과 해석, 연구의 의의, 한계 및 제언.
  - 결론: 연구 요약 및 실무적/학문적 시사점.

결과물: 최종 연구 논문 또는 보고서.

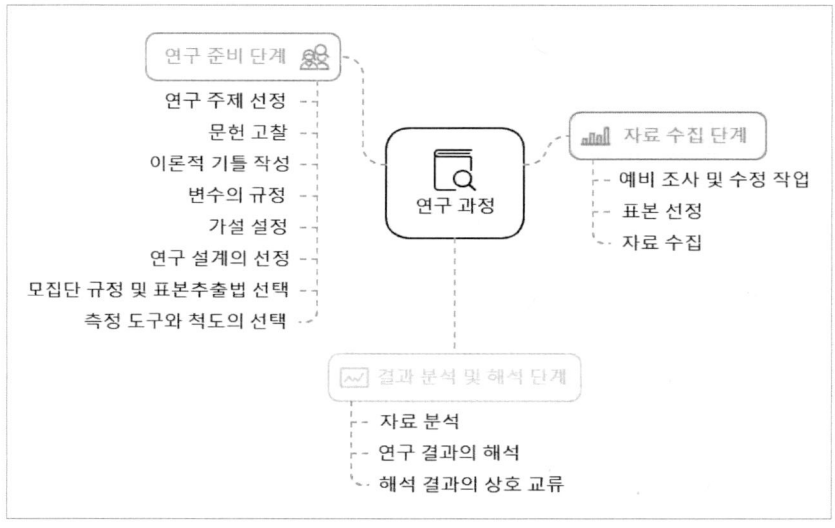

┃그림 1-5┃ 연구과정의 단계

4. 연구윤리

연구윤리는 과학과 의학이 발전하면서 연구의 과정에서 발생하는 윤리적 문제를 해결하고자 발전해왔다. 간호연구는 인간의 건강과 생명을 다루는 분야로, 연구윤리가 중요한 역할을 한다. 연구윤리는 간호연구의 정당성을 확보하고, 연구 참여자를 보호하며, 신뢰할 수 있는 연구 결과를 도출하기 위해 반드시 준수해야 하는 원칙이다.

1) 연구윤리의 역사적 배경

초기 연구와 20세기 이전의 연구윤리는 주로 연구자의 개인적 도덕성과 종교적 규범에 의해 판단되었으며, 체계적인 윤리적 기준이 부족하였다. 특히 근대 과학의 실험적 접근과 19세기 후반의 인간 대상 연구에서는 연구의 결과를 중시하는 태도로 인해 피실험자의 권리와 안전이 간과되는 경우가 많았다. 이는 이후 연구윤리가 발전하게 되는 중요한 배경이 되었다.

(1) 초기 연구와 윤리적 문제

과학 연구의 초기 단계에서는 체계적인 윤리적 기준이 형성되지 않았으며, 연구의 윤리적 판단은 종교적 신념이나 개인적 도덕성에 크게 의존하였다.

- **고대와 중세 시대**: 과학 연구는 철학적 탐구와 밀접하게 연관되어 있었다. 당시 윤리적 판단은 종교적 가르침과 도덕적 규범에 의해 이루어졌으며, 과학적 탐구는 주로 자연에 대한 이해를 심화하고 신성한 질서를 설명하려는 시도로 간주되었다. 예를 들어, 고대 그리스에서는 철학자들이 자연현상을 탐구하며 윤리적 논의를 포함했지만, 인간 대상의 직접적인 실험은 거의 수행되지 않았다. 중세에는 종교적 권위가 윤리적 기준을 주도하며, 연구는 신학적 맥락에서 이루어졌다.
- **근대 과학의 등장(16~17세기)**: 르네상스와 과학 혁명의 시기에 실험적 방법이 도입되며, 자연과학이 급격히 발전했다. 그러나 이 시기에는 윤리적 기준이 부재한 상태에서 연구자 개인의 판단과 양심에 의존한 사례가 많았다. 예를 들어, 갈릴레오 갈릴레이와 같은 과학자들은 천문학과 물리학의 발전에 기여했지만, 윤리적 고려보다는 연구의 결과와 발견에 초점을 맞췄다. 인간 대상 실험은 드물었으나, 동물이나 무생물 연구에서 윤리적 문제는 거의 논의되지 않았다.

(2) 20세기 이전의 윤리적 기준 부족

19세기 후반부터 과학 연구는 의학과 생명과학의 영역으로 확장되었으며, 특히 인간 대상 연구가 점차 증가했다. 그러나 이 시기의 연구는 결과 중심적 접근을 보이며 피실험자의 권리와 안전이 종종 간과되었다.

- **생리학과 의학의 발전**: 19세기 중반부터 클로드 베르나르(Claude Bernard)와 같은 생리학자들이 인간 생체 연구를 발전시키기 시작했다. 베르나르는 "연구

는 질병을 치료하기 위한 최상의 방법을 찾는 데 목적이 있다"고 주장했으나, 실험 대상자의 동의나 권리를 보장하는 명확한 윤리적 원칙은 부재했다.

- **인간 대상 연구의 확대**: 과학적 호기심과 질병 치료의 목적으로 인간 대상 실험이 수행되었으나, 연구 참여자의 안전과 복지를 보호하기 위한 체계적인 기준은 존재하지 않았다. 예를 들어, 18세기와 19세기 초의 예방 접종 실험이나 외과적 시술 실험은 종종 참여자의 동의 없이 이루어졌으며, 이에 따른 부작용이 무시되었다.
- **연구 결과 중심적 접근**: 과학적 발견과 혁신이 강조되면서 연구 참여자의 권리나 윤리적 문제는 연구자의 관심에서 벗어나 있었다. 이는 인간의 건강과 생명을 다루는 연구에서 심각한 윤리적 문제를 초래하였다.

(3) 연구윤리의 발전에 영향을 미친 주요 사건들

연구윤리는 역사적으로 여러 사건과 사례를 통해 형성되고 발전해 왔다. 특히 인간 대상 실험과 관련된 비윤리적 사례들은 윤리적 규제와 원칙 수립의 중요한 계기가 되었다.

■ 나치 독일의 인체 실험과 뉘른베르크 강령

나치 독일의 제2차 세계대전 기간 동안 강제 수용소 수감자들을 대상으로 이루어진 비윤리적 인체 실험은 연구윤리 발전에 결정적인 영향을 미쳤다. 나치 실험의 주요 특징은 실험 대상자들의 자발적 동의가 없었으며, 실험이 잔혹하고 비인간적으로 진행되었다는 점이다. 대표적인 예로 저온 환경에서의 생존 연구와 화학 약품의 인체 반응 실험 등이 있다. 이러한 실험의 비윤리성은 전쟁 후 뉘른베르크 재판에서 폭로되었고, 이에 따라 **뉘른베르크 강령**(1947년)이 발표되었다. 이 강령은 인간 대상 연구에서 연구 대상자의 자발적 동의, 실험의 정당성과 안전성 보장 등을 최초로 규정한 국제적 기준이었다.

■ 터스키기 매독 연구 사건

미국 앨라배마주 터스키기에서 1932년부터 1972년까지 진행된 매독 연구는 연구윤리 위반의 또 다른 대표적 사례로 언급된다. 이 연구는 아프리카계 미국인 남성

약 600명을 대상으로 매독의 자연적 진행 과정을 연구하기 위해 치료를 의도적으로 중단하거나 제공하지 않은 사례다. 특히 연구 참여자들은 치료를 받을 수 있는 선택권과 정보를 제공받지 못했으며, 이 과정에서 상당수의 피실험자가 질병으로 인해 고통받고 사망했다. 이 사건은 대중의 강한 비판을 받았고, 미국 정부는 연구 참여자와 유가족에게 공식적으로 사과했다. 터스키기 사건은 **벨몬트 보고서**(1979년)의 발표와 **연구윤리심의위원회(IRB)**제도 도입을 촉진하는 계기가 되었다.

- 헬싱키 선언

1964년 세계의학협회(WMA)는 인간 대상 연구의 윤리적 기준을 국제적으로 통합하기 위해 헬싱키 선언을 발표하였다. 이 선언은 뉘른베르크 강령의 원칙을 계승하면서도, 임상 연구의 구체적 특성을 반영하여 수정 및 보완된 지침을 제공하였다. 선언의 주요 내용은 연구의 윤리적 정당성을 확보하기 위해 사전 심의를 의무화하고, 피실험자의 복지와 안전을 최우선으로 고려해야 한다는 것이다. **헬싱키 선언**은 이후 여러 차례 개정되어 현대 연구윤리의 기반을 형성하는 핵심 문서로 자리잡았다.

- 스탠퍼드 감옥 실험

1971년 미국 스탠퍼드 대학교에서 심리학자 필립 짐바르도가 주도한 스탠퍼드 감옥 실험은 연구윤리의 한계를 보여준 사례다. 이 실험은 대학생 자원자를 교도관과 수감자로 나누어 감옥 상황에서의 인간 행동을 관찰하는 실험이었다. 실험 과정에서 참가자들은 극단적인 스트레스를 경험했으며, 연구자는 윤리적 책임을 다하지 못한 것으로 평가되었다. 이 사건은 인간 대상 실험에서 심리적 안전성의 중요성을 강조하며, 연구 설계 단계에서 연구 참여자 보호 조치의 필요성을 부각시켰다.

- 밀그램 복종 실험

1961년 심리학자 스탠리 밀그램이 수행한 복종 실험은 참가자들이 권위자의 지시에 따라 비윤리적 행동을 수행하게 되는 상황을 탐구했다. 실험에서 참가자들은 가짜 전기 충격을 가하도록 지시받았으며, 상당수가 실험자의 지시에 따라 충격 강도를 증가시켰다. 이 실험은 윤리적 사전 고지가 부족하고, 참가자들에게 심리적 스트레스를 초래한 점에서 비판받았다. 밀그램 실험은 연구자들이 피실험자에게 정서적 부담을 최소화하고, 명확한 고지와 동의를 받는 윤리적 절차를 준수해야 한다는 교훈을 제공했다.

연구윤리는 뉘른베르크 강령과 헬싱키 선언처럼 국제적 원칙을 수립한 사건과 터스키기 사건, 스탠퍼드 감옥 실험 등과 같은 비윤리적 사례를 통해 발전해왔다. 이러한 사건들은 연구자가 실험 참여자의 권리와 안전을 보호하는 데 중대한 책임을 가지고 있음을 일깨워 주었다.

2) 인간 대상자 보호를 위한 윤리 원칙

인간 대상 연구에서 윤리적 원칙은 연구 참여자의 권리를 보호하고 연구 과정의 정당성을 보장하기 위해 필수적이다. 주요 윤리 원칙인 유익성(Beneficence), 인간 존중(Human Respect), 공정성/정의(Justice)는 다음과 같이 설명된다.

(1) 유익성(Beneficence)

유익성 원칙은 연구 참여자에게 최대한의 이익을 제공하고, 그들에게 발생할 수 있는 해로움을 최소화하려는 연구자의 책임을 강조한다. 이는 다음 두 가지 권리로 구체화된다.

- **해로움이나 불편감으로부터 보호할 권리**: 연구자는 참여자가 신체적, 정신적, 정서적 고통을 경험하지 않도록 연구 설계를 신중히 해야 한다. 예를 들어, 실험 중 발생할 수 있는 부작용이나 불편감을 사전에 예측하고 이를 예방하기 위한 안전 장치를 마련해야 한다.
- **이용되는 것으로부터 보호받을 권리**: 연구 참여자는 단순히 연구자의 목적을 위한 도구로 이용되지 않아야 한다. 참여자의 인격과 가치가 존중되며, 연구자가 참여자를 착취하거나 그들의 이익을 무시하지 않도록 해야 한다.

(2) 인간 존중 (Human Respect)

인간 존중 원칙은 연구 참여자의 자율성과 권리를 보호하며, 그들의 의사를 존중해야 한다는 윤리적 의무를 포함한다. 이는 다음과 같은 권리를 보장한다.

- **자기결정권**: 연구 참여자는 자신의 의지에 따라 연구 참여 여부를 결정할 수 있는 권리를 가진다. 연구자는 참여자가 동의서를 작성하기 전에 충분한 정보를 제공하고, 강요나 압박 없이 자발적으로 참여를 선택할 수 있도록 해야 한다.
- **설명받을 권리**: 참여자는 연구의 목적, 절차, 예상되는 이익과 위험, 개인정보 보호 방침 등에 대한 충분한 설명을 받을 권리가 있다. 이는 정보에 기반한 동의를 가능하게 하며, 참여자가 자신의 결정을 책임감 있게 내릴 수 있도록 돕는다.

(3) 공정성(Justice)

공정성 원칙은 연구 과정에서 참여자들이 차별 없이 공정한 대우를 받을 수 있도록 보장하며, 특히 취약 계층에 대한 보호를 포함한다. 이는 다음 두 가지 권리로 구성된다.

- **공정한 대우를 받을 권리**: 연구자는 연구 참여자를 사회적, 경제적, 인종적, 성별 등의 이유로 차별하거나 편견을 가지지 않아야 한다. 연구 참여의 기회는 공평하게 제공되어야 하며, 연구 과정에서 참여자들 사이에 부당한 대우가 있어서는 안 된다.
- **프라이버시에 대한 권리**: 연구자는 참여자의 개인정보와 사생활을 보호할 책임이 있다. 참여자의 동의 없이 개인정보를 공개하거나 연구 목적으로 오용하지 않아야 하며, 이를 위해 익명화나 암호화와 같은 보호 조치를 취해야 한다.

이러한 원칙들은 연구 참여자의 권리를 존중하고, 안전과 공정성을 보장하며, 윤리적이고 신뢰할 수 있는 연구 환경을 조성하는 데 기여한다. 연구자는 이러한 원칙을 준수함으로써 참여자의 복지를 최우선으로 고려해야 한다.

3) 인간 대상자를 위한 윤리적 보호방법

인간 대상 연구는 연구 참여자의 권리를 보장하고 그들을 윤리적으로 보호하기 위한 체계적이고 구체적인 방법을 필요로 한다. 주요 보호 방법으로는 사전동의, 개인정보 보호를 위한 익명성과 비밀보장 그리고 기관생명윤리위원회(IRB, Institutional Review Board)의 역할이 있다.

(1) 사전동의 (Informed Consent)

사전동의는 연구 참여자가 연구에 대한 충분한 정보를 제공받고, 이를 바탕으로 자발적으로 참여 여부를 결정할 권리를 보장하는 절차이다.

- **충분한 정보 제공**: 연구자는 참여자에게 연구의 목적, 절차, 잠재적 이익과 위험, 참여의 선택권, 중단할 권리 등을 명확하고 이해하기 쉬운 언어로 설명해야 한다.
- **자발적 동의**: 참여자는 강요, 압박, 또는 부당한 유도 없이 스스로 연구 참여 여부를 결정해야 한다. 특히 취약 계층(아동, 장애인, 고령자 등)에 대해 추가적인 보호조치를 마련해야 한다.
- **동의서 서명**: 연구 참여자는 충분히 숙지한 후 동의서를 작성하고 서명함으로써 참여를 공식화한다. 이는 연구자가 윤리적 책임을 다했음을 증명하는 중요한 문서이다.

(2) 개인정보 보호를 위한 익명성과 비밀보장

연구 참여자의 개인정보와 사생활은 철저히 보호되어야 하며, 이는 연구윤리의 핵심 요소 중 하나이다.

- **익명성 보장**: 연구 참여자의 이름, 주소, 연락처 등 개인 신원을 특정할 수 있는 정보는 연구 데이터와 분리되거나 익명화 처리되어야 한다. 이를 통해 연구 결과 공개 시 참여자의 신원이 드러나지 않도록 한다.
- **비밀보장**: 연구자는 참여자가 제공한 모든 정보를 비밀로 유지해야 하며, 제3자에게 공유하거나 연구 목적 외로 사용하는 것을 엄격히 금지해야 한다. 이를 위해 데이터는 암호화하거나 보안 시스템을 활용하여 보호한다.
- **데이터 관리**: 개인정보는 연구 목적이 달성된 후 파기하거나, 법적 요구에 따라 일정 기간만 보관해야 한다. 연구 데이터 접근은 연구팀 내에서도 최소한으로 제한되어야 한다.

(3) 기관생명윤리위원회(Institutional Review Board, IRB) 심의

기관생명윤리위원회는 연구의 윤리적 타당성을 사전에 검토하고 승인하는 독립적인 기구이다.

- **연구 계획 검토**: IRB는 연구 목적, 방법론, 윤리적 위험 등을 평가하여 연구 참여자의 권리와 안전이 충분히 보호되는지 확인한다.
- **위험과 이익의 균형 평가**: IRB는 연구가 참여자에게 과도한 위험을 초래하지 않으면서도, 사회적·학문적 이익을 제공할 수 있는지 판단한다.
- **지속적 모니터링**: 연구가 시작된 후에도 IRB는 정기적인 검토를 통해 연구가 윤리적 기준에 맞게 진행되고 있는지 확인하며, 필요한 경우 연구를 중단하거나 수정 지시를 내릴 수 있다.
- **구성의 다양성**: IRB는 법률, 의학, 생명윤리 등 다양한 분야의 전문가와 일반 시민으로 구성되어 다각적인 윤리적 판단을 내린다.

인간 대상자를 윤리적으로 보호하기 위한 방법들은 참여자의 권리와 안전을 보장하고, 연구 과정에서 발생할 수 있는 윤리적 문제를 사전에 예방함으로써 신뢰할 수 있는 연구 환경을 조성한다. 연구자는 이 보호방법들을 철저히 준수하며, 인간 대상자를 최우선으로 고려하는 연구를 수행해야 한다.

4) 연구자의 연구윤리

연구윤리는 연구자가 과학적 탐구와 발표 과정에서 지켜야 할 윤리적 기준과 책임을 포괄한다. 연구자의 윤리적 행동은 연구의 신뢰성을 보장하고 학문적 진실성을 유지하며, 과학 공동체와 사회에 기여하기 위해 필수적이다. 이를 구체적으로 살펴보면 다음과 같다.

(1) 과학적 객관성 (Scientific Objectivity)

과학적 객관성은 연구자가 결과를 왜곡하지 않고, 과학적 사실에 기초하여 연구를 수행할 책임을 포함한다. 연구의 신뢰성을 훼손하는 주요 비윤리적 행위로는 **위조**와 **변조**가 있다.

- **위조 (Fabrication)**: 존재하지 않는 데이터를 허위로 만들어내거나 실험을 수행하지 않았음에도 허위로 기록하는 행위다. 이는 과학적 데이터의 신뢰성을 심각하게 훼손하며, 연구 결과의 타당성을 무너뜨린다.
- **변조 (Falsification)**: 연구 데이터를 조작하거나 수정하여 원래의 결과를 왜곡하는 행위다. 예를 들어, 통계적 분석 결과를 조작하거나 실험 과정에서 불리한

데이터를 배제하는 것이 이에 해당한다.

(2) 진실성 (Integrity)

진실성은 연구자가 학문적 윤리를 준수하고, 정당한 방법으로 연구를 수행하는 것을 뜻한다. 주요 연구 부정행위로는 **위조, 변조, 표절**이 있다.

- 위조 (Fabrication): 실험 데이터를 조작하거나 없는 데이터를 허위로 창출하는 행위.
- 변조 (Falsification): 연구 과정에서 데이터를 조작하거나, 실험 결과를 임의로 수정하는 행위.
- 표절 (Plagiarism): 타인의 연구 결과, 아이디어, 텍스트를 정당한 출처 표시 없이 사용하는 행위다. 표절은 의도적이든 비의도적이든 연구윤리를 위반하는 행위로 간주된다.

(3) 출판윤리 (Publication Ethics)

출판윤리는 연구 결과의 발표와 관련된 윤리적 책임을 포함한다. 이는 학문적 공정성과 투명성을 유지하기 위해 연구자가 반드시 준수해야 하는 부분이다.

- 저자됨 (Authorship): 연구에서 실질적이고 중요한 기여를 한 사람만이 저자로 포함되어야 하며, 단순히 연구를 지원하거나 자료를 제공한 사람은 저자에 포함될 수 없다. 또한, '명예 저자'(기여 없이 이름만 포함)나 '유령 저자'(실질적으로 기여했지만 저자 명단에 포함되지 않은 경우)를 방지해야 한다.
- 이해관계 (Conflict of Interest): 연구자가 연구 결과에 영향을 미칠 수 있는 경제적, 개인적, 또는 학문적 이해관계를 투명하게 공개해야 한다. 이를 통해 연구 결과의 신뢰성을 보장한다.
- 중복출판 (Duplicate Publication): 동일한 연구 결과를 여러 학술지에 반복해서 출판하는 것은 연구윤리를 위반하는 행위이다. 중복출판은 학문적 기여를 과장하고 학술지와 독자를 오도할 수 있다.

(4) 연구자의 연구윤리 중요성

- 학문적 신뢰성 유지: 연구자의 윤리적 행동은 학문적 신뢰성과 연구 결과의 타

당성을 유지하는 데 필수적이다.
- **공동체의 신뢰 확보**: 연구윤리는 과학 공동체와 일반 대중 간의 신뢰를 형성하며, 과학이 사회적, 경제적, 문화적 발전에 기여할 수 있도록 한다.
- **연구 참여자 보호**: 윤리적 연구는 연구 참여자의 권리를 존중하고, 이들에게 발생할 수 있는 피해를 예방한다.
- **법적·사회적 책임 준수**: 연구윤리를 위반하면 법적 문제와 사회적 비난을 초래할 수 있으며, 이는 연구자 개인뿐만 아니라 연구기관과 과학 공동체 전체에 부정적인 영향을 미친다.

〈예시〉 연구참여 동의서 양식

연구참여 동의서

연구 제목 (연구 제목을 입력하세요)
연구 책임자 (연구자의 이름 및 소속을 입력하세요)
연락처 (연구자의 연락처를 입력하세요)

1. 연구 목적
귀하께서는 본 연구에 참여하실 것을 요청받으셨습니다. 본 연구의 목적은 (연구의 목적 및 배경을 간단히 설명하세요)입니다. 연구는 (연구의 중요성과 기대되는 결과를 설명)하는 데 기여할 것입니다.

2. 연구 절차
- 본 연구는 (연구 진행 방식)을 포함합니다.
- 연구 참여 시, 귀하께서는 (설문지 작성, 데이터수집 방법 등 구체적 내용)을 수행하시게 됩니다.
- 소요 시간은 약 (참여 시간)을 예상합니다.

3. 참여자의 권리
- 귀하는 연구에 자발적으로 참여하며, 언제든지 이유를 밝히지 않고 참여를 철회하실 수 있습니다.
- 참여 철회 시 귀하에게 어떠한 불이익도 발생하지 않습니다.
- 귀하의 데이터는 철회 즉시 파기됩니다.

4. 위험 및 불편
본 연구 참여로 인한 심각한 위험은 예상되지 않습니다. 다만, (예상되는 경미한 불편, 예: 설문 작성으로 인한 시간 소요 등)을 경험하실 수 있습니다. 이러한 경우, 연구자는 귀하의 요청에 따라 적절한 지원을 제공할 것입니다.

5. 이익
귀하의 연구 참여는 (기대되는 연구의 사회적, 학문적 기여를 설명)하는 데 기여할 것입니다. 또한, (참여자에게 직접 제공될 이익, 예: 결과 요약 제공 등)을 기대할 수 있습니다.

6. 개인정보 보호
- 귀하의 모든 개인 정보는 익명 처리되며, 연구 목적 이외에는 사용되지 않습니다.
- 연구 결과는 집계된 형태로만 발표되며, 귀하를 식별할 수 있는 정보는 포함되지 않습니다.
- 연구 데이터는 안전한 장소에 보관되며, 연구 종료 후 (데이터 보관 기간) 동안 보관 후 삭제됩니다.

7. 연구 참여 동의
귀하께서는 위 내용을 충분히 이해하였으며, 자발적으로 본 연구에 참여할 것을 동의하십니까?

연구 참여자 성명: _____
서명: _____
날짜: _____

문의처
본 연구와 관련하여 궁금한 사항이 있거나 추가 정보를 원하시면 다음 연락처로 문의하시기 바랍니다.
연구 책임자: (연구자의 이름)
연락처: (전화번호 및 이메일 주소)

자율학습 활동

1. 간호연구의 개념
간호연구의 정의를 설명하고, 간호연구가 간호 실무와 정책 개발에 미치는 영향을 두 가지 이상 서술하시오.

2. 연구의 주요 목적
다음 중 연구의 주요 목적에 해당하는 네 가지를 쓰고, 각각의 목적에 대해 간단히 설명하시오.
(현상 기술, 현상 설명, 결과 예측, 상황 통제)

3. 간호연구의 중요성
근거기반 실무(Evidence-Based Practice)에서 간호연구의 역할을 간단히 설명하시오. 또한 간호연구가 환자 안전 및 질 향상에 기여하는 방법을 예를 들어 서술하시오.

4. 간호연구의 기본 용어
다음 용어들을 정의하고 간단한 예를 드시오.
- 개념(Concept)
- 구성(Construct)
- 변수(Variable)
  - 독립변수
  - 종속변수
  - 매개변수
  - 외생변수

5. 연구윤리의 원칙
연구윤리의 주요 원칙(유익성, 인간 존중, 공정성)을 정의하고, 간호연구에서 이 원칙들이 어떻게 적용될 수 있는지 구체적인 예를 들어 설명하시오.

제 2 장

연구 준비

1. 연구주제 선정
2. 문헌고찰
3. 이론적 기틀 작성
4. 가설 설정

■ 학습목표 ■

1. 연구 주제를 구체적인 연구 문제로 변환하는 과정을 설명할 수 있다.
2. 주요 문헌의 출처와 유형(일차 문헌, 이차 문헌)을 구분할 수 있다.
3. 이론적 기틀의 정의와 구성 요소를 설명할 수 있다.
4. 단순 가설과 복합 가설, 연구가설과 귀무가설의 차이를 구별할 수 있다.

1. 연구주제 선정

연구를 시작할 때 가장 먼저 해야 할 일은 연구 문제를 선정하는 일이다. 즉 "무엇을 연구할 것인가"를 결정하는 것이다. 연구 문제에 대한 아이디어는 다양한 출처로부터 나올 수 있으며 하나의 출처보다 여러 출처의 정보를 이용하는 것이 바람직하다. 연구자가 연구 문제의 출처와 평가할 수 있으면 도움이 될 것이다.

1) 연구문제의 출처

간호 연구 문제의 타당한 출처로는 연구자의 경험, 간호 관련된 문헌, 이론 등을 들 수 있다

- **실무/경험**: 연구자의 실무 경험이나 과거 경험은 연구 문제를 찾는 데 매우 중요한 출처가 된다. 간호사들은 실무 현장에서 해결이 필요하거나 호기심을 자극하거나 의문을 유발하는 상황에 자주 직면한다. 예를 들어, 수술이나 검사 전 환자의 불안을 줄이기 위해 간호사가 사전 정보를 제공하는 간호 중재를 실행하는 경우가 있다. 그러나 일부 연구에서는 사전 정보가 특정 환자들에게 오히려 불안을 증가시킬 수 있다는 결과를 보여주었다. 또한, 실무 현장의 간호사들도 이러한 경험을 보고한 바 있다. 따라서 사전 정보 제공이 효과적인 환자군과 그렇지 않은 환자군을 구별하기 위한 체계적인 연구가 필요하다. 이처럼 간호사는 풍부한 실무 경험 덕분에 연구 문제를 식별하기 유리한 위치에 있지만, 단순히 경험이 많다고 해서 충분하지 않다. 실무 경험이 풍부하더라도 비판적이고 과학적인 사고를 하지 않으면 문제를 인식하지 못해 연구 문제를 도출하는 데 어려움을 겪을 수 있다.

- **간호 관련 문헌**: 관심 영역에 대한 문헌을 통해서 연구 문제에 대한 아이디어를 얻을 수 있다. 관심 영역에 대해서 우리가 무엇을 알고 있으며 무엇을 모르고 있는지를 찾아내어 연구의 필요성이 있는 문제를 발견할 수 있다. 그러므로 초보 연구자는 연구 논문이 실린 간호학술지를 포함하여 관심 분야의 학술지를 구독하는 것이 도움이 된다. 같은 문제에 대해 다양한 선행 논문을 읽을 때, 연구 결과가 일치하지 않는 경우나 연구 결과와 임상 경험 간의 차이가 있을 때 이를 기초로 연구 문제를 도출할 수 있다. 예를 들어, 경관 영양(tube feeding)

을 받는 환자에서 비위관의 개방성을 유지하는 데 가장 효과적인 세척액(물, 생리식염수, 콜라 등)이 무엇인지에 대한 연구 결과가 일치하지 않는 경우가 있다. 이러한 경우 이 문제에 대한 연구가 필요하다. 또한, 선행 연구에서 대상자 수가 적거나 동질적인 그룹을 대상으로 연구가 이루어진 경우, 연구자는 더 많은 대상자 혹은 비동질적인 대상자를 대상으로 연구를 반복할 필요가 있는지 고민할 수 있다. 논문의 제언(recommendation) 부분에서 연구자가 반복 연구의 필요성이나 앞으로 필요한 연구에 대한 구체적인 의견을 제시하기도 한다. 예를 들어, 김과 박(2019)은 병원 간호사를 대상으로 한 스트레스 관리 프로그램의 효과를 연구하면서, 향후 지역사회 간호사를 대상으로 한 유사한 연구의 필요성을 제언하였다. 이처럼 관심 영역의 문헌을 광범위하게 읽는 것은 연구 문제를 찾는 데 매우 중요한 과정이 될 수 있다.

- **문헌 탐색**: 관심 분야의 학술지와 논문을 폭넓게 읽어, 해당 분야에서 이미 알려진 내용과 아직 밝혀지지 않은 부분을 파악한다.
- **연구 결과 비교**: 동일한 주제에 대한 다양한 연구 결과를 비교하여, 결과 간의 불일치나 임상 경험과의 차이를 발견한다.
- **연구 제언 활용**: 논문의 '제언' 부분에서 제시된 반복 연구의 필요성이나 새로운 연구 방향을 참고하여, 연구 문제를 도출한다. 예를 들어, 김인아(2021)는 국내 병원간호사 직무스트레스 관리 프로그램의 효과에 대한 메타분석을 통해, 간호사의 직무스트레스 감소를 위한 전략 수립에 본 연구 결과를 활용할 것을 제안하였다.

- **이론**: 간호이론에서 연구 문제를 도출할 수 있다. 이론은 현상에 대한 추상적이고 일반화된 설명으로, 구체적인 문제나 상황을 직접적으로 나타내지는 않는다. 따라서 이론으로부터 문제를 도출하기 위해서는 연역법을 활용해야 한다. 예를 들어, 건강 신념 모델은 사람들이 질병 예방 행위를 이해하기 위해 제시된 이론으로서, 주요 명제 중 하나로 "대상자의 지각된 민감성은 예방 행위 수행에 영향을 줄 것이다"를 포함하고 있다. 이 명제로부터 연구자는 "B형 간염 백신을

맞은 사람은 맞지 않은 사람보다 지각된 민감성이 높을 것인가?"라는 연구 문제를 연역해 낼 수 있다. 이론으로부터 연구 문제를 도출하려면 해당 이론에 대해 충분한 이해와 지식을 갖추는 것이 필수적이다.

2) 연구문제 개발 및 선정

연구 주제의 개발은 전적으로 창조적인 과정이며 상상 직관 및 지혜를 필요로 한다. 연구주제는 대부분 범위가 넓고 막연하므로 연구 가능한 문제로 구체화하기 위해 체계적으로 검토하고 숙고하기 위한 충분한 시간이 필요하다. 연구 주제가 모아지면 연구자의 흥미나 지식 또는 해결해야 할 과제의 우선 순위별로 분류한다. 가장 유용한 주제를 선택하되 나머지 목록도 버리지 않고 고려하는 것이 다음의 연구를 위해 필요하다.

일반적으로 주제를 선정하는 것은 문제를 정의하는 과정의 시작이고 그 다음은 연구 가능한 문제 영역으로 주제를 좁히는 것인데 이 단계가 가장 어렵다. 주제가 될 만한 영역은 무한정이지만 최근이 주요 관심사이며 독창적인 문제는 드물다. 일

┃표 2-1┃ 연구문제 선정과정

1. 연구주제 선정	고령 환자의 약물 순응도 개선 방안
2. 구체적 연구문제로 범위 축소 1) 연구 주제 분야에서 문제가 되고 있거나 아직 대답 되지 않은 질문이 있는지 생각해 본다	• 고령 환자에서 약물 순응도가 낮아 치료 효과가 저하되는 사례가 빈번하다. • 약물 순응도를 높이기 위한 효과적인 간호 개입 방법은 무엇인가? • 스마트 약물 관리 시스템은 약물 순응도 개선에 기여할 수 있을까?
2) 그 문제에 대한 현재의 지식 상태를 파악하기 위해 문헌을 검토한다	• 고령 환자는 복약 지침을 제대로 따르지 않는 경우가 많으며, 이로 인해 합병증이 증가하고 치료 실패 위험이 높아진다. • 스마트 약물 관리 시스템은 환자의 복약 시간과 약물 투약 내역을 기록 및 알림으로 관리하여 약물 순응도를 개선할 가능성이 있다고 보고되고 있다.
3) 문제 영역을 좁힌다	• 스마트 약물 관리 시스템은 고령 환자의 약물 순응도를 개선하는 데 기존의 교육적 개입보다 더 효과적인가?

반적 주제에서 연구 가능한 문제로 변형시키기 위해 연구 대상의 범위도 좁히고 관련 개념의 정의와 조작적 정의의 범위도 좁혀야 한다. 연구 주제는 가설보다 함축적이고 추상적인 용어를 사용한다. 여러 개의 가설을 포함하는 용어를 사용하되 무엇을 연구하는지 쉽게 파악할 수 있도록 명확히 한다.

연구 문제는 이후 연구 단계인 연구설계, 자료수집, 자료수집방법의 결정에 열쇠가 되므로 명확하면서도 연구 가능하게 설정하는 것이 매우 중요하다. 연구 문제가 복잡하고 모호하고 연구 가능하지 않은 경우 연구는 혼돈과 비일관성에 빠지게 된다.

3) 연구문제 평가

선정한 연구문제가 과연 시도할 가치가 있는가를 결정하기 위해서는 연구문제를 평가해야 한다. 이때 다음과 같은 평가 기준을 적용할 수 있다.

- **연구문제의 중요성(Significance)**: 연구 문제가 간호 지식체의 기여할 잠재력을 가지고 있는가로서 연구자는 다음과 같은 질문을 던져 보아야 한다. 연구 결과가 과연 환자와 간호사 또는 지역사회에 유용한 지식이 될 것인?. 연구 결과가 실무에 적용할 수 있는가? 이론적인 타당성이 있는가?에 대해 고려해야 된다

- **연구 가능성(Researchability)**: 연구 문제가 과학적 탐구를 통해 연구될 수 있는 문제인가이다. 철학적 질문, 도덕적, 윤리적 속성의 문제는 과학적 방법으로 연구될 수 없다. 예를 들면 '파킨슨병에 걸리는 것은 신의 의지인가' 같은 문제는 경험적으로 연구될 수 없다. 또한 연구 문제와 관련된 변수들이 명확하게 정의되고 측정되어야 연구가 가능하다. 예를 들면 '파킨슨 환자의 삶의 질' 개념을 연구하고자 할 때 연구자가 삶의 질에 대한 정의를 내리고 삶의 질을 측정할 수 있는 방법을 규명해야 연구가 가능하다. 만약 그렇지 못하면 아무리 관심 있는 개념이라도 연구가 가능하지 않다. 이 예에서 연구자가 삶의 질에 대해 '신체적, 심리적, 사회적 관계와 생활 환경영역에서 개인이 지각하는 주관적 안녕 상태'라고 정의를 내리고 삶의 질 도구를 구할 수 있으면 연구가 가능해진다.

표 2-2 연구 가능성 평가 예시

연구 가능한 예시	연구 불가능 예시
주제: 치매 환자의 가족 돌봄자의 스트레스 감소 방안 **연구 가능성을 고려한 문제:** 연구문제: "치매 환자의 가족 돌봄자는 어떤 요인들로 인해 스트레스를 가장 많이 느끼는가?" 철학적 또는 윤리적 문제가 아닌 경험적 탐구가 가능한 질문이다. **변수 정의 및 측정 가능성:** 스트레스: 가족 돌봄자가 경험하는 신체적, 정서적, 사회적 부담을 포함하는 개념으로 정의. 스트레스 측정 방법: 표준화된 스트레스 척도 (예: Caregiver Strain Index)를 사용하여 스트레스를 측정. 주요 요인: 치매 환자의 행동 문제, 돌봄 시간, 가족 지원 수준 등 명확히 정의된 변수를 포함. **연구 가능 여부 판단:** 스트레스는 표준화된 척도로 측정할 수 있고, 주요 요인들도 수집 가능한 데이터(설문조사, 인터뷰)를 통해 측정 가능하다. 따라서, 이 연구문제는 과학적 방법으로 연구 가능하다.	**예시 1:** "환자의 고통은 운명적인 것인가?" 이 질문은 철학적 성격을 가지며, 환자가 겪는 고통의 원인을 초월적 존재나 운명과 연결짓는 것이다. 과학적 방법으로 경험적 데이터를 수집하거나 검증할 수 없는 문제이다. **예시 2:** "말기 환자에게 생명 연장을 위한 치료를 거부하는 것은 옳은가?" 이 질문은 윤리적 판단에 초점이 맞춰져 있으며, 도덕적 가치와 신념에 따라 답이 달라진다. 경험적 증거를 수집하거나 과학적 방법으로 결론을 내릴 수 없다. **예시 3:** "간호사는 환자를 대할 때 사랑의 마음을 가져야 하는가?" 이 질문은 도덕적 속성을 가지며 간호사의 태도나 감정이 옳고 그른지에 대한 주관적 가치 판단을 요구한다. 과학적 데이터로 증명하거나 측정할 수 없다.

■ **연구의 수행 가능성(Feasibility)**

연구가 현실적으로 수행될 수 있는 여건을 갖추었는지를 고려하는 것이다. 구체적인 기준은 다음과 같다.

- **시간:** 문제를 연구하기에 충분한 시간이 확보되어야 한다.
- **대상자의 이용 가능성:** 연구 참여 대상자를 일정 시간 내에 충분히 확보할 수 있어야 된다.
- **관련 기관의 협조:** 연구 수행 기관이 승인을 받을 수 있어야 한다.
- **시설 및 장비:** 연구 문제를 연구하기에 적절한 공간기구 수송 상단 컴퓨터 시설 등이 이용 가능해야 한다.

- **비용**: 연구 문제는 예산 범위 내에서 제안되어야 한다. 또한 연구에 사용되는 비용이 정당화될만큼 충분한 연구가치가 있어야 한다.
- **연구자의 경험**: 연구 문제는 연구자의 과거 지식이나 경험이 있는 분야에서 선택되는 것이 좋다. 만일 연구자가 전혀 새롭고 낯선 주제에 대한 연구를 시도한다면 여러 가지 어려움이 따르게 된다. 연구자는 또한 자료수집과 분석에 필요한 기술이 있어야 한다.
- **윤리적 고려**: 연구 문제가 대상자에게 부당하거나 비윤리적인 요구를 해서는 안 된다.
- 연구 수행 가능성은 실제 연구를 할 때 일어날 수 있는 문제를 규명해 주므로 만일 이 기준을 고려하지 않고 연구 문제를 선정한다면 연구 수행의 어려움을 겪을 수 있다.

4) 연구문제 유형

연구의 수행 목적에 따른 연구 문제의 유형은 다음과 같은데, 연구 목적의 진술은 이에 근거한다.

- ■ 요인 분리(factor isolating): 서술적 연구

요인 분리(factor isolating) 연구문제는 주로 서술 연구를 통해 특정 현상을 설명하거나 그 속성을 정의하는 데 초점을 맞춘다. 예를 들어, "건강증진 행위를 방해하는 요인은 무엇인가?"라는 질문은 사람들이 건강을 증진하려 할 때 직면하는 장애물을 조사하는 연구 문제로, 요인의 성격과 중요성을 식별하는 데 도움을 준다. 이 연구문제 유형은 특정 현상(건강증진 행위 방해 요인)을 관찰하고, 그 특성을 정의하거나 분류하는 과정을 포함한다. 이는 변수를 조작하거나 가정을 검증하지 않으므로, 자료를 수집하고 정리하는 데 중점을 두게 된다.

추가 예시로는 "병원 내 낙상 발생 원인은 무엇인가?"와 같은 질문을 들 수 있다. 이런 연구는 병원에서 낙상을 유발하는 요인을 규명하여 이후의 예방 전략을 설계하는 기초 자료를 제공한다.

■ 요인 관련(factor relating): 상관 연구

요인 관련(factor relating)은 변수 간의 관계를 탐구하는 연구 문제 유형으로, 상관 연구에서 주로 사용된다. 이 유형의 연구는 두 변수 간의 연관성을 밝히는 것을 목표로 한다. 예를 들어, "스트레스와 간호 업무 효율 간의 관계는 무엇인가?"라는 연구 문제는 스트레스 수준과 간호 업무 효율을 측정하여 두 변수 간의 상관관계를 분석하려는 것이다. 상관 연구는 변수 간의 관계 방향(정적 또는 부적 상관)과 강도를 이해하는 데 유용하며, 이후 실험 연구로 이어질 수 있는 기초 자료를 제공한다. 상관 연구의 또 다른 예로는 "환자와 간호사 간 의사소통 빈도가 환자 만족도에 미치는 영향은 무엇인가?"와 같이 두 변수의 연관성을 조사하는 문제가 있다. 이를 통해 간호 실무에서 개선해야 할 구체적인 전략을 설계하는 데 필요한 정보를 제공할 수 있다.

■ 상황 관련(situation relating): 실험 연구

상황 관련(situation relating)은 특정 개입이나 처치가 결과에 미치는 영향을 분석하기 위해 실험 연구에서 활용되는 연구문제 유형이다. 이 유형은 독립변수(개입)와 종속변수(결과) 간의 인과 관계를 규명하는 것을 목표로 한다. 연구자는 실험군과 대조군을 설정하여 변수를 엄격히 통제하고, 개입의 효과를 비교함으로써 결과를 도출한다. 예를 들어, "수술 전 정보 제공이 회복 속도에 미치는 영향은?"이라는 연구 문제는 수술 전 제공된 정보가 환자의 회복 속도에 미치는 영향을 조사한다. 이러한 연구는 간호 실무에서 적용할 수 있는 실질적 근거를 제시하며, 간호 중재의 효과성을 검증하는 데 중요한 역할을 한다. 또 다른 예로는 "심폐소생술 시 시뮬레이션 기반 교육이 간호사의 기술 숙련도에 미치는 영향"과 같은 연구가 있다. 이를 통해 효과적인 교육 방법을 제안할 수 있다.

■ 상황 생성(situation producing): 처방적 연구

상황 생성(situation producing)은 처방적 연구에서 사용되는 연구문제 유형으로, 특정 목표를 달성하기 위해 필요한 조건이나 방법을 구체화하는 것을 목적으로 한다. 이 유형의 연구는 활동이나 중재의 구체적인 수행 방법, 빈도, 강도 등을 탐구하여 목표를 효과적으로 달성하기 위한 최적의 조건을 제안한다. 예를 들어, "PMS 완화를 위해 특정 간호 활동은 얼마나 필요할까?"라는 질문은 간호 활동의 빈도와

지속 시간을 명확히 정의하고, 그 효과를 측정하여 실질적인 간호 처방을 설계하는 데 초점을 맞춘다. 또 다른 예로, "수술 후 통증 관리를 위해 냉찜질은 몇 회, 얼마나 지속적으로 시행되어야 하는가?"와 같은 연구가 있다. 이러한 연구는 간호 실무에 직접 적용할 수 있는 구체적인 지침을 제공한다.

5) 연구문제 진술

연구 문제 진술은 연구 문제를 간략한 문장으로 진술하는 것이다. 타인과 의사소통을 용이하게 하고 연구설계를 계획해야 한다.

연구 문제 진술 형식은 기본적으로 서술문형식(연구목적)과 의문문 형식(연구질문)으로 선택할 수 있다. 대부분은 연구 목적 형식으로 연구 문제를 진술한다.

연구 문제의 진술 기준과 예제는 다음과 같다.

┃표 2-3┃ 연구문제 진술기준과 예

연구문제 진술 기준	• 연구 대상자의 특성이 규명되어야 한다. • 연구하고자 하는 변수의 표시나 변수들간의 관계가 명확히 제시되어야 한다. • 기존 이론이나 기존 연구와 관련성을 가지며 논리적이어야 한다. • 연구 문제가 여러 개인인 경우 서로 관련성을 가져야 한다.
진술 형식	문제 진술의 예
연구목적 (서술문)	• 이 연구의 목적은 중환자실에 입원한 환자들에게 점탄성폼 매트리스를 사용하는 것이 욕창 예방에 미치는 영향을 파악하는 것이다. • 만성질환을 가진 노인의 사회적 지지 수준과 우울증 정도 간의 관계를 분석하는 것이다. • 간호사들의 직무 스트레스가 환자 안전관리 행동에 미치는 영향을 규명하는 것이다. • 입원 아동의 정서적 안정을 위한 간호중재 프로그램의 효과를 평가하는 것이다. • 수술 후 통증 관리를 위한 비약물적 중재의 적용 가능성을 탐색하는 것이다.
연구질문 (의문문)	• 중환자실 환자들의 욕창 예방에 효과적인 매트리스 유형은 무엇인가? • 간호사의 이직 의도에 영향을 미치는 주요 요인은 무엇인가? • 노인의 식습관 변화가 건강 관련 삶의 질에 어떤 영향을 미치는가? • 병원 내 감염 예방에서 손 위생의 준수율에 영향을 주는 요소는 무엇인가? • 임신성 당뇨 환자들의 혈당 관리에 가장 효과적인 간호 교육 방법은 무엇인가?

2. 문헌고찰

1) 문헌고찰의 필요성

문헌고찰은 연구자가 특정 연구문제와 관련된 기존의 연구 결과와 이론적 배경을 체계적으로 분석하고 정리하는 과정을 말한다. 이는 연구의 필요성을 확인하고, 연구 설계와 방법론을 계획하는 데 중요한 기초 자료를 제공한다. 문헌고찰은 다음과 같은 이유로 중요하다:

- **이론적 기초 제공**: 기존 연구를 바탕으로 연구 문제를 뒷받침할 수 있는 이론적 근거를 확보한다.
- **연구 공백 확인**: 선행 연구에서 다루지 않았거나 미흡하게 다룬 부분을 파악하여 새로운 연구 방향을 제시한다.
- **방법론적 참고**: 연구 설계와 자료수집방법에 대한 정보를 제공하며, 적합한 변수와 분석 도구를 선택하는 데 도움을 준다.
- **중복 연구 방지**: 기존 연구를 검토하여 동일하거나 유사한 연구를 피하고 독창적인 연구를 수행한다.

2) 문헌고찰 진행과정

연구자가 문헌고찰을 작성하기까지 많은 단계를 거치면서 관련 문헌을 선정하고 읽고 정리하게 된다. 다음은 문헌고찰의 진행과정을 보여준다(그림 13 참고).

3) 문헌 정보의 유형

문헌은 크게 일차 문헌과 이차 문헌으로 구분되며, 연구 목적과 접근 방식에 따라 적절히 활용해야 한다:

- **일차 문헌**: 연구자가 직접 수행한 연구 결과를 보고하는 문헌으로, 실험 논문, 관찰 연구, 임상시험 결과 등이 포함된다. 예: 원저 논문(original research article), 임상 연구 보고서.
  주요 특징: 연구의 직접적인 결과와 방법론을 포함하며, 새로운 정보를 제공한다.

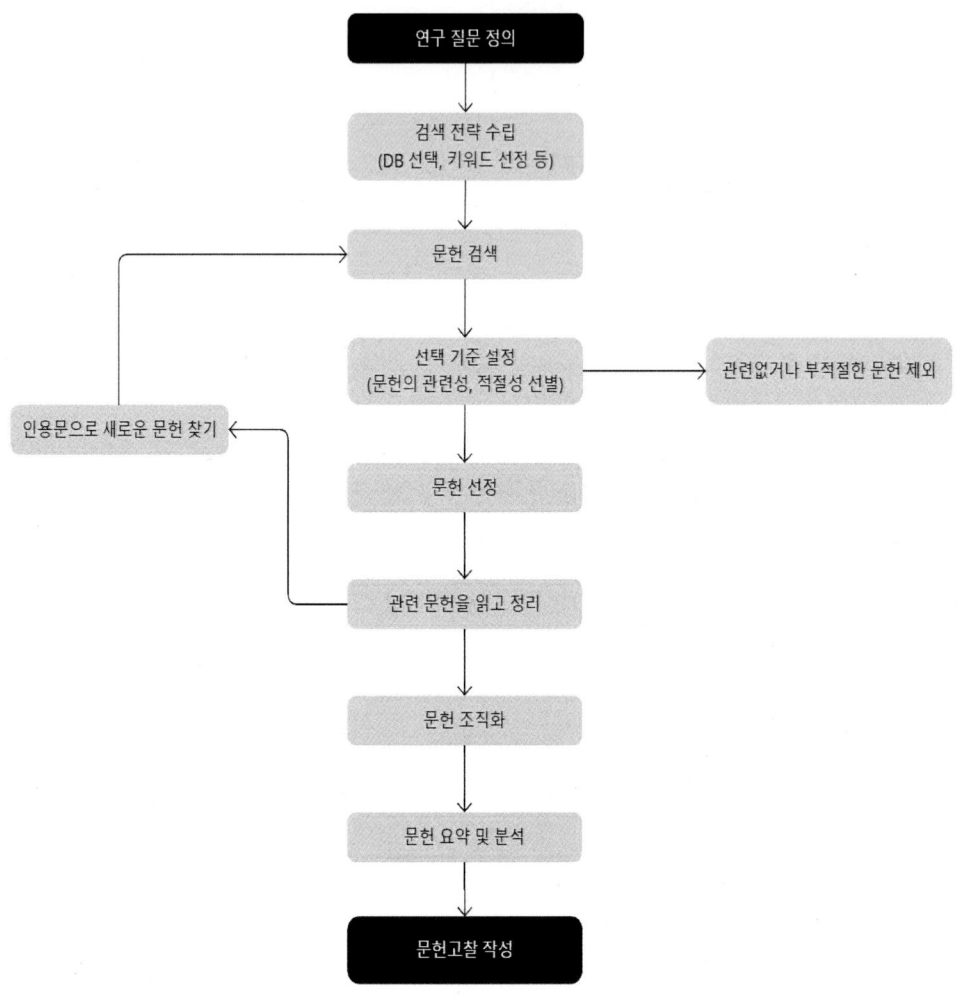

그림 2-1 문헌고찰의 진행과정

- **이차 문헌**: 여러 일차 문헌을 분석, 요약, 해석하여 제공하는 문헌으로, 체계적 문헌고찰, 메타 분석, 종설(review article) 등이 포함된다. 예: 학술 리뷰, 가이드라인, 정책 보고서.
  주요 특징: 기존 연구를 바탕으로 통합적인 관점을 제공하며, 연구 공백을 파악하는 데 유용하다.

문헌 유형은 연구 과정에서 적절히 선택되어야 하며, 일차 문헌은 새로운 데이터를 제공하는 데 유용하고, 이차 문헌은 연구 문제의 배경을 이해하거나 선행 연구를 요약하는 데 효과적이다. 이차 문헌은 일차 문헌의 서지정보를 제공하여 연구자가 해당 문헌을 찾는 데 도움을 줄 수 있지만, 일차 문헌을 완전히 대체할 수는 없다. 이는 이차 문헌이 종종 특정 연구자의 관심에 따라 연구 결과의 일부 측면만을 요약하거나, 방법론에 국한된 정보를 제공하기 때문이다. 또한, 이차 문헌의 한계 중 하나는 연구자가 요약 및 분석 과정에서 완전한 객관성을 유지하기 어렵다는 점이다. 따라서 문헌고찰에서는 가능한 한 일차 문헌을 활용해야 하며, 부득이하게 이차 문헌을 사용할 경우 그 사실을 명확히 밝혀야 한다.

4) 문헌 검색

문헌고찰의 첫 단계는 연구 문제와 관련된 자료를 검색하는 것이다. 주요 검색 DB는 다음과 같다:

- **해외 학술 데이터베이스 이용**: 의학, 간호학, 보건학에 유용한 주요 학술 데이터베이스는 다음과 같다:
  - PubMed: 미국 국립의학도서관(NLM)이 제공하는 생의학 분야의 대표적인 데이터베이스로, 광범위한 의학 및 생명과학 논문을 검색할 수 있다.
  - CINAHL: 간호 및 보건학 관련 문헌을 전문적으로 다루는 데이터베이스로, 간호학 연구에 필수적인 자료를 제공한다.
  - Scopus: 세계 최대의 초록 및 인용 데이터베이스로, 다학문적 접근을 통해 의학 및 간호학 논문뿐만 아니라 공학, 사회과학 논문도 포함한다.
  - Cochrane Library: 체계적 문헌고찰과 근거기반 의학 연구를 위한 데이터베이스로, 임상 가이드라인 개발에 유용하다. Cochrane Library 공식 사이트
  - Google Scholar: 학술 논문, 책, 특허 등을 포괄적으로 검색할 수 있는 무료 도구로, 특정 주제에 대한 다양한 자료를 빠르게 검색할 수 있다.
  - EMBASE: 의학 및 생명과학 분야에 특화된 데이터베이스로, 약물 연구 및 임상시험 자료를 포함한 다양한 문헌을 검색할 수 있다.
  - MEDLINE: 생의학 및 보건학 분야의 핵심 데이터베이스로, PubMed를 통해 접근 가능하며 고품질의 피어 리뷰 문헌을 제공한다. MEDLINE은 의학 관련 연구에 특히 유용하다.
  - PsycINFO: 심리학 및 행동과학 분야의 문헌을 다루는 데이터베이스로, 간호학에서 심리적 요소를 포함한 연구를 수행할 때 유용하다.

- 국내 학술 데이터베이스
  - RISS (학술연구정보서비스): 한국교육학술정보원이 제공하는 서비스로, 국내 학술논문, 학위논문, 연구보고서 등을 검색할 수 있다.
    ▸ 주요 기능: 학위논문 원문 제공, 국내 주요 대학 소장 자료 검색.
  - DBpia: 국내 학술지와 학회지, 학술자료를 폭넓게 제공하며, 다양한 학문 분야를 포괄한다.
    ▸ 주요 기능: PDF 원문 다운로드, 다양한 분야의 최신 연구 자료 제공.
  - KISS (한국학술정보): 다양한 분야의 국내 학술 자료를 제공하며, 특히 인문사회과학 및 자연과학 자료에 강점을 가진 데이터베이스.
    ▸ 주요 기능: 논문 원문 열람, 간편 검색 기능.
  - 한국의학학술지인용색인(KCI): 의학 및 생명과학 분야의 국내 연구를 위한 데이터베이스로, 한국연구재단이 제공한다.
    ▸ 주요 기능: 국내 의학 논문 인용색인 제공.
  - KMbase (국가생명공학정책연구센터): 의학, 간호학, 생명과학 관련 국내 논문과 연구 자료를 포괄적으로 제공하는 데이터베이스로, 한국형 의학 문헌 검색에 유용하다.
    ▸ 주요 기능: 국내 생의학 자료 검색, 의료 및 생명과학 관련 연구 지원.
  - NDSL (국가과학기술정보센터): 과학기술 분야의 국내외 학술 자료와 연구 데이터를 제공하며, 간호학과 보건학 관련 연구에도 활용 가능하다.
    ▸ 주요 기능: 학술 논문, 보고서, 특허 자료 등 통합 검색.

이러한 데이터베이스를 통해 관련 문헌을 체계적으로 검색하고, 문헌고찰의 품질을 높일 수 있다.

5) MeSH 용어 사용

의학 주제 표제어(MeSH, Medical Subject Headings)는 PubMed 및 MEDLINE과 같은 데이터베이스에서 사용되는 체계적인 주제 분류 체계이다. MeSH는 연구자가 검색을 보다 정확하고 체계적으로 수행할 수 있도록 돕는다. 각 논문은 MeSH 용어로 태그가 지정되며, 이는 논문이 다루는 주제를 간결하고 명확하게 나타낸다.

* MeSH 활용 방법 및 예시: Cancer 검색하기
  1. MeSH 용어 검색:
     ▸ PubMed에 접속하여 "MeSH Database"를 선택한다.
     ▸ 검색창에 "Cancer"를 입력하면 관련된 MeSH 용어 리스트가 나타난다. 예를 들어, "Neoplasms"(암의 공식 MeSH 용어)가 표시된다.
  2. MeSH 용어 선택:
     ▸ "Neoplasms"를 선택하면 정의, 관련 용어, 세부 하위 항목(예: "Breast Neoplasms", "Lung Neoplasms")이 표시된다.
     ▸ 필요에 따라 하위 용어를 선택하여 검색을 구체화한다.
  3. MeSH 용어로 검색 실행:
     ▸ PubMed 검색창에서 "Neoplasms[MeSH]"를 입력하여 해당 MeSH 용어로 태그된 논문만 검색한다.
     ▸ 검색 결과를 필터링하여 연도, 연구 유형(예: 임상 연구, 체계적 문헌고찰) 등으로 범위를 좁힐 수 있다.
  4. 활용 예시:
     ▸ 연구자가 "암 환자의 삶의 질"을 연구하려는 경우, "Neoplasms[MeSH] AND Quality of Life[MeSH]"를 검색어로 사용하여 두 주제와 관련된 논문을 검색할 수 있다.

MeSH는 검색의 정확성을 높이고, 관련성 높은 문헌을 빠르게 찾는 데 유용하며, 특히 체계적 문헌고찰과 같은 연구에서 필수적인 도구로 활용된다.

6) 문헌 선정

검색된 문헌 중 연구 문제와 가장 밀접한 관련이 있는 문헌을 선별한다. 다음 기준에 따라 문헌을 선택한다:
- **출판 연도**: 최근 5~10년 이내에 출판된 문헌을 우선적으로 검토한다.
- **학술적 신뢰성**: 피어 리뷰된 저널에 발표된 논문을 선택한다.
- **연구의 적합성**: 연구 문제와 직접적으로 관련된 문헌을 선정한다.

참고문헌 추적: 주요 논문의 인용문 및 참고문헌 목록을 활용하여 추가적인 관련 문헌을 찾아낸다.

7) 문헌 분석 및 정리

선정된 문헌을 분석하고 주요 내용을 정리한다. 분석 과정은 다음을 포함한다:

- **주요 개념과 변수**: 연구에서 사용된 주요 개념과 변수의 정의 및 측정 방법을 파악한다.
- **연구 결과 비교**: 각 연구의 주요 결과를 비교하고, 결과 간의 유사점과 차이점을 확인한다.
- **연구 공백 확인**: 선행 연구에서 다루지 않은 부분이나 추가적으로 연구가 필요한 영역을 식별한다.

8) 문헌고찰 작성

분석된 내용을 체계적으로 작성하여 연구 배경과 필요성을 명확히 제시한다. 문헌고찰 작성 시 다음 사항을 유의한다:

- **논리적 흐름**: 연구 문제와 직접적으로 관련된 내용을 중심으로 논리적으로 전개한다.
- **객관성 유지**: 연구자의 의견을 배제하고, 문헌에 기반한 객관적인 서술을 한다.
- **참고문헌 정리**: 간호학 연구에서는 APA 스타일과 NLM(Vancouver) 스타일이 주로 사용된다. 이 두 가지 스타일은 연구의 분야와 학술지의 요구사항에 따라 선택되며, 일관성을 유지하는 것이 중요하다. 다음은 각 스타일의 특징과 예시이다.

    1. APA 스타일:
        - 특징: 심리학, 사회과학 및 간호학에서 널리 사용되는 스타일로, 저자-연도 체계를 사용한다. 본문에는 저자명과 출판연도를 명시하며, 참고문헌에는 모든 정보를 자세히 제공한다.
        - 예시:
            - 본문: (Ryu & Hwang, 2019)
            - 참고문헌: Ryu, M., & Hwang, J. I. (2019). Cancer site differences in the health-related quality of life of Korean cancer survivors: Results from a Population-based Survey. Public Health Nursing, 36(2), 144-154.

- APA 스타일 공식 가이드
2. NLM(Vancouver) 스타일:
    ▶ 특징: 의학 및 생명과학 분야에서 주로 사용되며, 숫자 체계를 기반으로 한다. 본문에서 숫자로 인용을 표기하고, 참고문헌은 인용 순서에 따라 배열한다.
    ▶ 예시:
        - 본문: [1]
        - 참고문헌: 1. Ryu M, Hwang JI. Cancer site differences in the health-related quality of life of Korean cancer survivors: Results from a Population-based Survey. Public Health Nursing. 2019;36(2):144-54
        - NLM 스타일 가이드

9) 문헌고찰에 유용한 AI 도구

문헌고찰 과정에서 AI 도구를 활용하면 검색과 분석을 보다 효율적으로 수행할 수 있다. 다음은 문헌고찰에 유용한 AI 도구들이다:

1. Zotero 및 EndNote: 서지 관리 도구로, 문헌을 체계적으로 저장하고 참고문헌 목록을 자동 생성할 수 있다.
    ▶ 주요 기능: 문헌 저장, 참고문헌 양식 자동 변환, 팀 협업 기능 제공.
2. Connected Papers: 특정 논문과 관련된 논문들을 네트워크 형태로 시각화하여 보여준다.
    ▶ 주요 기능: 연구 주제와 연관된 논문의 관계를 시각적으로 파악.
3. Semantic Scholar: AI 기반 학술 검색 엔진으로, 논문 요약 및 중요한 키워드를 자동 추출한다.
    ▶ 주요 기능: 문헌의 요약 제공, 영향력 있는 논문 우선 표시.
4. Perplexity AI: 질문에 대한 상세한 답변과 관련 학술 문헌을 제안해 주는 도구.
    ▶ 주요 기능: 학술 질문에 대한 신속한 답변 생성, 관련 참고문헌 추천.
5. Elicit: 연구 질문에 답을 제공하는 논문을 찾고 요약해 주는 AI 도구로 체계

적 문헌고찰에 유용하다.
> ▶ 주요 기능: 연구 논문의 요약 제공, 데이터 기반 연구 설계 지원.

6. Research Rabbit: 연구 주제에 대한 관련 논문과 연구자의 네트워크를 탐색할 수 있는 도구.
> ▶ 주요 기능: 논문 간 연결성 탐색, 연구자 간 협업 가능성 확인.

7. Rayyan: 체계적 문헌고찰(SLR)을 위한 도구로, 문헌의 포함/제외 기준을 관리하고 필터링 과정을 지원한다.
> ▶ 주요 기능: 문헌 선별 프로세스 관리, 리뷰어 간 협업 지원.

이 도구들은 문헌고찰의 각 단계에서 효율성을 높이고, 연구자가 더욱 체계적으로 작업할 수 있도록 돕는다.

10) 문헌고찰의 유의점

- **선입견 배제**: 연구자가 기존의 가설을 지지하려는 선입견을 배제하고, 객관적인 관점에서 문헌을 분석해야 한다.
- **체계적 접근**: 문헌 검색, 분석, 작성 과정을 체계적으로 진행하여 신뢰성을 확보한다.
- **업데이트된 정보 사용**: 최신 연구를 반영하여 문헌고찰의 타당성을 높인다.

3. 이론적 기틀 작성

이론적 기틀(Theorethical framework)은 연구에 포함된 주요 개념과 이들 간의 관계를 체계적으로 설명하는 테두리이다. 이론적 기틀의 구성은 연구자가 다루고자 하는 문제를 이해하고, 변수 간의 관계를 명확히 정의하는 데 기여한다. 주요 개념은 연구의 초점이 되는 핵심 요소로, 각각의 정의와 역할을 명확히 해야 한다. 예를 들어, 건강신념모델에서 "지각된 민감성"과 "예방 행동"은 주요 개념으로, 이 두 개념 간의 관계는 "지각된 민감성이 높을수록 예방 행동이 증가한다"는 방식으로 설명될 수 있다. 이러한 체계적 설명은 연구 설계와 가설 설정, 자료 분석에 이르는 모든 단계에서 일관성과 타당성을 확보하는 데 중요한 역할을 한다.

이론적 기틀의 작성과정은 기존의 이론이나 개념에서 출발하여 이를 구체적인 연구문제로 발전시키는 과정의 연역적 과정이다. 이 접근법에서는 이론적 틀 안에서 연구자가 특정 가설을 도출하고, 이를 경험적으로 검증하려는 노력을 기울인다. 예를 들어, 건강신념모델에서 '지각된 민감성이 예방 행동에 영향을 미친다'는 이론적 명제를 바탕으로, 특정 행동(예: 백신 접종)을 설명하는 구체적인 연구문제를 설정하는 것이다.

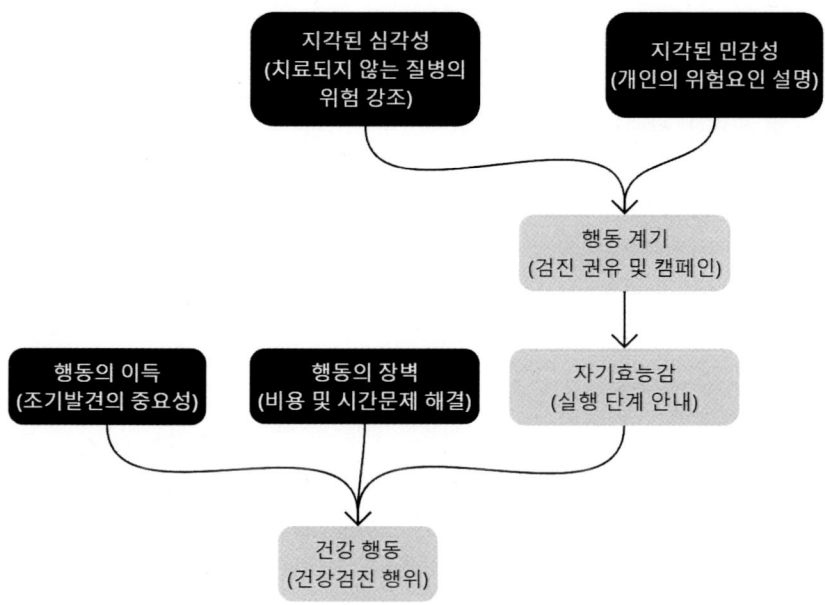

▮그림 2-2▮ 건강신념모델을 이론적 기틀로 한 건강검진 프로그램 연구 예시

이러한 과정은 이론적 배경을 강력히 뒷받침하며, 연구자가 이론과 현실 세계 간의 연결고리를 확인하고, 이를 통해 실질적인 실무 적용 방안을 모색하는데 기여한다.

4. 가설 설정

1) 정의 및 목적

가설은 연구문제에 대한 잠정적 해답으로, 연구자가 특정 변수 간의 관계를 예측하거나 설명하려는 진술이다. 가설은 경험적 검증을 통해 연구 질문에 답할 수 있는 형태로 제시되며, 연구 설계와 데이터 수집의 방향성을 제공한다. 가설은 변수 간의 관계를 명확히 하고, 연구 과정에서 확인 가능한 형태로 작성되어야 한다. 예를 들어, "흡연자는 비흡연자보다 폐 기능이 낮을 것이다"와 같은 가설은 독립변수(흡연 여부)와 종속변수(폐 기능) 간의 관계를 명확히 진술하고 있다. 이러한 가설은 이론적 근거와 선행 연구를 기반으로 설정되며, 통계적 검증을 통해 수용되거나 기각될 수 있다.

가설 설정의 중요한 목적 중 하나는 이론 검증과 현실 세계의 융합이다. 이론적 가설은 현실에서 검증을 통해 그 유용성을 입증받을 수 있으며, 이를 통해 간호 실무나 임상 환경에서 실제적인 변화를 이끌어낼 수 있다. 예를 들어, 건강신념모델을 활용하여 특정 예방 행동의 효과성을 연구한다면, 그 결과는 단순한 이론적 검증에 그치지 않고, 예방 행동 촉진을 위한 간호 중재를 설계하는 데 기여할 수 있다. 가설은 연구 방향을 제시한다. 연구자가 설정한 가설을 통해 앞으로 해결해야 할 주요 문제를 정의하고, 새로운 연구 분야를 탐구할 수 있도록 돕는다. 또한, 가설 설정 과정에서 연구자는 기존 지식에 기반하여 새로운 질문을 제기하고, 이를 통해 학문적 지식을 확장할 수 있는 기회를 마련한다.

모든 연구가 가설을 필요로 하지는 않는다. 관심 있는 현상에 대한 정확한 서술을 목표로 하는 서술 연구, 초보적인 관계를 탐색하는 탐색 연구, 변수 간의 관계를 다루지 않는 연구에서는 가설을 설정하지 않는다. 가설은 연구 문제 진술에 근거하여 설정된다. 문제 진술은 '연구할 현상이 무엇인지를 규명한 것'인 반면에 가설은 '연구할 현상이 어떻게 될 것인가에 대한 예측'이다.

2) 가설 유형

가설의 유형은 단순 가설과 복합 가설, 지시적 가설과 비지시적 가설, 연구 가설과 통계적 가설로 분류된다.

■ 단순 가설과 복합 가설

단순 가설은 1개의 독립변수와 1개의 종속변수 간의 관계를 서술한 것이며, 복합 가설은 독립변수나 종속변수가 두 개 이상인 가설이다.

- **단순가설**: 두 변수 간의 관계. 예: "X가 증가하면 Y가 증가한다."
- **복합가설**: 다수의 변수 간 관계. 예: "X1, X2가 Y에 영향을 미친다."

■ 지시적 가설과 비지시적 가설

지시적 가설은 변수 간의 관계에 대해 연구자가 기대하는 방향을 제시함으로써 관계의 존재뿐만 아니라 관계의 특성을 예측하는 가설이다. 지시적 가설은 관련된 이론이나 선행 연구에서 관계의 방향이 분명할 때 사용하는 방법이다.

비지시적 가설은 관계의 방향을 제시하지 않아 변수 간이 관계는 예측되나 관계의 정확한 특성에 대해서 예측하지 않는다. 근거 이론이 명확하지 않고 선행 연구 결과들 간에 일관성이 없어 방향성을 제시할 수 없는 경우에 사용된다.

- **지시적 가설**: 방향성 명시. 예: "X가 증가하면 Y도 증가한다."
- **비지시적 가설**: 방향성 불명시. 예: "X와 Y는 관계가 있다."

■ 연구가설과 귀무가설

연구가설(Research hypothesis)은 연구자가 설정한 변수 간의 관계를 예측하는 구체적인 진술이다. 이는 연구에서 검증하고자 하는 가설로, "흡연자는 비흡연자보다 폐 기능이 낮을 것이다."와 같이 독립변수와 종속변수 간의 명확한 관계를 제시한다. 연구가설은 통계적으로 검증되며, 이를 통해 이론적 가정을 확인하거나 새로운 지식을 창출할 수 있다. 연구가설은 일반적으로 연구자가 옳다고 믿는 주장을 나타낸다.

귀무가설(Null hypothesis)은 연구가설의 반대 개념으로, 변수 간의 관계가 없거나 차이가 없음을 진술한다. 예를 들어, "흡연 여부는 폐 기능에 영향을 미치지 않는다."라는 가설이 귀무가설에 해당한다. 귀무가설은 통계적 검증 과정에서 기본 가정으로 설정되며, 검증 결과 귀무가설이 기각되면 연구가설이 채택된다. 이는 연구의 결과가 우연에 의한 것이 아님을 증명하는 중요한 단계이다.

3) 가설 평가 기준

- ■ **변수 간 관계의 명확성**: 가설을 설정할 때 가장 중요한 요소 중 하나는 변수 간의 관계를 명확히 정의하는 것이다. 변수 간 관계가 명확하지 않다면 연구 설계

나 데이터 분석 과정에서 혼란이 발생할 수 있다. 예를 들어, '흡연이 폐 기능에 미치는 영향'이라는 연구문제는 독립변수(흡연 여부)와 종속변수(폐 기능) 간의 관계를 명확히 설정하여 연구의 방향성을 제공한다. 이처럼 관계를 명확히 설정하면, 연구자가 가설을 수립하고 검증하는 과정이 체계적으로 이루어질 수 있다.

- **검증 가능성(Testability)**: 가설를 설정할 때, 그 문제를 실제 세계에서 검증할 수 있는 방법이 있어야 한다. 검증 가능성은 연구의 타당성을 보장하며, 연구자가 수집한 데이터가 연구문제를 해결할 수 있는지를 평가하는 핵심 요소이다. 예를 들어, "흡연이 폐 기능에 미치는 영향"이라는 연구문제는 흡연 여부를 측정하고 폐 기능을 평가할 수 있는 적절한 도구와 방법이 존재하기 때문에 경험적으로 검증 가능하다. 반면에, 검증할 수 없는 추상적이거나 철학적인 질문은 경험적 연구로 해결하기 어렵다. 따라서 연구자는 실질적이고 측정 가능한 연구문제를 설정해야 한다.

- **정당성(Justifiability)**: 가설을 설정할 때, 해당 문제에 대한 논리적 근거가 충분히 타당한지 검토하는 것이 중요하다. 논리적 근거는 선행 연구나 기존 이론에 기반하여 연구 문제를 지지하는 요소로 작용한다. 예를 들어, "환자의 스트레스 수준이 혈압에 영향을 미칠 것이다."라는 연구가설을 설정할 때, 스트레스와 혈압 간의 관계를 다룬 선행 연구나 이론적 배경이 논리적 근거로 제공된다면, 연구문제의 타당성이 강화된다. 논리적 근거가 명확하지 않으면 연구 결과의 신뢰성과 학문적 기여도가 낮아질 수 있으므로, 선행 연구와 이론적 검토를 통해 연구문제를 체계적으로 설계해야 한다.

자율학습 활동

1. 연구주제 선정
    - 활동: 연구 문제 아이디어 도출하기
      - 자신의 관심사나 실무 경험에서 연구 문제를 도출해 보세요.
    - 활동 가이드:
      ☐ 관심 분야를 2~3개 정하고 각각의 문제점을 간략히 작성하세요.
      ☐ 각 문제점에 대해 다음 질문을 고려하여 구체화합니다:
      ☐ 이 문제는 간호 실무에 어떤 영향을 미치고 있는가?
      ☐ 해결되지 않은 질문이 무엇인가?
      ☐ 최종적으로 연구 가능한 문제로 좁히고, 선택한 이유를 서술하세요.
         예시: "간호사의 교대근무가 직무 스트레스에 미치는 영향은 무엇인가?"

2. 문헌고찰
    - 활동: 문헌 검색 및 분석
      - 관심 있는 주제와 관련된 문헌을 3~5편 검색하세요.
    - 활동 가이드:
      ☐ PubMed, CINAHL 등 학술 데이터베이스에서 MeSH 용어를 사용하여 문헌을 검색하세요.
      ☐ 각 문헌의 주요 내용을 요약하고, 연구의 공백(gap)을 식별하세요.
      ☐ 요약된 내용을 바탕으로, 자신이 수행할 수 있는 연구 방향을 간략히 작성하세요.
    - 도구 추천: Zotero 또는 EndNote를 사용하여 참고문헌을 정리합니다.

3. 이론적 기틀 작성
    - 활동: 연구 이론적 기틀 설계하기
      - 연구 주제에 적합한 이론적 기틀을 찾아보고 간단히 설계하세요.
    - 활동 가이드:
      ☐ 건강신념모델, 스트레스-대처 모델 등 관련 이론을 조사합니다.
      ☐ 해당 이론의 주요 개념을 나열하고 변수 간 관계를 도식화합니다.
      ☐ 도식화한 내용을 바탕으로 간단한 설명을 작성하세요.
         예시: "스트레스-대처 모델을 활용한 간호사의 직무 스트레스 관리 연구"

4. 가설 설정

- ■ 활동: 가설 작성 및 평가
  - 관심 있는 주제에 대해 가설을 작성하고 평가하세요.

- ■ 활동 가이드:
  - ☐ 연구 주제에서 독립변수와 종속변수를 식별합니다.
  - ☐ 단순 가설과 복합 가설을 각각 작성합니다.
  - ☐ 작성한 가설의 명확성, 검증 가능성, 논리적 근거를 평가하세요.
    예시:
    단순 가설: "간호사의 스트레스 관리 교육은 직무 만족도를 높일 것이다."
    복합 가설: "간호사의 스트레스 관리 교육과 근무 환경 개선은 직무 만족도와 환자 만족도를 동시에 높일 것이다."

제 3 장

연구 설계

1. 실험설계
2. 비실험설계
3. 연구의 통제

■ 학습목표 ■

1. 실험설계의 조건을 설명할 수 있다.
2. 순수실험설계(True Experimental Design), 유사실험설계(Quasi-Experimental Design), 원시실험설계(Pre-Experimental Design)의 특징과 차이를 설명할 수 있다.
3. 비실험설계의 개념과, 실험설계와의 차이를 설명하고 비실험설계가 적합한 상황을 식별할 수 있다.
4. 내적 타당도와 외적 타당도를 높이기 위해 연구자가 사용할 수 있는 통제 전략을 설명할 수 있다.

연구 설계는 연구 목적을 달성하기 위해 데이터를 체계적으로 수집하고 분석할 수 있도록 하는 계획과 절차를 의미한다. 이는 연구 질문에 답하고, 가설을 검증하며, 이론적 통찰을 얻는 과정을 체계화하기 위한 전략적 접근이다. 연구 설계는 데이터의 신뢰성과 타당성을 보장하는 데 필수적이며, 연구 결과의 일반화 가능성과 해석 가능성을 확보하는 데 기여한다.

연구 설계의 중요성은 여러 측면에서 강조된다. 첫째, 연구 설계는 연구 과정의 방향을 제시하며 연구자가 필요한 자료를 효율적으로 수집할 수 있도록 돕는다. 둘째, 적절한 연구 설계는 연구 결과의 내부 타당도와 외생 타당도를 높이며, 인과 관계를 명확히 확인하는 데 기여한다. 셋째, 연구 설계는 제한된 자원과 시간 내에서 최적의 결과를 얻을 수 있도록 한다. 이를 통해 연구자는 실질적이고 신뢰할 수 있는 결론에 도달할 수 있다.

1. 실험설계

실험 설계는 연구자가 독립 변수를 조작하고 종속 변수에 미치는 영향을 관찰함으로써 인과 관계를 검증하는 연구 방법이다. 이 설계는 통제된 환경에서 진행되며, 주요 특성은 다음과 같다.

1) 실험연구의 특성

실험연구가 되기 위해 3가지 기본 조건으로 조작(manipulation), 통제(control), 그리고 무작위화(randomization)가 있다.

(1) 조작 (Manipulation)

조작은 실험 연구에서 독립 변수를 연구자가 의도적으로 변경하거나 조작하는 과정을 의미한다. 이를 통해 독립 변수의 변화가 종속 변수에 어떤 영향을 미치는지를 관찰할 수 있다.

- 의미: 조작은 실험 연구에서 독립 변수를 실험군에게만 적용하거나 특정 조건에서 변화시키는 것이다. 예를 들어, 학습 방법의 효과를 연구할 때, 한 집단에는 새로운 학습 방법(실험 처치)을 적용하고, 다른 집단에는 기존 방법을 유지하는 식으로 독립 변수를 조작한다.

- 역할:
    - 독립 변수와 종속 변수 간의 인과 관계를 명확히 파악한다.
    - 연구자는 특정 변화를 실험적으로 유발하여 결과를 관찰할 수 있다.
      예시: 특정 약물을 투여(독립 변수)한 후 환자의 증상 개선 여부(종속 변수)를 평가한다.

조작이 없으면 실험 연구라기보다는 단순한 관찰 연구에 가까워진다. 조작은 실험 연구를 다른 연구 유형과 구분짓는 가장 중요한 요소다.

(2) 통제 (Control)

통제는 실험 연구에서 외생 변수가 연구 결과에 영향을 미치지 않도록 관리하거나 제거하는 과정을 말한다. 외생 변수란 독립 변수 외에 종속 변수에 영향을 줄 수 있는 모든 요인이다. 즉, 통제는 실험 환경에서 외생 변수의 간섭을 최소화하여 독립 변수의 효과를 순수하게 측정할 수 있도록 하는 것이다. 예를 들어, 실험을 동일한 환경(조명, 온도 등)에서 진행하여 외생 요인의 영향을 줄이는 것이 통제의 한 예다.

- 역할:
    - 실험 결과의 내부 타당도를 보장한다.
    - 독립 변수와 종속 변수 간의 관계를 왜곡시킬 수 있는 혼란 변수를 제거한다.
- 방법:
    - 통제 집단(Control Group): 실험 처치를 받지 않는 집단을 설정하여 비교의 기준으로 삼는다.
    - 환경 통제(Environmental Control): 실험 조건(시간, 장소, 조명 등)을 일정하게 유지한다.
    - 통계적 통제(Statistical Control): 연구 후 분석 과정에서 혼란 변수를 통계적으로 제거한다.
      예시: 학습 방법의 효과를 연구할 때, 두 집단의 학습 시간, 장소, 교재 등을 동일하게 유지한다.

통제는 실험 결과의 정확성을 높이는 데 필수적이며, 통제가 부족하면 연구 결과가 왜곡될 가능성이 높아진다.

(3) 무작위화 (Randomization)

무작위화는 실험 참가자를 무작위로 실험군과 통제군에 할당하는 과정을 의미한다. 이는 외생 변수가 두 집단에 균등하게 분포하도록 하여 편향을 최소화한다. 즉, 무작위화는 연구자가 실험군과 통제군의 구성을 의도적으로 조작하지 않고, 임의의 방법(예: 난수표, 컴퓨터 알고리즘)을 사용하여 대상자를 배정하는 것이다.

- 역할:
  - 외생 변수의 영향을 무작위로 분산시켜 내적 타당도를 높인다.
  - 연구자의 편향과 사전 지식이 실험 과정에 개입하지 않도록 한다.
- 방법:
  - 단순 무작위화(Simple Randomization): 각 대상자가 동일한 확률로 실험군이나 통제군에 배정된다.
  - 층화 무작위화(Stratified Randomization): 성별, 나이 등 특정 변수에 따라 층을 나누고 각 층 내에서 무작위화를 실시한다.
  예시: 신약 효과를 검증하기 위해 대상자를 무작위로 두 그룹에 배정하고, 한 그룹에는 신약을, 다른 그룹에는 플라세보를 제공한다.

무작위화가 없으면 외생 변수의 균형이 깨질 수 있어 연구 결과의 신뢰성이 떨어진다. 이는 실험 연구가 유사실험 설계와 차별화되는 중요한 기준이기도 하다.

이상의 3가지 조건을 모두 충족하는 연구설계를 순수실험설계(True Experimental Design), 무작위화 또는 통제가 지켜지지 않았을 경우 유사실험설계(Quasi-Experimental Design), 통제와 무작위화가 충족되지 않았을 경우 원시실험설계(Pre-Experimental Design)라 한다.

모든 조건을 충족하는 순수실험설계는 가장 높은 내적 타당도를 가지며, 무작위화를 제외한 유사실험설계는 현실적 제약을 감안한 연구에 적합하다. 조작만 충족하는 원시실험설계는 간단하지만 과학적 신뢰성이 낮아 제한적으로 사용된다.

따라서 연구자는 연구의 목적과 상황에 따라 적절한 설계 유형을 선택해야 하며, 선택한 설계의 제한점을 인지하고 결과를 해석할 필요가 있다.

표 3-1 | 실험 설계 유형

구분	순수실험설계 (True Experimental Design)	유사실험설계 (Quasi-Experimental Design)	원시실험설계 (Pre-Experimental Design)
충족 조건	조작, 통제, 무작위화 모두 충족	조작은 충족되나 통제나 무작위화 중 하나가 충족되지 않음	조작만 충족, 통제와 무작위화는 충족되지 않음
특징	• 실험군과 통제군이 무작위로 배정된다. • 독립 변수가 명확히 조작되고, 외부 변수는 철저히 통제된다.	• 무작위 배정이 불가능한 경우에 사용된다(예: 학교나 병원 같은 집단 단위의 실험). • 비교군과 실험군 간의 초기 차이를 통계적으로 보정하거나 다른 방법으로 통제한다.	• 비교군이 없거나 통제가 제한적이다. • 간단한 처치 후의 결과를 관찰하지만, 외부 변수의 영향을 제거하기 어렵다.
장단점	• 내적 타당도가 매우 높다. • 독립 변수와 종속 변수 간의 인과관계를 명확히 검증할 수 있다.	• 현실적인 환경에서 적용 가능하며 외적 타당도가 높다. • 비용과 시간이 순수실험 설계에 비해 덜 소요된다. • 내적 타당도가 낮아질 수 있다(특히 혼란 변수의 영향을 받을 가능성이 높음).	• 설계가 간단하고 비용이 적게 든다. • 초기 탐색적 연구나 파일럿 연구로 유용하다. • 내적 타당도와 외적 타당도가 모두 낮다. • 결과를 인과적으로 해석하는 데 제한이 크다.
예시	• 무작위 대조 실험(Randomized Controlled Trial, RCT)	• 비동등성 대조군 설계 (Non-Equivalent Contrrol-groups Design) • 시계열 설계 (Time Series Design)	• 단일 집단 사전-사후 설계 (One-Group Pretest-Posttest Design) • 단일군 사후설계 (One-Shot Case Study)

2) 실험설계의 유형

(1) 순수실험설계(True Experimental Design)

순수실험설계는 연구 설계 중 가장 엄격하고 체계적인 방법으로, 독립변수와 종속변수 간의 인과관계를 검증하기 위해 설계된 연구 유형이다. 이 설계는 내적 타당도가 높아 연구 결과의 신뢰성을 확보할 수 있다. 순수실험설계는 무작위 대조군 전후설계, 무작위 대조군 사후설계, 무작위 블록 설계, 무작위 복수 대조군 실험설계 유형으로 구분할 수 있다.

- 순수실험설계의 주요 유형

① 무작위 대조군 전후설계(Randomized Control Group Pretest-Posttest Design)

무작위 대조군 전후설계는 순수실험설계 중 가장 널리 사용되는 방법으로, 실험군과 대조군을 무작위로 배정한 후 사전 검사와 사후 검사를 통해 두 집단 간의 차이를 분석하여 독립변수가 종속변수에 미치는 효과를 검증한다.

- 구성 요소
    1. 무작위 배정
       대상자를 실험군과 대조군에 무작위로 할당함으로써 초기 집단 간 동질성을 확보하고, 외부 변수를 통제할 수 있다.
    2. 사전 검사
       실험 처치 이전에 종속변수를 측정하여 두 집단 간의 초기 상태를 비교하고 동질성을 확인한다.
    3. 사후 검사
       실험 처치 후 종속변수를 다시 측정하여 독립변수의 효과를 평가한다.
- 장점
    - 실험 설계의 내적 타당도가 높아 독립변수의 효과를 명확히 확인할 수 있다.
    - 사전 검사를 통해 집단 간 동질성을 보장할 수 있어 실험 결과의 신뢰성을 높인다.
- 단점
    - 사전 검사가 종속변수에 영향을 미칠 수 있는 시험 효과가 발생할 가능성이 있다.
    - 대상자를 충분히 모집하거나 실험을 수행하기 위해 많은 시간과 비용이 소요될 수 있다.

┃ 표 3-2 ┃ 무작위 대조군 전후설계

그룹		사전테스트 (Pretest)	개입 (Intervention)	사후 테스트 (Posttest)
실험군 (Experimental Group)	R	O	O (개입 시행)	O
대조군 (Control Group)	R	O	X (개입 없음)	O

R: 무작위 배정

예를 들어, 신규 간호사를 대상으로 한 스트레스 관리 프로그램의 효과를 분석하기 위해 무작위 대조군 전후설계를 사용할 수 있다. 이 설계는 프로그램 참여 여부에 따라 간호사를 실험군과 대조군으로 무작위로 배정한 뒤, 프로그램 시행 전후에 직무 스트레스 수준을 비교함으로써 스트레스 관리 프로그램의 효과를 평가할 수 있다.

② 무작위 대조군 사후설계 (Randomized Control Group Posttest Only Design)

무작위 대조군 사후설계는 사전 검사를 수행할 수 없거나, 사전 검사가 연구 결과에 영향을 미칠 가능성이 높은 상황에서 사용되는 실험 설계이다. 실험군과 대조군을 무작위로 배정한 뒤, 실험 처치 후 종속변수를 측정하여 효과를 분석한다.

- 구성 요소
  1. 무작위 배정
     대상자를 실험군과 대조군에 무작위로 배정하여 초기 집단 간 동질성을 확보하려 노력한다.
  2. 사후 검사
     실험 처치가 완료된 후 종속변수를 측정하여 두 집단 간 차이를 비교한다.
- 장점
  - 시험 효과(사전 검사가 종속변수에 영향을 미치는 효과)를 방지할 수 있다.
  - 연구 설계가 간단하여 사전 검사가 어려운 경우에도 적용이 가능하다.
- 단점
  - 사전 검사가 없으므로 초기 집단 간 동질성을 보장할 수 없다.
  - 표본 크기가 충분하지 않으면 두 집단 간 차이를 효과적으로 검증하기 어려울 수 있다.

표 3-3 | 무작위 대조군 사후설계

그룹		사전테스트 (Pretest)	개입 (Intervention)	사후 테스트 (Posttest)
실험군 (Experimental Group)	R	X	O (개입 시행)	O
대조군 (Control Group)	R	X	X (개입 없음)	O

R: 무작위 배정

입원 환자를 대상으로 새로운 진통제의 효과를 확인하기 위해 무작위 대조군 사후설계를 사용할 수 있다. 환자를 무작위로 실험군(새로운 진통제 투여)과 대조군(기존 진통제 투여)으로 나눈 뒤, 일정 기간 후 두 집단의 통증 완화 효과를 비교함으로써 새로운 진통제의 효능을 평가할 수 있다.

③ 무작위 블록 설계 (Randomized Block Design)

무작위 블록 설계는 독립변수 이외에 종속변수에 영향을 미칠 수 있는 블록 변수를 통제하기 위해 사용되는 실험 설계이다. 블록 변수는 실험 대상자를 특정 특성(예: 나이, 성별, 질병 상태 등)으로 그룹화하는 기준으로 활용되며, 각 블록 내에서 무작위로 배정을 실시한다.

- 구성 요소
  1. 블록 변수 선정
     종속변수에 영향을 미칠 가능성이 높은 변수를 블록 변수로 설정하여 대상자를 그룹화한다.
     (예: 나이, 성별, 질병 진행 단계 등)
  2. 무작위 배정
     각 블록 내에서 실험군과 대조군에 무작위로 대상자를 배정한다.
  3. 사전 및 사후 검사
     블록 변수를 통제한 상태에서 실험 처치 전후의 결과를 비교하여 독립변수의 효과를 분석한다.
- 장점
  - 오차 감소: 블록 변수를 통제함으로써 실험 결과의 변동성을 줄이고, 보다 정

확한 결과를 도출할 수 있다.
- 통계적 효율성: 완전무작위 설계에 비해 적은 표본 크기로도 더 높은 검정력을 확보할 수 있다.
- 단점
  - 복잡성 증가: 블록 변수의 수가 많아질수록 실험 설계와 데이터 분석이 복잡해질 수 있다.
  - 대상자 모집의 어려움: 블록 내 동질성을 확보하기 위해 특정 특성을 가진 대상자를 모집하기가 어려울 수 있다.

| 표 3-4 | 무작위 블록 설계

록 변수 (Block Variable)	그룹		사전 검사 (Pretest)	개입 (Intervention)	사후 검사 (Posttest)
블록 1 (예: 초기 단계)	실험군	R	O	O (개입 시행)	O
	대조군	R	O	X (개입 없음)	O
블록 2 (예: 중기 단계)	실험군	R	O	O (개입 시행)	O
	대조군	R	O	X (개입 없음)	O
블록 3 (예: 말기 단계)	실험군	R	O	O (개입 시행)	O
	대조군	R	O	X (개입 없음)	O

R: 무작위 배정

암 환자를 대상으로 새로운 간호 중재의 효과를 평가할 때, 암의 진행 단계(초기, 중기, 말기)를 블록 변수로 설정하여 각 단계 내에서 무작위 배정을 수행할 수 있다. 이를 통해 진행 단계에 따른 영향을 통제한 상태에서 간호 중재의 효과를 비교할 수 있다.

④ 무작위 복수 대조군 실험설계 / 솔로몬 4집단 설계 (Randomized Multiple Control Group Design / Solomon Four-Group Design)

솔로몬 4집단 설계는 순수실험설계 중 하나로, 실험군과 대조군을 각각 사전 검사를 받는 집단과 받지 않는 집단으로 구분하여 총 4개의 집단을 구성한다. 이는 사전 검사가 종속변수에 미치는 시험 효과와 독립변수의 효과를 동시에 평가할 수 있는 설계로, 실험의 내적 및 외적 타당도를 높이는 데 유용하다.
- 구성 요소
    1. 집단 구성
        ▶ 실험군 1: 사전 검사 후 실험 처치를 받고 사후 검사 수행.
        ▶ 대조군 1: 사전 검사 후 실험 처치를 받지 않고 사후 검사 수행.
        ▶ 실험군 2: 사전 검사 없이 실험 처치를 받고 사후 검사 수행.
        ▶ 대조군 2: 사전 검사 없이 실험 처치를 받지 않고 사후 검사 수행.
    2. 무작위 배정
        모든 대상자는 네 집단에 무작위로 배정되어 초기 동질성을 확보한다.
    3. 사전 검사와 사후 검사
        ▶ 사전 검사를 통해 초기 동질성을 확인하며, 사후 검사를 통해 처치 효과와 시험 효과를 동시에 분석한다.
- 장점
    - 시험 효과 통제: 사전 검사가 종속변수에 미치는 영향을 평가하고 통제할 수 있다.
    - 내적 및 외적 타당도 증가: 독립변수의 순수 효과를 분리해 분석할 수 있다.
    - 다양한 분석 가능: 사전 검사, 실험 처치, 사후 검사의 상호작용 효과를 검증할 수 있다.
- 단점
    - 복잡성: 네 개의 집단을 구성하고 관리해야 하므로 연구 설계와 실행이 복잡하다.
    - 대상자 모집 어려움: 충분한 대상자를 확보하지 못하면 통계적 검정력이 낮아질 수 있다.
    - 시간과 비용 증가: 대규모 표본과 추가적 집단 관리가 필요하다.

| 표 3-5 | 무작위 복수 대조군 실험설계 / 솔로몬 4집단 설계

집단		사전 검사(Pretest)	개입(Intervention)	사후 검사(Posttest)
실험군 1	R	O	O (새로운 교수법 적용)	O
대조군 1	R	O	X (기존 교수법 유지)	O
실험군 2	R	X	O (새로운 교수법 적용)	O
대조군 2	R	X	X (기존 교수법 유지)	O

R: 무작위 배정

학생들의 학업 성취도를 높이기 위한 새로운 교수법의 효과를 평가하기 위해 솔로몬 4집단 설계를 사용할 수 있다.

- 실험군 1: 사전 검사 후 새로운 교수법 적용.
- 대조군 1: 사전 검사 후 기존 교수법 유지.
- 실험군 2: 사전 검사 없이 새로운 교수법 적용.
- 대조군 2: 사전 검사 없이 기존 교수법 유지.

이를 통해 교수법 자체의 효과뿐만 아니라 사전 검사가 학업 성취도에 미치는 영향을 분석할 수 있다.

■ 순수실험설계의 장·단점

순수실험설계는 무작위 배정을 통해 집단 간 초기 동질성을 확보하고, 외생변수를 통제하여 독립변수의 효과를 명확히 검증할 수 있는 연구 설계이다. 이로 인해 내적 타당도가 높아 과학적 근거를 제공하는 데 매우 유리하다. 또한, 실험 처치 전후의 변화를 통해 독립변수의 순수 효과를 평가할 수 있다.

반면, 순수실험설계는 복잡한 설계와 대규모 자원의 투입이 요구되며, 시간과 비용이 많이 소요될 수 있다는 한계가 있다. 또한, 통제된 환경에서 이루어지기 때문에 실제 상황에서의 적용 가능성이 낮아 외적 타당도가 제한될 수 있다. 윤리적 문제나 현실적 제약으로 인해 대조군 설정이 어려운 경우에는 적용이 어렵다는 단점도 있다. 연구 목적과 환경에 따라 이러한 장단점을 고려하여 적절한 설계를 선택하는 것이 중요하다.

(2) 유사실험설계(Quasi-Experimental Design)

유사실험설계는 독립변수를 조작하지만, 순수실험설계와 달리 무작위 배정(Randomization)이 불가능하거나 제한된 상황에서 적용되는 연구 설계이다. 내적 타당도가 순수실험설계보다 낮을 수 있으나, 현실적인 상황에서 실험을 수행할 수 있는 유연성을 제공한다.

■ 유사실험설계의 주요 유형

① 비동등성 대조군 전후설계(Nonequivalent Control Group Pretest-Posttest Design)

비동등성 대조군 전후설계는 무작위 배정이 이루어지지 않은 상태에서 실험군과 대조군을 설정하고, 사전-사후 검사를 통해 독립변수의 효과를 검증하는 연구 설계이다. 연구 현장에서의 제약을 고려한 유사실험설계로, 초기 동질성을 보장하기 어렵지만 현실적인 상황에서 실험을 수행할 수 있다.

- 구성 요소
  1. 사전 검사
     ▶ 실험 처치 이전에 종속변수를 측정하여 집단 간 초기 차이를 확인한다.
     ▶ 초기 동질성을 확보하지 못하므로, 사전 검사를 통해 외생변수의 영향을 파악하려 노력한다.
  2. 사후 검사
     ▶ 실험 처치 이후에 종속변수를 다시 측정하여 두 집단 간의 변화를 비교한다.
     ▶ 사전-사후 변화량을 바탕으로 독립변수의 효과를 분석한다.
- 장점
  1. 현실적인 환경에서 연구 가능
     ▶ 무작위 배정이 불가능한 상황에서도 실험군과 대조군을 설정하여 연구를 수행할 수 있다.
     ▶ 교육, 의료, 사회 과학 분야에서 널리 활용된다.
  2. 윤리적 제약을 해결
     ▶ 특정 집단을 의도적으로 대조군으로 설정하기 어렵거나, 무작위화가 윤리적 문제가 되는 경우에도 적용 가능하다.

3. 시간과 자원의 효율성
   ▸ 무작위화가 필요하지 않아 대규모 연구에 비해 자원과 시간이 절약될 수 있다.
- 단점
  1. 초기 동질성 보장의 어려움
     ▸ 집단 간 무작위화가 이루어지지 않으므로, 실험군과 대조군이 초기 상태에서 차이를 가질 가능성이 크다.
     ▸ 초기 차이가 연구 결과에 영향을 미칠 수 있다.
  2. 외생변수의 영향 배제 어려움
     ▸ 무작위 배정이 없으므로 외생변수의 영향을 완전히 통제하기 어렵다.
     ▸ 통계적 분석이나 사전 검사로 일부 통제가 가능하나, 한계가 존재한다.
  3. 결과의 일반화 어려움
     ▸ 특정 환경과 대상에 초점이 맞춰져 있어 연구 결과를 다른 상황에 일반화하기 어렵다.

| 표 3-6 | 비동등성 대조군 전후설계

집단	무작위 배정 (Randomization)	사전 검사 (Pretest)	개입(Intervention)	사후 검사 (Posttest)
실험군	X (무작위 배정 없음)	O	O (새로운 간호중재 적용)	O
대조군	X (무작위 배정 없음)	O	X (기존 간호 유지)	O

병동 A(실험군)와 병동 B(대조군)에 각각 새로운 간호중재를 적용하고 환자의 만족도를 비교하는 연구가 예시가 될 수 있다.
- 사전 검사: 두 병동의 환자 만족도를 측정하여 초기 상태를 확인.
- 사후 검사: 간호중재 후 다시 환자 만족도를 측정하여 두 병동 간 변화량 비교.

이를 통해 새로운 간호중재가 환자 만족도에 미친 효과를 평가할 수 있다.

② 비동등성 대조군 사후설계 (Nonequivalent Control Group Posttest Only Design)

비동등성 대조군 사후설계는 **사전 검사가 불가능한 상황**에서 **실험 처치 후 종속변수를 측정**하여 집단 간의 차이를 분석하는 유사실험설계이다. 무작위 배정 없이 실험군과 대조군을 설정하기 때문에 초기 동질성에 대한 정보를 확보하지 못하지만, 처치 효과를 비교하는 데 실용적이다.

- 구성 요소
  1. 사후 검사
     ▸ 실험 처치 이후 종속변수를 측정하여 집단 간 차이를 비교한다.
     ▸ 사전 검사가 없는 상태에서 종속변수의 변화만을 통해 처치 효과를 평가한다.
  2. 대조군
     ▸ 실험 처치를 받지 않은 집단(대조군)과 비교하여 독립변수의 효과를 검증한다.
     ▸ 무작위 배정이 이루어지지 않으므로 집단 간 초기 동질성이 확보되지 않는다.
- 장점
  1. 사전 검사가 어려운 상황에서도 적용 가능
     ▸ 사전 검사가 물리적으로 어렵거나 윤리적 제약이 있는 연구 환경에서 유용하다.
     ▸ 예: 응급 상황이나 제한된 환경에서의 실험.
  2. 설계 구조의 단순성
     ▸ 사전 검사가 생략되므로 연구 설계와 실행이 단순하며 시간과 비용이 절감된다.
     ▸ 쉽게 적용 가능한 설계로, 다양한 연구 환경에 적합하다.
- 단점
  1. 초기 동질성 부족
     ▸ 무작위 배정과 사전 검사가 없으므로, 실험군과 대조군 간 초기 상태의 동질성을 확인할 수 없다.

▸ 초기 상태의 차이가 결과에 영향을 미칠 가능성이 크다.
2. 외생변수 통제의 어려움
   ▸ 집단 간 차이가 독립변수의 효과 때문인지, 초기 상태나 외생변수 때문인지 명확히 판단하기 어렵다.
   ▸ 외생변수의 영향을 통제하기 위한 추가적인 방법이 필요하다.
3. 내적 타당도의 낮음
   ▸ 무작위 배정과 사전 검사가 없는 구조적 한계로 인해 결과의 신뢰도가 순수실험설계에 비해 낮을 수 있다.

| 표 3-7 | 비동등성 대조군 사후설계

집단	무작위 배정 (Randomization)	사전 검사 (Pretest)	개입 (Intervention)	사후 검사 (Posttest)
병동 A (실험군)	X (무작위 배정 없음)	X (초기 감염률 측정 없음)	O (새로운 감염관리 프로그램 시행)	O (감염률 측정)
병동 B (대조군)	X (무작위 배정 없음)	X (초기 감염률 측정 없음)	X (기존 감염관리 유지)	O (감염률 측정)

병동 A에 새로운 감염관리 프로그램을 시행하고, 병동 B를 대조군으로 설정하여 두 병동의 감염률을 비교하는 연구에서 사후 검사로 새로운 감염관리 프로그램 적용 후 병동 A와 병동 B의 감염률을 측정하는 것이 예가 될 수 있다. 이를 통해 프로그램의 효과를 평가할 수 있지만, 초기 감염률이나 병동 간 환경 차이 등의 외생변수가 결과에 영향을 미쳤을 가능성을 배제할 수는 없다.

③ 비동등성 대조군 전후 시차설계 (Nonequivalent Control Group Non-Synchronized Design)

비동등성 대조군 전후 시차설계는 실험군과 대조군에 시차를 두고 처치를 적용함으로써 처치 확산(Contamination)이나 집단 간 상호작용 문제를 줄이는 유사실험설계이다. 시간적 간격을 활용하여 두 집단의 종속변수 변화에 대한 독립변수의 효과를 평가한다.

- 구성 요소
  1. 시차 배정
     - ▸ 실험군과 대조군에 시차를 두고 처치를 적용한다.
     - ▸ 예: 병동 A는 1월, 병동 B는 2월에 동일한 처치 적용.
  2. 사전 및 사후 검사
     - ▸ 처치 이전과 이후에 종속변수를 측정하여 각 집단의 변화를 비교한다.
- 장점
  1. 처치 확산(contamination) 문제 감소
     - ▸ 처치 시점을 달리함으로써 처치 확산이나 집단 간 상호작용문제를 줄일 수 있다.
     - ▸ 독립변수의 순수한 효과를 분석하는 데 유리하다.
  2. 현실적 유연성
     - ▸ 모집단을 한 번에 모집하기 어려운 상황에서도 설계를 수행할 수 있다.
     - ▸ 예: 두 시점에서 각각 모집한 집단을 활용.
  3. 자료수집의 용이성
     - ▸ 실험군과 대조군이 물리적으로 분리된 상태에서도 데이터를 수집할 수 있다.
- 단점
  1. 외부 요인의 영향을 받을 가능성
     - ▸ 처치 간 시차로 인해 시간적 요인(예: 계절적 변화, 사회적 사건)이 결과에 영향을 미칠 가능성이 있다.
  2. 시간적 요인 통제의 어려움
     - ▸ 시차로 발생할 수 있는 외부 변수의 영향을 통제하기 위해 추가적인 통계적 분석이나 설계 노력이 필요하다.
  3. 결과 해석의 복잡성
     - ▸ 시차로 인해 독립변수의 효과와 시간적 요인의 영향을 분리하기가 어려울 수 있다.

┃ 표 3-8 ┃ 비동등성 대조군 전후 시차설계

집단	사전 검사 (Pretest)	개입 시점 (Intervention Timing)	개입 (Intervention)	사후 검사 (Posttest)
병동 A (실험군)	O	1월	O (새로운 간호중재 적용)	O
병동 B (대조군)	O	2월	O (새로운 간호중재 적용)	O

예시) 병동 A와 병동 B의 간호중재 효과 비교
- **실험군**: 병동 A에 1월에 새로운 간호중재를 적용하고, 환자의 회복률을 측정.
- **대조군**: 병동 B에 동일한 간호중재를 2월에 적용하고, 환자의 회복률을 측정.
- **비교**: 각 병동의 회복률 변화를 분석하여 간호중재의 효과를 평가.

이 설계는 처치 간 간섭이나 확산을 최소화할 수 있으나, 계절적 변화 등 시간적 요인이 결과에 영향을 미칠 가능성이 있으므로 추가적인 통제가 필요하다.

④ 모의 대조군 전후설계 (Simulated Control Group Pretest-Posttest Design)

모의 대조군 전후설계는 실험군과 대조군을 실제로 설정하지 않고, 실험군과 유사한 특성을 가진 대조군을 모의로 구성하여 사전-사후 검사를 통해 독립변수의 효과를 검증하는 연구 설계이다. 이는 실제 대조군을 설정하기 어려운 상황에서 실험을 가능하게 한다.

- 구성 요소
  1. 모의 대조군
     ▸ 실제 대조군이 아닌, 실험군과 유사한 특성을 가진 집단을 가정하여 비교한다.
     ▸ 데이터나 가정에 기반하여 유사한 특성을 가진 대조군을 시뮬레이션으로 설정
  2. 사전 검사
     ▸ 실험 처치 이전에 종속변수를 측정하여 초기 상태를 평가한다.
     ▸ 모의 대조군의 초기 상태를 실험군의 데이터 또는 가정을 바탕으로 생성.
  3. 사후 검사
     ▸ 실험 처치 이후에 종속변수를 측정하여 실험군과 모의 대조군 간 변화를 비교한다.

- 장점
    1. 대조군 설정이 어려운 상황에서 활용 가능
        ▸ 실제로 대조군을 설정하기 어려운 환경(윤리적 문제, 물리적 제약 등)에서 대안적 방법으로 활용된다.
    2. 유사한 특성을 가진 대조군 비교 가능
        ▸ 실험군과 유사한 특성을 가진 모의 대조군을 가정하여 비교함으로써 효과를 분석할 수 있다.
    3. 비용과 시간 절감
        ▸ 실제 대조군 모집 및 관리가 필요하지 않아 연구 비용과 시간이 절약될 수 있다.
- 단점
    1. 모의 대조군 설정의 주관성
        ▸ 모의 대조군의 특성을 설정하는 과정에서 연구자의 주관이 개입될 가능성이 있다.
        ▸ 이는 연구 결과의 신뢰도와 타당성에 영향을 줄 수 있다.
    2. 실제 대조군 대비 신뢰도 낮음
        ▸ 모의 대조군은 실제 대조군의 변동성을 반영하지 못하므로, 독립변수의 효과 검증에 한계가 있을 수 있다.
    3. 외생변수 통제의 어려움
        ▸ 모의 대조군은 현실적 상황에서 발생할 수 있는 외생변수를 충분히 반영하지 못할 수 있다.

| 표 3-9 | 모의 대조군 전후설계

집단	사전 검사 (Pretest)	개입 (Intervention)	사후 검사 (Posttest)	대조군 설정 방식
실험군	O	O (새로운 프로토콜 적용)	O	실제 데이터 기반
모의 대조군	O (실험군 데이터 기반 생성)	X (기존 프로토콜 유지 가정)	O (시뮬레이션 데이터 생성)	시뮬레이션 (가정된 데이터 활용)

예시) 병원의 감염관리 프로토콜 변경 효과 분석
- **실험군**: 감염관리 프로토콜 변경 전후의 감염률 데이터를 수집.
- **모의 대조군**: 기존 프로토콜을 유지했을 경우를 가정한 감염률 데이터를 시뮬레이션으로 생성.
- **비교**: 변경 후의 감염률과 모의 대조군 감염률을 비교하여 새로운 프로토콜의 효과를 분석.

이 설계는 실제 대조군을 구성하기 어려운 상황에서 프로토콜 변경 효과를 평가하는 데 활용될 수 있다.

⑤ 시계열 설계 (Time Series Design)

시계열 설계는 단일 집단을 대상으로 특정 독립변수의 효과를 평가하기 위해 여러 시점에서 반복적으로 측정하는 연구 설계이다. 시간의 경과에 따른 종속변수의 변화를 분석하며, 실험 처치의 장기적 효과를 평가하는 데 유용하다.

- 구성 요소
  1. 반복 측정
     ▸ 실험 처치 전후의 종속변수를 여러 시점에서 반복적으로 측정한다.
     ▸ 예: 처치 전 3회, 처치 후 6회 측정.
  2. 변화 분석
     ▸ 시간 경과에 따른 종속변수의 변화를 분석하여 독립변수의 효과를 평가한다.
- 장점
  1. 시간 경과에 따른 변화 관찰
     ▸ 종속변수가 시간이 지남에 따라 어떻게 변화하는지 동적 패턴을 분석할 수 있다.
  2. 장기적 효과 평가
     ▸ 처치 이후의 장기적인 효과를 추적 가능하여 실험 처치의 지속성을 검증할 수 있다.
  3. 기저선 변화 확인 가능
     ▸ 처치 이전과 이후의 기저선 변화 및 추세를 비교하여 독립변수의 순수 효과를 분석할 수 있다.

• 단점
　1. 혼란 변수를 통제하기 어려움
　　▸ 시간적 요인(계절적 변화, 사회적 사건), 성숙 효과, 측정 도구의 변화 등의 혼란 변수를 통제하기 어려울 수 있다.
　2. 반복 측정의 민감성
　　▸ 반복적으로 측정하는 과정에서 시험 효과로 인해 대상자가 민감해지거나 행동이 변할 가능성이 있다.
　3. 실험 조건 유지의 어려움
　　▸ 장기간 동안 동일한 실험 조건을 유지하기 어려워 결과의 신뢰도가 낮아질 수 있다.

┃표 3-10┃ 시계열 설계

집단	사전 검사 (Pretest)	개입 (Intervention)	사후 검사 (Posttest)
단일 집단	O_1, O_2, O_3	X (새로운 프로토콜 적용)	O_4, O_5, O_6, O_7

O: 측정(Observation)
- **사전 검사 (O_1, O_2, O_3):** 처치 전 여러 시점에서 종속변수를 반복 측정하여 기저선(베이스라인)을 평가.
- **사후 검사 (O_4, O_5, O_6, O_7):** 처치 후 여러 시점에서 종속변수를 반복 측정하여 변화와 효과를 분석.

예시) 병원 A에서 새로운 감염관리 프로토콜을 도입하고, 3개월 간격으로 감염률을 측정하여 변화 양상을 분석.
- 병원에서 감염 관리 프로토콜을 도입하기 전 6개월 동안 월별 감염률을 측정(처치 전).
- 새로운 프로토콜 도입 후 1년 동안 3개월 간격으로 감염률을 측정하여 프로토콜의 효과와 장기적 영향을 분석.

이러한 사례들은 시계열 설계의 특징인 시간에 따른 변화와 독립변수의 장기적 효과를 효과적으로 평가할 수 있다.

■ 유사실험설계의 장·단점

유사실험설계는 윤리적·경제적 제약이 있는 상황에서도 적용 가능한 연구 설계로, 실제 환경에서 독립변수의 효과를 검증할 수 있다는 장점이 있다. 무작위 배정이 어려운 경우 순수실험설계를 대체하는 대안적 접근을 제공하며, 자연적인 환경에서 연구를 수행할 수 있다.

그러나 유사실험설계는 무작위 배정이 이루어지지 않아 내적 타당도가 낮을 수 있으며, 외생변수를 완전히 배제하기 어렵다는 한계가 있다. 또한, 특정 상황에서 수행된 연구 결과가 다른 환경이나 모집단에 일반화되기 어려울 수 있다. 이러한 한계를 보완하기 위해 연구자는 외생변수를 통제하고, 결과 해석에 주의를 기울여야 한다.

(3) 원시실험설계(Pre-Experimental Design)

원시실험설계는 연구의 초보적 단계에서 사용하는 실험 설계로, 독립변수와 종속변수 간의 관계를 탐색하는 데 초점을 맞추고 있다. 무작위 배정(Randomization)이나 대조군(Control Group)이 포함되지 않아 내적 타당도가 낮지만, 연구 아이디어를 테스트하거나 향후 연구 설계를 계획하는 데 유용하다.

■ 원시실험설계의 주요 유형

① 단일군 전후설계 (One-Group Pretest-Posttest Design)

단일군 전후설계는 한 개의 실험군을 대상으로 실험 처치 전후에 종속변수를 측정하여 독립변수의 효과를 평가하는 연구 설계이다. 대조군이 없이 동일한 집단 내에서 처치 전후의 변화를 비교한다.

- 장점
  - 설계가 간단하고 실행이 용이하여 초기 연구 아이디어를 탐색하거나 파일럿 테스트로 적합하다.
  - 비교적 적은 시간과 자원으로 실험을 수행할 수 있다.
- 단점
  - 대조군이 없으므로 외생변수의 영향을 통제하기 어려우며, 내적 타당도가 낮다.
  - 실험 처치와 무관한 시간적 요인(예: 성숙 효과, 환경 변화)이 결과에 영향을 미칠 가능성이 있다.
  - 독립변수의 순수한 효과를 입증하기 어렵다.

| 표 3-11 | 단일군 전후설계

집단	사전 검사 (Pretest)	개입 (Intervention)	사후 검사 (Posttest)
단일군	O (환자 만족도 측정)	O (새로운 교육 프로그램 도입)	O (환자 만족도 측정)

예시) 병원에서 새로운 환자 교육 프로그램을 도입한 뒤, 도입 전과 도입 후 환자의 만족도를 평가하는 연구가 단일군 전후설계의 예가 될 수 있다. 이는 새로운 프로그램의 효과를 탐색하는 초기 연구로 적합하지만, 대조군 부재로 인해 외생변수를 충분히 통제하지 못할 수 있다.

② 단일군 사후설계 (One-Group Posttest Only Design)

단일군 사후설계는 실험 처치 이후 단 한 번의 측정을 통해 종속변수를 평가하는 설계로, 사전 검사가 없는 단순한 구조를 가진다. 초기 상태와 비교할 수 없으므로 결과 해석에 제한이 있다.

- 장점
  - 연구 설계가 매우 간단하며 신속하게 실행할 수 있다.
  - 대규모 연구를 수행하기 전에 간단히 효과를 확인하거나 파일럿 연구로 적합하다.
- 단점
  - 사전 검사가 없으므로 초기 상태와 비교할 수 없어 처치로 인한 변화를 명확히 확인하기 어렵다.
  - 내적 타당도가 매우 낮아 결과가 독립변수의 효과인지 외생변수에 의한 것인지 규명하기 어렵다.
  - 성숙 효과, 역사 효과와 같은 시간적 요인의 영향을 통제하지 못한다.

| 표 3-12 | 단일군 사후설계

집단	사전 검사 (Pretest)	개입 (Intervention)	사후 검사 (Posttest)
단일군	X (사전 검사 없음)	O (교육 프로그램 시행)	O (만족도 조사)

예시) 병원에서 신규 간호사를 대상으로 교육 프로그램을 시행한 후, 교육이 종료된 시점에 간호사들의 만족도를 조사하는 연구가 단일군 사후설계의 예가 될 수 있다.

이 설계는 교육 효과에 대한 초기 탐색으로 활용될 수 있으나, 만족도 변화가 교육 프로그램 때문인지 다른 요인 때문인지 명확히 판단하기 어렵다.

■ 원시실험설계의 장·단점

원시실험설계는 간단한 구조로 인해 연구를 신속히 실행할 수 있으며, 초기 연구 단계나 파일럿 테스트로 활용하기 적합하다. 이 설계는 비용과 시간이 적게 소요되며, 실험 설계와 실행 과정이 간단하여 연구 초보자나 탐색적 연구에 유용하다. 또한, 향후 더 정교한 실험 설계를 개발하기 위한 기초 자료로 활용될 수 있다.

그러나 원시실험설계는 무작위화와 대조군이 없는 경우가 많아 내적 타당도가 낮으며, 독립변수와 종속변수 간의 인과관계를 명확히 규명하기 어렵다. 외생변수를 통제하기 어렵기 때문에 결과 해석에 신중한 접근이 필요하며, 연구 결과를 다른 상황에 일반화하기에는 한계가 있다. 이러한 점에서 원시실험설계는 단순 탐색이나 초기 단계의 연구로 적합하며, 정교한 후속 연구를 위해 보완되어야 한다.

2. 비실험설계

1) 비실험연구란

비실험연구는 독립변수를 조작하거나 연구 환경을 통제하지 않고, 자연스러운 환경에서 현상이나 변수 간의 관계를 탐구하는 연구 방법이다. 연구자는 있는 그대로의 상황에서 자료를 수집하고 분석하며, 실험적 통제가 어려운 현실적 상황에서 유용하게 활용된다. 이 연구는 주로 윤리적 제약이나 물리적 제한이 있는 경우, 또는 초기 단계에서 변수 간 관계를 탐색할 때 적합하다.

비실험연구의 주요 특징은 첫째, 독립변수를 조작하지 않고 관찰을 통해 자료를 수집한다는 점이다. 둘째, 실험실이 아닌 자연스러운 환경에서 연구가 이루어진다. 셋째, 연구의 초점이 인과관계의 규명보다는 현상 기술과 관계 탐구에 있다.

비실험연구의 목적은 크게 세 가지로 나눌 수 있다. 첫째, 특정 현상이나 집단의 특성을 이해하고 기술하는 것이다. 예를 들어, 환자의 만족도를 조사하거나 지역사회의 건강 상태를 파악하는 연구가 이에 해당한다. 둘째, 변수 간 관계를 탐구하여 독립변수와 종속변수 간의 상관성을 분석하는 것이다. 이는 스트레스와 건강 상태 간의 관계와 같이 현실에서 쉽게 관찰 가능한 변수들 간의 관계를 이해하는 데 도움을 준다. 셋째, 연구 질문이나 가설을 도출하는 데 기여하는 것이다. 변수 간 관계를 탐구한 결과를 바탕으로, 향후 실험 연구로 확장할 수 있는 기초 자료를 제공한다.

비실험연구는 연구 환경의 제한이나 윤리적 문제로 인해 실험설계를 적용하기 어려운 상황에서 특히 유용하며, 현상을 탐구하고 새로운 연구 방향을 제시하는 데 중요한 역할을 한다.

2) 비실험연구설계의 유형

(1) 연구목적에 따른 분류

① 단순 서술적 연구(descriptive study)

단순 서술적 연구는 특정 모집단의 특성이나 현상을 기술하고 묘사하는 연구 설계이다. 이 연구는 현상을 이해하거나 현재 상태를 파악하는 데 초점을 맞춘다. 예를 들어 특정 지역 간호사의 직무 만족도를 조사하여 간호사의 업무 환경과 만족도 수준을 연구하는 것이다.

② 비교서술 연구(comparative study)

비교서술 연구는 두 개 이상의 모집단 간의 차이를 비교하는 연구 설계이다. 이를 통해 특정 변수에서 집단 간의 차이점을 파악하고 비교한다. 도시와 농촌 지역 간 환자 만족도를 비교하여 지역에 따른 의료서비스 만족도의 차이를 연구가 예가 될 수 있다.

③ 상관성 조사(Correlational Study)

상관성 조사는 변수 간의 관계를 탐구하여, 특정 변수의 변화가 다른 변수에 어떻게 영향을 미치는지 이해하려는 연구 설계이다. 상관성 조사는 주로 서술적 상관관계 연구, 예측 설계 연구, 모델 검증 연구의 세 가지 유형으로 구분된다.

■ 서술적 상관관계 연구(Descriptive Correlational Study)

서술적 상관관계 연구는 두 변수 간의 관계 방향과 강도를 탐구하는 데 초점을 맞춘다. 양의 관계(한 변수가 증가하면 다른 변수도 증가) 또는 음의 관계(한 변수가 증가하면 다른 변수는 감소)를 확인하며, 이를 통해 변수 간의 연관성을 이해한다.

- 특징
  - 주로 현상 이해와 변수 간의 기본적인 관계를 탐구하기 위해 사용.
  - 인과관계보다는 관계의 경향성과 패턴 분석에 초점.
  - 통계적으로 상관계수(예: Pearson 상관계수)를 사용해 관계를 정량화.

예를 들면, 간호사의 스트레스와 이직률 간의 관계를 분석하여, 스트레스 수준이 높을수록 이직률이 증가하는 양의 상관관계를 발견할 수 있다. 이를 통해 스트레스 관리가 간호사의 이직률 감소에 중요한 요인임을 시사할 수 있다.

■ 예측 설계 연구(Predictive Correlational Study)

예측 설계 연구는 독립변수의 변화가 종속변수에 미치는 영향을 예측하는 데 초점을 맞춘 연구 설계이다. 주어진 독립변수를 바탕으로 종속변수의 변화를 추정하며, 실질적 의사결정에 도움을 줄 수 있는 자료를 제공한다.

- 특징
  - 변수 간의 관계를 바탕으로 종속변수에 대한 구체적인 예측 가능.
  - 독립변수가 종속변수에 미치는 영향력을 분석하기 위해 회귀분석과 같은 통계 기법 사용.
  - 정책 결정, 교육 계획, 의료 서비스 개선 등 실용적인 분야에 활용.

간호사의 학력이 직무 만족도에 미치는 영향을 예측하는 연구에서 학력 수준이 높은 간호사일수록 직무 만족도가 높다는 결과를 통해, 간호사 교육 프로그램의 필요성을 제시할 수 있다.

■ 모델 검증 연구(Model Testing Study)

모델 검증 연구는 변수 간의 관계를 기반으로 이론적 모델을 설정하고, 이를 실증적으로 검증하는 연구 설계이다. 이론적 모델은 변수 간의 경로와 영향을 포함하며, 연구자는 데이터를 통해 해당 모델이 실제로 얼마나 적합한지를 평가한다.
- 특징
  - 변수 간의 직접 효과뿐만 아니라, 매개효과(mediation)와 조절효과(moderation)도 탐구.
  - 구조방정식 모형(SEM)과 같은 고급 통계 기법을 사용해 이론적 모델의 적합도를 검증.
  - 기존 이론의 검증과 더불어 새로운 모델 개발 가능.

간호사의 직무 스트레스가 이직률에 미치는 영향을 매개 변수(예: 직무 만족도)로 분석하는 연구가 예시가 될 수 있다. 직무 스트레스가 직무 만족도를 낮추고, 이로 인해 이직률이 증가한다는 매개효과를 확인함으로써 스트레스 관리와 만족도 향상이 이직률 감소에 기여할 수 있음을 이론적으로 검증한다.

(2) 연구시점에 따른 분류

① 후향적 연구(Retrospective Study)

후향적 연구는 과거에 발생한 데이터를 기반으로 변수 간의 관계를 분석하거나 인과관계를 파악하는 연구 설계이다. 주로 역학연구에서 활용되며, 환자-대조군 연구설계(case-control study)를 통해 질병이나 사건의 원인을 탐구한다. 이미 존재하는 데이터를 활용하므로 연구에 드는 시간과 비용이 적게 들며, 드문 질병이나 사건의 원인을 파악하는 데 유리하다. 그러나, 과거 데이터를 사용하는 과정에서 정보의 정확성과 완전성이 떨어질 수 있고, 변수 간 인과관계를 파악하는 데 한계가 있어 결과 해석에 주의가 필요하다.

예시) 폐암 환자와 비흡연자의 과거 흡연력을 비교하여, 흡연과 폐암 간의 관계를 연구

② 전향적 코호트 연구(Prospective Cohort Study)

전향적 코호트 연구는 현재부터 미래로 데이터를 수집하며, 특정 집단(cohort)을 추적 관찰하여 변수 간의 관계를 분석하는 연구 설계이다. 후향적 연구보다 인과관계를 더 잘 설명할 수 있지만, 실험연구에 비해 약하다. 데이터를 실시간으로 수집

하므로 자료의 신뢰도가 높고, 변수 간의 시간적 순서를 명확히 구분할 수 있어 인과관계 분석에 유리하다.

하지만, 연구 기간이 길고 비용이 많이 들며, 추적 과정에서 참여자 탈락으로 인해 결과의 신뢰성이 낮아질 수 있다는 단점이 있다.

예시) 흡연자 집단과 비흡연자 집단을 10년 동안 추적하여, 폐암 발생률을 비교하는 연구

(3) 연구기간에 따른 분류

① 횡단적 연구(Cross-Sectional Study)

횡단적 연구는 특정 시점에서 데이터를 수집하여 변수 간의 관계를 분석하거나 모집단의 특성을 파악하는 연구 설계이다. 단기간에 데이터를 수집할 수 있어 시간과 비용이 절약되며, 현재 상태를 빠르게 파악할 수 있어 실무에 유용하다. 하지만, 데이터가 특정 시점의 정보만 포함하므로 변화 추적이 어렵다. 그리고 변수 간의 시간적 순서를 구분하기 어려워 인과관계 분석에 한계가 있다.

예시) 2025년 현재, 간호사의 직무 스트레스와 이직 의도를 조사하여 관계를 분석

② 종단적 연구(Longitudinal Study)

종단적 연구는 동일한 대상자를 장기간에 걸쳐 반복적으로 조사하여 변수 간의 관계와 변화를 분석하는 연구 설계이다. 이 연구설계의 장점은 시간에 따른 변수의 변화와 추세를 파악할 수 있고, 변수 간의 시간적 순서를 명확히 구분할 수 있어 인과관계 분석에 유리하다.

단점으로는 데이터 수집에 많은 시간과 비용이 필요하며, 참여자가 연구 중 탈락할 경우 결과의 신뢰도가 낮아질 수 있다.

예시) 간호사 집단을 5년간 추적하여, 직무 스트레스가 시간이 지남에 따라 이직률에 미치는 영향을 분석

(4) 대상자 형태에 따른 분류

연구의 대상자 형태에 따라 전수 조사연구, 대단위 조사연구, 표본 조사연구로 구분할 수 있다. 각 유형은 연구의 목적, 자원, 시간에 따라 선택되며, 연구 결과의 신

뢰도와 일반화 가능성에 영향을 미친다.

① 전수 조사연구(census)

전수 조사연구는 특정 모집단의 모든 구성원을 대상으로 데이터를 수집하는 연구 방식이다. 이 방법은 모집단 전체를 대상으로 하므로 정확하고 포괄적인 데이터를 확보할 수 있다.

장점으로는 모집단의 모든 정보를 포함하므로 오차 없이 정확한 결과를 얻을 수 있어 모집단의 전반적인 특성과 분포를 정확히 파악할 수 있다.

단점은 대규모 모집단을 대상으로 하므로 시간과 비용이 많이 소요된다. 데이터 수집과 관리가 복잡하고, 모든 구성원을 포함하기 어려운 경우가 많다.

대표적인 예가 국가인구조사에서 모든 시민의 인구통계학적 정보를 수집하여 국가 정책 수립에 활용하는 것이다.

② 대단위 조사연구(mass survey)

대단위 조사연구는 모집단 내에서 다수의 대상을 선정하여 데이터를 수집하는 방식으로, 전수 조사에 비해 시간과 자원이 절약되면서도 모집단의 특성을 충분히 반영할 수 있다.

장점은 전수 조사에 비해 시간과 비용을 절약하면서도 모집단의 특성을 잘 반영할 수 있다.데이터 규모가 크기 때문에 통계적으로 신뢰도 높은 결과를 도출할 수 있다.

단점은 모든 모집단을 포함하지 않으므로 전수 조사에 비해 일부 오차가 발생할 수 있다. 데이터 관리와 분석 과정에서 복잡성이 증가할 수 있다.

대표적인 예로, 국민건강영양조사에서 수천 명 이상의 국민을 대상으로 건강 상태와 생활 습관 데이터를 수집하는 것이다.

③ 표본 조사연구(Sample Survey Study)

표본 조사연구는 모집단 중 일부를 표본으로 선정하여 데이터를 수집하는 방식으로, 연구에 필요한 시간과 자원을 크게 절약할 수 있다. 이 방식은 모집단의 특성을 잘 대표하는 표본을 선정하는 것이 중요하다.시간과 비용이 가장 적게 소요되며, 효율적으로 데이터를 수집할 수 있으며, 소규모 데이터로도 모집단에 대한 추정을 할 수 있다는 것이 장점이다. 반면

단점으로는 표본이 모집단의 특성을 충분히 대표하지 못할 경우 오차가 발생할 수 있다. 표본 크기와 선정 방식에 따라 결과의 일반화 가능성이 제한될 수 있다.

예로는 특정 지역 주민 500명을 대상으로 설문조사를 실시하여 지역 의료 서비스에 대한 만족도를 평가하는 연구조사가 있다.

(5) 기타 비실험연구설계

① 사례연구 (Case Study)

사례연구는 특정 개인, 집단, 조직, 또는 사건을 심층적으로 분석하는 연구 설계로, 현상에 대한 깊이 있는 이해를 제공하는 데 초점을 둔다. 이 연구는 구체적인 맥락에서 복잡한 문제를 탐구하거나 독특한 사례를 통해 새로운 통찰을 얻는 데 유용하다. 주로 질적 자료를 활용하지만, 필요에 따라 양적 자료를 병행하기도 한다. 예를 들어, 간호사의 특정 업무 스트레스 상황에서의 대처 방식을 심층적으로 분석하는 연구가 사례연구에 해당한다.

② 방법론적 연구 (Methodological Study)

방법론적 연구는 연구 도구, 측정 방법, 또는 평가 도구의 개발과 검증을 목적으로 하는 설계이다. 이는 기존 도구의 신뢰도와 타당도를 평가하거나 새로운 도구를 설계하여 특정 변수나 현상을 정확하게 측정하고자 한다. 예를 들어, 간호사의 직무 스트레스를 평가하기 위한 설문 도구를 개발하고 이를 검증하는 연구가 방법론적 연구에 포함된다. 이 연구는 연구 도구의 표준화를 통해 이후 연구의 질을 높이는 데 기여한다.

③ 이차 자료 분석 (Secondary Data Analysis)

이차 자료 분석은 기존에 수집된 자료를 활용하여 새로운 연구 질문이나 가설을 탐구하는 연구 설계이다. 이는 자료수집에 필요한 시간과 비용을 절약할 수 있으며, 대규모 데이터를 활용해 다양한 관점을 도출할 수 있다. 예를 들어, 국가 건강통계 데이터를 활용해 간호 인력의 근무 환경과 직무 만족도 간의 관계를 분석하는 연구

가 이차 자료 분석에 해당한다. 이 연구는 기존 데이터를 재해석하여 새로운 시사점을 발견하는 데 유용하다.

3) 비실험연구의 장·단점

비실험연구는 윤리적·현실적 제약으로 실험설계가 어려운 상황에서 현상을 관찰하거나 변수 간의 관계를 탐구하는 데 유용하다. 연구자가 환경을 조작하지 않으므로 자연스러운 맥락에서 데이터를 수집할 수 있고, 대규모 자료나 기존 데이터를 활용해 시간과 비용을 절약할 수 있다. 또한, 변수 간 관계 탐구를 통해 새로운 가설을 도출하고, 다양한 연구 영역에서 실질적 시사점을 제공할 수 있다. 그러나 독립변수를 조작하지 않기 때문에 내적 타당도가 낮아 인과관계 규명이 어렵고, 외생변수의 영향을 통제하기 어려운 한계가 있다. 또한, 결과를 일반화하기 위해서는 표본 선정과 자료 분석에 신중을 기해야 한다.

3. 연구의 통제

연구의 통제는 연구 과정에서 외생변수(Extraneous Variables)나 혼란변수(Confounding Variables)가 연구 결과에 영향을 미치지 않도록 관리하는 과정을 의미한다. 통제는 연구 결과의 신뢰성(Reliability)과 타당성(Validity)을 높이는 데 필수적이며, 특히 내적 타당도(Internal Validity)와 외적 타당도(External Validity)를 확보하기 위한 중요한 전략으로 사용된다. 연구자가 통제를 효과적으로 수행하면 독립변수(Independent Variable)의 효과를 더 정확히 평가할 수 있으며, 연구 결과의 해석 가능성과 일반화를 크게 향상시킬 수 있다.

1) 연구통제 개념

연구통제는 독립변수의 효과를 명확히 평가하기 위해 외적 요인(External Factors)과 내적 요인(Internal Factors)을 체계적으로 관리하는 과정을 포함한다. 이는 연구 설계, 실행, 데이터 분석의 모든 단계에서 이루어지며, 통제의 효과성은 연구 결과의 신뢰성과 정확성을 결정짓는 중요한 요소이다.

(1) 외적요인의 통제

외적 요인의 통제는 연구 환경이나 조건에서 발생할 수 있는 불규칙성을 최소화하고, 연구 과정의 표준화를 통해 결과의 신뢰성과 일관성을 확보하는 것을 목표로 한다.

① 환경(Environment)

연구 환경을 표준화한다는 것은 실험 과정에서 발생할 수 있는 모든 환경적 변수를 일정하게 유지하여 연구 결과의 신뢰성과 일관성을 확보하는 것을 의미한다. 실험실 연구의 경우 환경적 요인을 비교적 쉽게 통제할 수 있다. 예를 들어, 온도, 조명, 소음 수준을 일정하게 유지하는 것이 가능하다. 반면, 실제 현장에서 수행되는 연구는 여러 외부 변수의 개입으로 인해 통제가 어렵다. 현장 연구에서는 다양한 상황적 변수를 고려하여 조건을 최대한 유사하게 맞추는 노력이 필요하며, 이는 추가적인 계획과 조정이 요구된다.

② 시간적 요인(Temporal Factors)

데이터 수집 시간과 절차를 철저히 표준화함으로써 시간적 요인으로 인해 발생할 수 있는 편향을 최소화한다. 예를 들어, 모든 실험이나 설문조사를 동일한 시간대에 진행하거나 동일한 조건에서 수행함으로써 외부 환경의 변화를 통제할 수 있다. 이는 시간에 따른 변동이 연구 결과에 미치는 영향을 방지하고, 독립변수의 효과를 보다 정확히 평가할 수 있도록 돕는다.

③ 의사소통의 문제

참여자 간의 의사소통으로 인해 발생할 수 있는 정보 교환을 통제하기 위해 대상자에게 제공되는 정보를 통일하고 일관성을 유지해야 한다. 이를 위해 연구 프로토콜(Protocol)을 작성하여 모든 참여자에게 동일한 방식으로 정보를 전달하는 것이 중요하다. 이는 연구 결과의 신뢰성을 높이는 데 필수적이다.

④ 자료수집방법의 일관성

자료수집 도구와 절차를 표준화한다는 것은 모든 연구 참여자가 동일한 조건에서 데이터를 제공하도록 보장하는 것을 의미한다. 이를 위해 연구 설계 단계에서 표준화된 자료수집 도구를 선정하고, 자료수집 절차를 명확히 문서화해야 한다. 조사자에게 충분한 교육과 지침을 제공하여 일관된 방식으로 자료를 수집하도록 하고, 동일한 질문지나 측정 도구를 사용하는 것이 중요하다. 이와 함께 데이터 수집 과정에서 발생할 수 있는 편차를 최소화하기 위해 지속적인 모니터링과 피드백 시스템을 구축하는 것도 효과적이다.

(2) 내적요인의 통제

내적 요인의 통제는 연구 대상자의 특성을 통제하여 독립변수 외의 요인이 연구 결과에 영향을 미치지 않도록 하는 데 초점을 맞춘다. 이는 연구 대상자 간의 동질성을 확보하거나 대상자의 무작위 배정을 통해 외생변수를 최소화하는 것을 포함한다. 연구자는 무작위화(Randomization), 대조군(Control Group) 설정, 동질성(Homogeneity) 확보, 공변량 분석(ANCOVA)과 같은 다양한 전략을 활용하여 내적 타당도를 보장한다.

① 무작위법(Randomization)

대상자를 실험군과 대조군에 무작위로 배정함으로써 외생변수(Extraneous Variables)의 영향을 최소화하고, 실험군과 대조군 간의 초기 동질성을 확보한다. 이는 연구 결과가 독립변수의 효과를 정확히 반영하도록 돕는 중요한 통제 방법이다. 무작위 배정은 편향(Bias)을 줄이고 내적 타당도(Internal Validity)를 향상시키는 데 기여하며, 이를 통해 연구자는 인과관계를 명확히 평가할 수 있다.

② 대조군(Control Group)

실험 처치를 받지 않는 대조군(Control Group)을 설정하고, 실험군(Experimental Group)과의 비교를 통해 독립변수(Independent Variable)의 영향을 평가한다. 대조군은 실험 처치로 인한 효과를 검증하기 위해 필수적인 기준선 역할을 하며, 이를 통해 독립변수의 실제 효과를 명확히 파악할 수 있다. 예를 들어, 새로운 약물의 효과를 검증할 때, 대조군에게는 위약(Placebo)을 투여하여 실험군과의 결과를 비교한다.

③ 동질성(Homogeneity)

대상자의 주요 특성을 유사하게 만드는 것은 외생변수(Extraneous Variables)의 영향을 최소화하여 연구 결과의 신뢰성과 타당성을 높이는 중요한 전략이다. 이를 위해 연구 초기 단계에서 모집단을 성별, 연령, 사회적 배경 등 특정 특성으로 제한하거나, 대상자를 동질적인 집단으로 구성한다. 이러한 동질성 확보는 실험군과 대조군 간 차이를 줄임으로써 독립변수의 순수한 효과를 평가할 수 있는 환경을 조성하며, 연구자의 통제 능력을 강화한다.

④ 교차설계(Crossover Design)

한 집단이 두 가지 처치를 각각 다른 순서로 받으면서 처치 간의 효과를 비교하는 연구 설계 방식이다. 먼저 한 처치를 적용하고 그 결과를 측정한 뒤, 일정 기간이 지난 후 동일한 집단에 다른 처치를 적용하여 결과를 다시 측정한다. 이를 통해 대상자 간의 개인 차이를 제거하고, 각 처치의 순수한 효과를 비교 분석할 수 있다. 예를 들어, 새로운 약물과 기존 약물의 효과를 비교하기 위해 동일한 환자군에 두 약물을 서로 다른 순서로 투여하고, 각 약물의 치료 효과를 평가할 수 있다.

⑤ 블록(Blocking)

외생변수를 독립변수로 포함하여 분석의 일부로 다루는 방법으로, 이를 블록(Block) 변수로 활용하여 연구 설계를 개선할 수 있다. 블록 변수를 사용하면 연구자가 통제할 수 없는 요인을 그룹화하고, 각 블록 내에서 실험군과 대조군 간의 비교를 가능하게 만든다. 이 방법은 외생변수의 영향을 줄이고, 연구 결과의 신뢰성과 정확성을 높이는 데 효과적이다. 예를 들어, 나이와 성별을 블록 변수로 설정하여 이를 기준으로 그룹을 나눈 뒤, 각 그룹 내에서 무작위 배정을 통해 실험군과 대조군을 구성하면 변수 간의 혼란을 최소화할 수 있다.

⑥ 짝짓기

실험군과 대조군 간의 외생변수를 통제하기 위해 두 집단에 유사한 특성을 가진 대상자를 짝지어 배정한다. 짝짓기(Matching)는 대상자의 나이, 성별, 학력 수준 등 연구 결과에 영향을 미칠 수 있는 주요 특성을 기준으로 진행된다. 이를 통해 실험군과 대조군이 비교 가능한 상태를 유지하며, 독립변수의 효과를 더욱 정확하게 평가할 수 있다. 예를 들어, 특정 중재 효과를 평가하는 연구에서 실험군과 대조군 각각에 동일한 연령대의 참여자를 배정함으로써 연령의 영향을 통제할 수 있다.

⑦ 공변량 분석

외생변수의 영향을 통계적으로 제거하여 독립변수의 순수한 효과를 평가하는 방법이다. 공변량 분석(ANCOVA)은 외생변수와 종속변수 간의 관계를 조정함으로써 독립변수가 종속변수에 미치는 영향을 보다 명확히 분석할 수 있다. 이를 통해 연구 결과의 신뢰성과 타당성을 향상시키며, 특히 복잡한 연구 설계에서 유용하다. 예를 들어, 간호사의 업무 스트레스가 환자 만족도에 미치는 영향을 연구할 때, 환자 연령을 공변량으로 포함하여 분석하면 독립변수의 순수한 효과를 더욱 명확히 확인할 수 있다.

2) 연구 설계와 관련된 타당도

연구 타당도(Validity in Research)는 연구 결과의 정확성과 일반화 가능성을 평가하는 중요한 기준으로, 연구 설계와 결과 해석의 신뢰성을 보장하는 역할을 한다. 이는 내적 타당도(Internal Validity)와 외적 타당도(External Validity)로 구분된다.

■ 내적 타당도 (Internal Validity)

내적 타당도는 연구 결과가 독립변수의 직접적인 영향으로 나타났음을 확신할 수 있는 정도를 의미한다. 내적 타당도가 높을수록 연구 결과가 독립변수의 순수한 효과를 반영한다고 볼 수 있다. 이를 확보하기 위해서는 외생변수나 혼란변수를 통제하는 것이 필수적이다. 예를 들어, 간호사의 교육 프로그램이 환자의 만족도에 미치는 영향을 연구할 때, 교육 이외의 다른 요인(병원의 환경 변화 등)이 결과에 영향을 미치지 않도록 통제해야 한다.

■ 외적 타당도 (External Validity)

외적 타당도는 연구 결과를 다른 집단이나 상황에 일반화할 수 있는 정도를 나타낸다. 외적 타당도가 높을수록 연구 결과를 보다 넓은 모집단이나 다양한 환경에서 적용할 수 있다. 이를 확보하기 위해 연구 대상과 환경이 모집단을 충분히 대표할 수 있도록 설계해야 한다. 예를 들어, 특정 병원에서 진행된 연구 결과를 다른 병원이나 지역사회에 적용하려면, 연구에 사용된 표본이 전체 간호사 모집단을 대표해야 한다. 또한, 실험 환경이 실제 현장에서 발생할 수 있는 다양한 상황을 고려한 것이어야 한다.

(1) 내적 타당도 위협요인

내적 타당도 위협 요인은 연구 결과가 독립변수의 효과만으로 설명되지 않고, 외생변수나 혼란변수의 영향을 받을 가능성을 의미한다. 이는 연구 설계 및 실행 과정에서 발생할 수 있는 다양한 요소들로 인해 연구 결과의 신뢰성과 정확성을 저하시킬 수 있다.

① 제3변수 개입(우연한 사건, history)

연구 기간 동안 예상치 못한 외부 사건이나 변화가 발생하여 연구 결과에 영향을 미칠 수 있는 상황을 의미한다. 이러한 사건은 연구 환경에 새로운 변수를 추가하거나 기존 변수 간의 관계를 변화시켜 독립변수의 효과를 왜곡할 가능성이 있다. 예를 들어, 간호사의 교육 프로그램이 진행되는 도중 병원 정책이 변경되거나 새로운 장비가 도입된다면, 이러한 변화가 환자 만족도에 영향을 미쳐 연구 결과를 해석하는 데 혼란을 초래할 수 있다.

② 선택 편중(selection biases)

선택 편중은 실험군과 대조군 간의 초기 특성이 서로 다를 경우 발생하며, 연구 결과의 해석을 왜곡할 수 있다. 이는 대상자 배정 과정에서 무작위화(Randomization)가 제대로 이루어지지 않거나, 특정 특성을 가진 대상자가 연구에 더 많이 참여할 경우 발생한다. 선택 편중은 독립변수의 실제 효과를 혼란스럽게 만들며, 결과적으로 연구 타당도를 저하시킬 수 있다. 예를 들어, 간호사의 교육 프로그램 효과를 연구할 때, 교육 수준이 높은 간호사들만 실험군에 배정된다면, 이들의 결과가 교육 프로그램의 실제 효과를 과대평가할 가능성이 있다.

③ 성숙(maturation)

시간이 경과함에 따라 대상자의 생리적, 심리적 또는 환경적 요인에서 자연스러운 변화가 발생하여 연구 결과에 영향을 미칠 수 있다. 이러한 변화는 독립변수의 효과와 혼동될 가능성이 있으며, 결과적으로 연구의 내적 타당도를 저하시킬 수 있다. 예를 들어, 장기적인 간호 중재 연구에서 환자의 회복이나 건강 상태가 시간에 따라 자연적으로 개선된다면, 이는 간호 중재의 실제 효과와 구분하기 어려울 수 있다. 이를 방지하기 위해 대조군을 설정하거나, 연구 기간을 적절히 조정하는 등의 전략이 필요하다.

④ 시험효과(Testing Effect)

사전 검사가 사후 검사에 영향을 미쳐 결과가 왜곡되는 현상은 연구의 내적 타당도를 저하시킬 수 있다. 사전 검사를 통해 연구 대상자가 실험의 내용이나 형식에 익숙해지면서, 사후 검사에서 더 나은 성과를 보일 가능성이 높아진다. 이는 독립변수의 실제 효과가 아니라 단순히 연습 효과(Practice Effect) 또는 학습 효과(Learning Effect)일 수 있다. 예를 들어, 간호사의 기술 평가에서 사전 검사를 통해 특정 절차를 익힌 대상자가 사후 검사에서 더 나은 결과를 보인다면, 이는 간호 교육의 효과가 아니라 사전 검사의 반복으로 인한 결과일 가능성이 있다. 이를 방지하기 위해 사전 검사와 사후 검사 간의 간격을 충분히 확보하거나, 대조군을 포함한 설계를 활용하여 연습 효과를 통제할 수 있다.

⑤ 측정도구상의 문제(Instrumentation)

측정 도구의 변경이나 일관성 부족으로 인한 문제는 연구 결과의 신뢰성과 타당성을 크게 저하시킬 수 있다. 예를 들어, 연구 초기에 사용된 설문지와 후속 조사에서 사용된 설문지가 다르거나, 측정 도구의 버전이 변경되면 결과 비교가 어려워진다. 또한, 동일한 도구를 사용하더라도 조사자 간의 훈련 부족이나 평가 기준의 차이로 인해 자료의 일관성이 떨어질 수 있다. 이러한 문제를 방지하기 위해 측정 도구를 표준화하고, 모든 조사자가 동일한 지침과 교육을 받도록 해야 한다. 추가적으로, 데이터 수집 과정에서의 일관성을 검증하기 위해 파일럿 테스트를 수행하거나 반복 측정을 통해 도구의 신뢰도를 확인하는 것도 필요하다.

⑥ 통계적 수렴(Statistical Regression)

극단적인 점수를 가진 대상자가 시간이 지나면서 평균 값에 가까워지는 경향을 의미한다. 이는 통계적 회귀(Statistical Regression)로 불리며, 연구 결과의 내적 타당도를 저하시킬 수 있다. 예를 들어, 테스트 결과에서 극단적으로 높은 점수를 기록한 대상자가 반복 측정에서 평균 점수로 수렴한다면, 이는 독립변수의 효과와 무관한 자연적 통계적 경향일 가능성이 있다. 이러한 문제를 방지하기 위해 대조군을 설정하거나, 분석 시 공변량 분석(ANCOVA)과 같은 통계적 기법을 사용하여 독립변수의 효과를 분리하는 방법이 활용될 수 있다. 이 외에도 표본 설계 시 극단적 점수를 가진 대상자를 포함하는 기준을 명확히 설정하거나, 연구 도구의 신뢰성을 검증하는 절차를 포함하는 것이 도움이 된다.

⑦ 탈락률(Attrition or mortality)

연구 대상자의 중도 탈락은 결과의 신뢰성과 타당성을 저하시킬 수 있는 주요 요인 중 하나이다. 탈락률이 높을 경우, 실험군과 대조군 간의 비교가 왜곡되거나, 표본이 모집단을 대표하지 못하게 되어 결과의 일반화 가능성이 제한될 수 있다. 예를 들어, 간호사의 교육 프로그램 효과를 연구하는 과정에서 일부 간호사가 연구 중간에 퇴사하거나 참여를 중단하면, 잔여 대상자만으로 결과를 평가하는 것이 실제 효과를 반영하지 못할 가능성이 있다. 이를 방지하기 위해 연구자는 다음과 같은 전략을 고려할 수 있다:

- **보상 제공**: 연구 참여를 지속하도록 금전적 또는 비금전적 보상을 제공하여 대상자의 동기를 유지.
- **추적 시스템 구축**: 대상자의 탈락 이유를 기록하고, 연락 가능한 정보를 유지하여 참여를 독려.
- **유연한 일정 제공**: 대상자의 상황에 맞는 유연한 연구 일정이나 참여 옵션을 제공.
- **탈락 보정 통계 기법**: 의도한대로 탈락한 데이터를 분석에 반영하거나, 대체 데이터를 사용하는 통계적 기법을 적용. 이러한 전략은 탈락률을 낮추는 데 효과적이며, 연구 결과의 신뢰성과 일반화 가능성을 유지하는 데 기여할 수 있다. 대상자의 중도 탈락이 결과에 영향을 미침.

⑧ 실험효과의 확산(Diffusion of Treatment or contamination)

실험 처치가 대조군으로 확산되거나 대조군이 실험군의 처치를 간접적으로 경험하게 되는 경우를 의미한다. 이로 인해 독립변수의 실제 효과가 약화되거나 명확히 평가되지 않을 가능성이 있다. 예를 들어, 감염 예방 교육을 받은 실험군의 대상자가 대조군과 정보를 공유하여 대조군이 동일한 교육 내용을 간접적으로 적용받게 된다면, 교육의 순수한 효과를 분석하기 어려워질 수 있다. 이를 방지하기 위해 연구 대상 간의 상호작용을 최소화하거나, 처치와 관련된 정보를 비공개로 유지하는 등의 전략을 사용할 수 있다.

⑨ 후광효과(Halo Effect)

후광효과는 연구 대상자의 특정 특성이 다른 특성에 대한 평가에 영향을 미치는 현상을 의미한다. 이는 연구자의 평가 과정에서 발생할 수 있는 주관적 편향으로 인해 연구 결과의 타당성을 저하시킬 수 있다. 예를 들어, 실험에서 간호사가 긍정적인 태도를 보이는 경우, 관찰자가 간호사의 실제 기술 능력이나 직무 수행 능력을 과대평가하는 현상이 발생할 수 있다. 후광효과를 줄이기 위해 연구자는 실험 처치를 제공하는 역할과 자료를 수집하는 역할을 분리할 수 있다. 또한, 연구 대상자가 실험군인지 대조군인지 알지 못하도록 하여 자료수집자만 맹검(blind) 처리하는 눈가림법을 도입함으로써 평가 편향을 최소화할 수 있다. 이러한 접근은 연구 결과의 신뢰성과 타당성을 높이는 데 기여할 수 있다.

(2) 외적 타당도 위협요인(Threats to External Validity)

외적 타당도 위협 요인은 연구 결과를 모집단 전체나 다른 상황에 일반화하는 데 영향을 미치는 요인을 말한다. 이는 연구 설계와 환경에서 발생할 수 있는 제약으로 표본의 타당도, 연구 환경의 영향이 주요 요인이다.

① 표본의 대표성(Sample Representativeness)

표본이 모집단을 충분히 대표하지 못할 경우, 연구 결과를 모집단 전체에 일반화하기 어려워진다. 이는 모집단의 다양성을 반영하지 못하는 표본이 사용될 때 발생하며, 결과적으로 연구의 외적 타당도를 저하시킬 수 있다. 예를 들어, 특정 병원의 간호사를 대상으로 연구를 수행하면서 그 병원의 간호사들만 표본으로 포함한다면,

결과를 다른 병원이나 지역사회 간호사들에게 적용하기 어려울 수 있다. 이를 방지하기 위해 무작위 표본 추출(Random Sampling)을 통해 모집단의 특성을 균형 있게 반영하도록 설계하는 것이 중요하다.

② 연구환경의 영향

특정 환경에서만 발생하는 연구 결과는 일반화에 한계가 있을 수 있다. 이는 연구환경이 현실적 조건을 충분히 반영하지 못하거나, 모집단과 다른 특수한 조건에서 이루어진 경우에 발생한다.

- **호손효과(Hawthorn Effect)**: 연구 참여자가 자신이 관찰되고 있음을 인식할 때, 일반적인 행동과 다른 방식으로 반응하거나 행동하는 현상을 의미한다. 이는 연구 결과에 왜곡을 초래할 수 있으며, 특히 참여자가 관찰을 의식해 의도적으로 더 긍정적이거나 바람직한 행동을 보일 때 발생한다. 이를 최소화하기 위해 연구 설계에서 참여자가 관찰되고 있다는 사실을 의식하지 않도록 조치하거나, 장기간의 관찰을 통해 행동의 자연스러운 패턴을 평가하는 방법이 사용될 수 있다.
- **진기성 효과(Novelty Effect)**: 실험 처치가 새롭고 신선하게 느껴질 때 대상자가 평소와 다른 방식으로 반응하거나 적극적으로 행동하는 현상을 의미한다. 이는 연구 결과에 긍정적인 영향을 줄 수 있지만, 처치의 실제 효과를 과대평가할 위험도 있다. 예를 들어, 새로운 간호 중재 프로그램이 도입되었을 때, 그 신선함이 대상자의 일시적인 동기를 자극하여 초기에는 긍정적인 결과를 보일 수 있지만, 시간이 지나면서 이러한 효과는 감소할 수 있다. 이를 방지하기 위해 연구자는 장기적인 추적 연구를 통해 처치의 지속적인 효과를 평가하거나 대조군을 포함한 연구 설계를 활용해야 한다.
- **실험자 기대(Experimenter Expectancy)**: 연구자의 기대나 신념이 무의식적으로 연구 결과에 영향을 미치는 현상을 의미한다. 이는 연구자가 참여자와 상호작용하거나 데이터를 해석하는 과정에서 발생할 수 있다. 예를 들어, 연구자가 특정 처치가 긍정적인 효과를 낼 것이라고 기대할 경우, 참여자에게 의도치 않게 긍정적인 반응을 유도할 수 있으며, 데이터 분석에서도 기대에 부합하는 해석을 할 가능성이 높아진다. 이러한 편향을 방지하기 위해 이중맹검(Double-Blind) 설계를 도입하여 연구자와 참여자 모두가 실험군과 대조군의 상태를 알지 못하게 하거나, 데이터 분석을 독립적인 제3자가 수행하도록 하는

전략이 효과적이다.

- **상황적 효과(Situational Effect)**: 특정 상황에서만 발생하는 연구 결과로, 이러한 결과는 연구 환경이나 조건의 특수성으로 인해 제한될 수 있다. 예를 들어, 실험실 환경에서 얻어진 결과가 실제 환경에서 동일하게 재현되지 않을 수 있다. 이를 방지하기 위해 연구자는 다양한 상황에서 결과의 일관성을 평가하거나, 연구 조건을 실제 상황과 유사하게 설계하는 노력이 필요하다. 또한, 연구 결과의 일반화 가능성을 높이기 위해 다양한 표본과 환경에서 반복 연구를 수행하는 것이 중요하다.

3) 내적 타당도와 외적 타당도의 관계
(Relationship Between Internal and External Validity)

내적 타당도와 외적 타당도는 연구 결과의 신뢰성과 일반화 가능성을 평가하는 두 가지 핵심 요소로, 서로 상충되면서도 상호 보완적인 관계를 가진다. 연구자가 내적 타당도를 높이기 위해 연구 환경을 지나치게 통제하면, 실제 상황과 괴리가 생겨 외적 타당도가 낮아질 수 있다. 예를 들어, 실험실 연구에서 환경과 변수를 엄격히 통제하면, 현실적 조건에서 결과를 적용하기 어려워질 가능성이 있다. 따라서 연구 설계에서는 내적 타당도와 외적 타당도 간의 균형을 유지하는 것이 중요하다. 인과관계 검증을 목적으로 한 기초 연구에서는 내적 타당도를 우선시하며, 독립변수의 순수 효과를 평가하는 데 중점을 둔다. 반면, 연구 결과를 실제 환경에 적용하는 응용 연구에서는 외적 타당도를 더 중시하여 현실적 조건을 반영한 설계가 필요하다.

연구 결과가 내적으로 타당하지 않으면 외적으로 타당할 수 없기 때문에, 연구자들은 종종 내적 타당도를 강화하는 것을 선호한다. 그러나 내적 타당도를 강화한 연구는 종종 매우 통제된 환경에서 수행되므로, 결과를 다른 상황이나 대상자에게 일반화하는 데 한계가 있을 수 있다. 따라서 강한 내적 타당도를 가진 연구 결과는 다른 상황에서 다른 대상자를 대상으로 반복 연구를 통해 검증해야 한다. 반복 연구를 통해 외적 타당도를 점진적으로 확보하고, 연구 결과를 다양한 환경과 모집단에 적용 가능하도록 확장할 수 있다.

이 과정은 단일 연구의 결과가 보편적이고 일반화 가능한 결론으로 이어지도록 하기 위한 과학적 접근법의 핵심이다. 내적 타당도를 갖춘 연구는 반복 연구와 다양한 환경에서의 검증을 통해 더욱 신뢰도 높은 연구 기반을 제공하게 된다.

자율학습 문제

1. 연구 설계의 목적과 중요성
   1) 연구 설계가 중요한 이유를 3가지로 설명하시오.
   2) 연구 설계에서 무작위화(Randomization)가 중요한 역할을 하는 이유를 설명하시오.

2. 실험설계 유형 비교
   다음 설명에 해당하는 실험설계 유형을 쓰고, 각각의 장단점을 제시하시오.
   1) 실험군과 대조군을 무작위로 배정하며, 사전검사와 사후검사를 모두 포함하는 설계
   2) 사전검사가 없는 상황에서 실험군과 대조군 간 차이를 사후에만 평가하는 설계
   3) 실험군과 대조군 없이 단일 집단에서 사전검사와 사후검사를 통해 독립변수의 효과를 평가하는 설계

3. 비실험설계의 활용
   비실험설계가 적합한 연구 상황을 설명하고, 비실험설계의 두 가지 주요 유형을 간략히 정의하시오.

4. 타당도 위협 요인 해결하기
   다음 연구 상황에서 내적 타당도를 위협할 수 있는 요인을 식별하고, 이를 해결하기 위한 방안을 제안하시오.
   - 연구 상황: "간호사의 교육 프로그램이 환자의 만족도에 미치는 효과를 평가하는 연구에서, 중간에 병원의 정책이 변경되어 환자 관리 방식이 달라짐."

5. 연구 통제 전략 설계
   다음 연구에서 외생변수를 통제하기 위한 전략을 제안하시오.
   - 연구: "신규 간호사의 스트레스 관리 프로그램 효과를 평가하기 위한 연구."

모범 답안

1. 연구 설계의 목적과 중요성
1) 연구 설계가 중요한 이유:
   - 연구 질문에 적합한 자료수집과 분석을 가능하게 한다.
   - 외생변수를 통제하여 연구 결과의 신뢰성과 타당성을 높인다.
   - 연구 결과를 다른 상황에 일반화할 수 있도록 설계한다.
2) 무작위화의 중요성:
   무작위화는 연구 대상자를 실험군과 대조군에 무작위로 배정하여 외생변수의 영향을 최소화하고, 두 집단 간 초기 동질성을 보장한다. 이는 편향을 줄이고 독립변수의 순수한 효과를 평가하는 데 필수적이다.

2. 실험설계 유형 비교
1) 순수실험설계 - 무작위 대조군 전후 설계 (Randomized Control Group Pretest-Posttest Design)
   - 장점: 독립변수의 순수 효과를 검증할 수 있는 가장 신뢰도 높은 설계.
   - 단점: 사전검사가 대상자의 반응에 영향을 미칠 가능성이 있음.
2) 순수실험설계 - 무작위 대조군 사후 설계 (Randomized Control Group Posttest Only Design)
   - 장점: 시험 효과를 방지할 수 있음.
   - 단점: 초기 동질성을 보장하기 어려움.
3) 원시실험설계 - 단일군 전후 설계 (One-Group Pretest-Posttest Design)
   - 장점: 간단하고 실행이 용이함.
   - 단점: 외생변수의 영향을 통제하기 어려워 내적 타당도가 낮음.

3. 비실험설계의 활용
- 비실험설계가 적합한 상황:
  윤리적 이유로 독립변수를 조작하거나 실험군과 대조군을 설정할 수 없는 경우, 또는 자연스러운 환경에서 변수 간의 관계를 관찰해야 하는 경우.
- 비실험설계의 주요 유형:
  1. 서술연구 (Descriptive Study): 연구 대상의 특성과 현상을 기술하는 데 초점.
  2. 상관연구 (Correlational Study): 변수 간의 관계를 파악하며, 인과관계를 증명하지는 않음.

모범 답안

4. 타당도 위협 요인 해결하기
- 타당도 위협 요인:
  제3변수 개입(History). 병원 정책 변화가 환자 만족도에 영향을 미칠 수 있음.
- 해결 방안:
  1. 연구 기간 동안 정책 변경이 없는 병원을 선택.
  2. 대조군을 설정하여 동일한 병원 정책 하에 연구를 수행.
  3. 정책 변경이 연구 결과에 미치는 영향을 통계적으로 조정(예: 공변량 분석).

5. 연구 통제 전략 설계
- 통제 전략:
  1. 환경 통제: 모든 실험군과 대조군이 동일한 작업 환경에서 프로그램에 참여하도록 설정.
  2. 시간적 통제: 스트레스 평가를 동일한 시간대에 시행.
  3. 무작위화: 실험군과 대조군에 신규 간호사를 무작위 배정.
  4. 블라인드 처리: 자료수집자가 대상자의 군 배정을 알지 못하도록 처리.

제4장

표본 추출

1. 표본추출의 개념
2. 표본추출방법
3. 표본크기 산정
4. 표본추출단계

■ 학습목표 ■

1. 표본추출의 기본 개념과 주요 용어 이해한다.
2. 표본추출방법의 유형와 장단점을 설명할 수 있다.
3. 표본 크기 산정의 원리와 도구 활용을 설명할 수 있다.
4. 연구 과정에서 표본추출의 구체적인 절차와 이를 효과적으로 수행하기 위한 방법을 이해한다.

1. 표본추출의 개념

1) 기본개념

표본추출(sampling)은 연구자가 관심을 가지는 모집단에서 일부를 선택하여 연구에 포함시키는 과정을 의미한다. 표본추출의 목적은 모집단의 특성을 표본을 통해 추론하여 연구 결과를 모집단 전체에 일반화하는 것이다. 모든 구성원을 조사하는 것은 시간과 비용 면에서 비효율적이거나 불가능할 수 있기 때문에, 표본추출은 이러한 제약을 극복하기 위한 필수적인 연구 과정으로 활용된다. 이 과정에서 모집단을 잘 대표하는 표본을 선정하는 것이 연구 결과의 신뢰성과 타당성을 확보하는 데 중요하다.

(1) 모집단(Population)

모집단이란 연구자가 흥미를 가지고 연구하고자 하는 대상의 전체 집합을 의미한다. 모집단의 특성을 파악하는 것이 연구의 최종 목적이며, 이를 통해 연구 결과를 일반화할 수 있다. 예를 들어, 한국의 간호사를 대상으로 연구한다면 "한국의 간호사 전체"가 모집단이 된다. 모집단에는 자료수집 시 쉽게 접근할 수 있는 근접모집단과 이 결과를 일반화시킬 수 있는 표적모집단이 있다. 표적모집단(Target Population)은 연구자가 연구 결과를 일반화하려는 대상 집단을 의미한다. 모집단 전체를 연구하기 어려운 경우, 특정한 연구 목적에 따라 정의된 모집단의 하위 집단이 될 수 있다. 예를 들어, 한국 간호사 중 병원에 근무하는 간호사가 표적모집단이 될 수 있다. 근접모집단(Accessible Population)은 연구자가 실제로 접근 가능하고 연구를 수행할 수 있는 대상 집단을 말한다. 이는 연구 환경, 시간, 자원 등에 따라 결정된다. 예를 들어, 서울 지역 병원에 근무하는 간호사가 근접모집단이 될 수 있다.

(2) 표본(Sample)과 표본추출(Sampling)

표본(Sample)은 모집단에서 선택된 일부를 말하며, 연구에 직접 참여하여 데이터를 제공하는 대상이다. 표본은 모집단의 특성을 대표해야 하며, 이를 통해 모집단 전체의 특성을 추론할 수 있어야 한다. 예를 들어, 서울 지역 병원의 간호사 100명을 표본으로 선정한다면, 이 표본은 서울 지역 병원 간호사의 평균 연령, 경력, 근무 조건 등 모집단의 주요 특성을 반영해야 한다.

표본추출(Sampling)은 모집단에서 표본을 선택하는 과정을 말한다. 이 과정은 연구 설계의 중요한 부분으로, 선택된 표본이 모집단을 얼마나 잘 대표하느냐에 따라 연구 결과의 신뢰성과 타당성이 결정된다. 표본추출은 다양한 방법(확률적, 비확률적 접근법)을 사용하여 수행되며, 연구 목적, 자원, 모집단의 특성에 따라 적절한 방법이 선택된다. 표본추출 과정에서 발생할 수 있는 편중(bias)을 최소화하는 것이 중요하다.

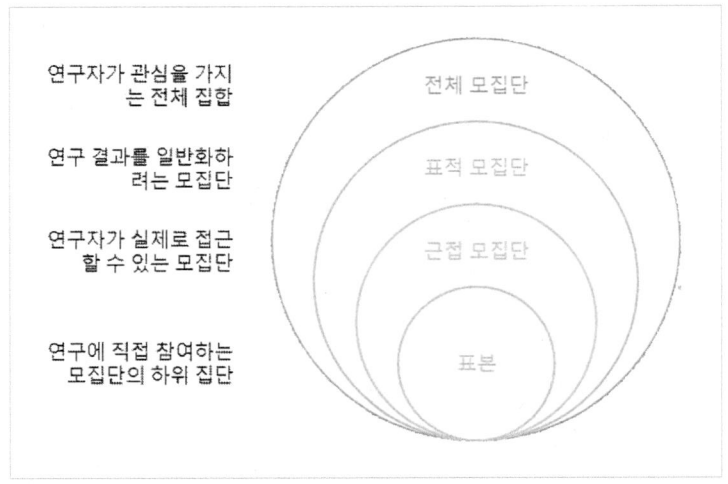

┃그림 4-1┃ 모집단과 표본추출과정

(3) 대표성(Representativeness)

대표성이란 표본이 모집단의 특성을 얼마나 잘 반영하는지를 의미한다. 대표성이 높은 표본일수록 연구 결과를 모집단에 일반화할 수 있다. 대표성을 확보하지 못하면 연구 결과의 타당성과 신뢰성이 저하될 수 있다.

(4) 계층(Strata)

계층이란 모집단을 구성하는 집단들을 특정 특성에 따라 나누어 생성된 하위 집단을 말한다. 계층은 상호 배타적이어야 하며, 각 계층은 모집단의 고유한 특성을 반영해야 한다. 예를 들어, 병원 간호사를 모집단으로 연구할 경우 근무 경력(1년 미만, 1~5년, 5년 이상)이나 직위(일반 간호사, 수간호사)와 같은 특성에 따라 계층을 나눌 수 있다. 계층화는 표본추출의 정확성과 대표성을 높이는 데 중요한 역할을 한다.

(5) 표본추출편중(Sampling Bias)

표본추출편중은 표본이 모집단을 대표하지 못하고 특정 특성이 과도하게 포함되거나 제외되는 경우를 말한다. 이는 표본추출 과정에서 발생하며, 연구 결과의 왜곡을 초래할 수 있다.

2. 표본추출방법

표본추출 방법은 크게 확률적 표본추출과 비확률적 표본추출로 나눌 수 있다.

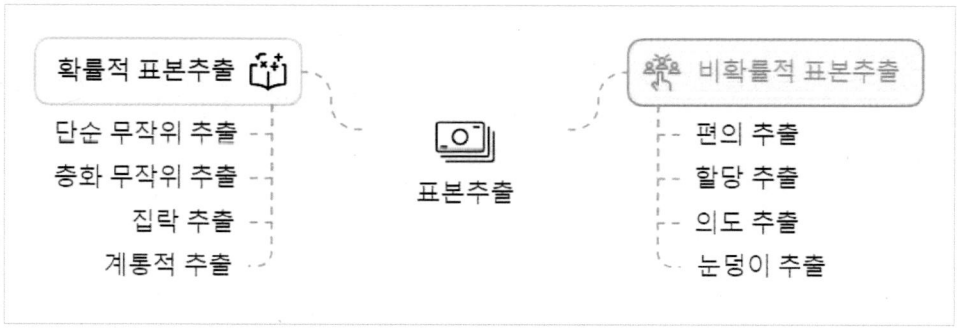

| 그림 4-2 | 표본추출방법

1) 확률적 표본추출 (Probability Sampling)

확률적 표본추출은 모집단의 각 구성원이 표본으로 선택될 확률이 동일하게 보장되는 방법이다. 이 방법은 대표성을 확보하고 결과를 모집단에 일반화할 수 있는 신뢰성을 높이는 데 유리하다.

(1) 단순 무작위 추출 (Simple Random Sampling)

모집단의 모든 구성원이 표본으로 선택될 동일한 확률을 가지는 표본추출 방법이다. 이는 가장 기본적이고 원칙적인 확률적 표본추출 방법으로, 모집단의 특성을 잘 반영할 수 있는 대표성을 보장한다.

표본추출 절차는 다음과 같다:
- **모집단 확인**: 연구자가 조사하려는 모집단을 명확히 정의한다. 예를 들어, 특정 지역 병원의 간호사를 모집단으로 정의할 수 있다.
- **표본 크기 결정**: 연구 목적과 통계적 요건에 따라 필요한 표본의 크기를 결정한다.
- **식별 번호 부여**: 모집단의 모든 구성원에게 고유한 식별 번호를 부여한다.
- **난수 생성**: 난수표, 추첨, 또는 전산 프로그램을 사용하여 무작위로 난수를 생성한다.
- **표본 선택**: 생성된 난수에 해당하는 모집단 구성원을 표본으로 선택한다.

이 방법은 모집단의 모든 구성원이 표본으로 선택될 동일한 기회를 가지며, 연구자의 주관적 판단이 개입되지 않아 표본추출편중(Sampling Bias)을 최소화할 수 있는 장점이 있다. 모집단의 구성요소를 모르는 상태에서도 표본추출이 가능하며, 구성요소를 인위적으로 분류하는 과정에서 발생할 수 있는 오류를 방지할 수 있다. 또한, 오차 계산이 용이하다는 장점이 있다. 그러나 모집단의 크기가 작아야 효과적이고, 동일 크기의 표본 추출 시 층화표본보다 오차가 더 클 수 있으며, 모집단이 클 경우 난수 생성과 관리를 위해 시간과 자원이 많이 소요될 수 있다.

(2) 층화 무작위 추출 (Stratified Random Sampling)

층화 무작위 추출(Stratified Random Sampling)은 모집단을 상호 배타적인 계층(Strata)으로 나눈 뒤, 각 계층에서 무작위로 표본을 추출하는 방법이다. 이 방법은 모집단 내 특정 특성을 기반으로 계층을 나누고, 각 계층의 비율에 따라 표본을 선택함으로써 모집단의 이질성을 효과적으로 반영할 수 있다.
- 절차:
    - 계층 정의: 모집단의 이질적인 특성을 고려하여 계층을 정의한다. 예를 들어, 연령, 성별, 소득 수준, 근무 경력 등을 기준으로 계층을 나눈다.
    - 계층별 모집단 크기 파악: 각 계층의 구성원을 파악하고, 전체 모집단에서 해당 계층이 차지하는 비율을 계산한다.

- 계층별 표본 크기 설정: 연구 목적에 따라 각 계층의 표본 크기를 비례적으로 설정한다. 예를 들어, 특정 계층이 모집단의 20%를 차지한다면, 표본의 20%도 해당 계층에서 추출한다.
- 계층 내 무작위 추출: 각 계층 내에서 단순 무작위 추출 방식을 사용하여 표본을 선정한다.
- 예시:
- 모집단: 병원의 간호사 1,000명.
- 계층 기준: 근무 경력(초급, 중급, 고급).
  ▶ 초급 간호사(0~5년 경력): 모집단의 50% (500명).
  ▶ 중급 간호사(6~10년 경력): 모집단의 30% (300명).
  ▶ 고급 간호사(11년 이상 경력): 모집단의 20% (200명).
- 표본 크기: 100명.
  ▶ 초급 간호사: 50명
  ▶ 중급 간호사: 30명
  ▶ 고급 간호사: 20명

이와 같이 층화 무작위 추출은 특정 특성을 고르게 포함시켜 대표성을 높이며, 연구 결과를 모집단에 더 잘 일반화할 수 있도록 돕는다. 그러나 몇 가지 제한점도 존재한다. 우선, 모집단을 적절히 계층화하기 위해 정확한 사전 정보가 필요하며, 이는 시간과 비용을 증가시킬 수 있다. 또한, 계층 내 표본 추출이 부정확하거나 계층화 기준이 부적절할 경우 결과의 신뢰성이 낮아질 수 있다. 마지막으로, 모집단의 계층이 너무 많거나 복잡할 경우, 관리와 실행이 어려워질 수 있다.

(3) 집락 추출 (Cluster Sampling)

집락 추출(Cluster Sampling)은 모집단을 여러 집락(Cluster)으로 나눈 후 일부 집락을 무작위로 선택하고, 선택된 집락 내의 모든 구성원을 조사하거나 다시 표본을 추출하는 방법이다. 이 방법은 모집단의 규모가 크거나 지역적으로 분산된 경우에 유용하며, 다음과 같은 절차를 따른다:
- 집락 정의: 모집단을 서로 배타적인 집락으로 구분한다. 집락은 지역, 기관,

부서 등과 같은 기준으로 나눌 수 있다.
- 집락 선정: 집락 중 일부를 무작위로 선택한다. 이때 각 집락이 선택될 확률은 동일하게 설정한다.
- 집락 내 조사: 선택된 집락 내의 모든 구성원을 조사하거나, 추가적으로 표본을 추출하여 조사한다.

- 예시:
  - 모집단: 전국 초등학교 학생 10만 명.
  - 집락 기준: 학교별 구분.
  - 집락 선정: 10개 학교를 무작위로 선택.
  - 조사 방식: 선택된 학교의 모든 학생을 대상으로 학업 성취도 조사 진행

집락 추출은 조사 비용과 시간을 절감할 수 있는 장점이 있지만, 선택된 집락이 모집단 전체를 대표하지 못할 경우 결과에 편향이 발생할 수 있다. 이를 보완하기 위해 집락의 수를 늘리거나, 집락 내에서도 추가적으로 무작위 추출을 진행하는 방법을 사용할 수 있다.

(4) 계통적 추출 (Systematic Sampling)

계통적 추출(Systematic Sampling)은 모집단의 구성원을 일정한 간격으로 선택하는 표본추출 방법이다. 이 방법은 모집단의 모든 구성원을 특정 순서로 나열한 후, 시작점을 무작위로 정하고 이후 일정한 간격으로 표본을 추출하는 과정을 따른다.

- 절차:
  - 모집단 나열: 모집단의 모든 구성원을 특정한 순서로 정렬한다. 이 순서는 일반적으로 번호 매기기, 알파벳 순서, 또는 시간 순서를 포함할 수 있다.
  - 간격 설정: 모집단 크기(N)를 표본 크기(n)로 나눠 간격(k)을 결정한다. 예를 들어, 모집단이 100명이고 표본 크기가 10명이라면 간격(k)은 10이 된다.
  - 시작점 선택: 무작위로 1부터 간격(k) 사이의 숫자를 선택하여 시작점을 결정한다.

- 표본 추출: 시작점에서 간격(k)을 더해가며 표본을 추출한다. 예를 들어, 시작점이 3이고 간격이 10이라면, 3번째, 13번째, 23번째와 같은 방식으로 표본을 선택한다.

- 예시:
  - 모집단: 1,000명의 고객 목록.
  - 표본 크기: 100명.
  - 간격 설정: 1,000 ÷ 100 = 10.
  - 시작점: 무작위로 5를 선택.
  - 추출 과정: 5번째, 15번째, 25번째, ..., 995번째 고객을 표본으로 선택.

간단하고 실행이 용이하며, 시간과 비용을 절감할 수 있다. 특정 순서로 나열된 모집단에서 체계적으로 표본을 선택할 수 있다. 모집단이 특정한 규칙성에 따라 배열되어 있는 경우, 표본에 편향이 발생할 가능성이 있다. 무작위성이 완전히 보장되지 않기 때문에 표본의 대표성이 낮아질 수 있다.

표 4-1 │ 확률적 표본추출방법의 장·단점

방법	장점	단점
단순 무작위 추출	• 쉽고, 용이 • 모집단의 사전지식이 필요없음 • 연구자의 주관 개입 없음 • 오차 계산 용이	• 모집단의 정보 활용할 수 없음 • 표본이 커야함. 표본 크기 작을 경우 오차 증가 • 모집단이 클 경우 시간 및 자원 소요 증가
층화 무작위 추출	• 모집단 내 다양한 특성을 반영, 대표성 높음, 결과 일반화 가능 • 층별 특성 파악이 가능	• 계층화 위한 사전 정보 필요, 계층화 기준 부적절 시 신뢰성 저하 • 복잡한 측에 시간과 비용 증가
집락 추출	• 모집단이 광범위한 경우 용이 • 조사 비용 및 시간 절감, 지리적 분산에 적합	• 집락이 모집단 전체 대표하지 못할 경우 편향 발생 가능
계통적 추출	• 큰 표본에서 간단하고 실행 용이, 시간과 비용 절감 가능 • 모집단 전체에서 고르게 추출하여 대표성이 높음	• 모집단 배열 규칙성에 따른 편향 발생 가능 • 완전한 무작위성 보장 어려움

2) 비확률적 표본추출 (Non-Probability Sampling)

비확률적 표본추출은 모집단의 구성원이 표본으로 선택될 확률이 동일하지 않은 방법이다. 이 방법은 시간과 비용 측면에서 효율적일 수 있지만, 모집단을 대표할 가능성이 낮아 일반화에 한계가 있다. 그럼에도 불구하고 비확률 표본추출을 사용하는 이유는 다음과 같다. 첫째, 모집단 단위와 요소를 명확히 정의하거나 목록화하는 것이 현실적으로 불가능한 상황에서 사용될 수 있다. 둘째, 모집단이 지나치게 방대하여 확률적 표본추출을 수행하기 위한 시간과 비용이 과다하게 소요될 경우 대안으로 활용될 수 있다. 셋째, 특정 연구 목적에서 의도적으로 선정된 표본이 더 의미 있다고 판단될 때 적합하다. 예를 들어, 특정 조건을 만족하는 집단에 대한 심층 연구가 필요할 경우 비확률적 표본추출이 유용하다.

비확률표본추출의 대표적인 방법으로는 편의표본추출(convenience sampling), 판단표본추출(judgmental sampling), 할당표본추출(quota sampling) 등이 있다.

(1) 편의 추출 (Convenience Sampling)

편의 추출(Convenience Sampling)은 접근하기 쉬운 대상자를 표본으로 선택하는 방법이다. 이 방법은 초기 연구 단계에서 탐색적인 데이터를 수집하거나 제한된 시간과 자원 내에서 신속하게 조사를 수행해야 할 때 주로 사용된다.

편의 추출(Convenience Sampling)은 신속하고 경제적으로 표본을 수집할 수 있는 장점이 있어, 초기 연구나 예비 조사가 필요한 상황에서 유용하다. 복잡한 표본추출 절차를 생략할 수 있어 연구를 간소화할 수 있다는 이점도 있다. 그러나 대표성이 부족하여 연구 결과를 모집단에 일반화하기 어렵고, 연구자의 주관이나 편향이 개입될 가능성이 높은 한계도 존재한다.

예: 연구자의 주변 사람들을 대상으로 조사하거나, 특정 장소에서 쉽게 접할 수 있는 사람들을 표본으로 선택함.

(2) 할당 표본 추출 (Quota Sampling)

모집단의 특정 특성에 따라 표본 수를 미리 정하고, 그에 따라 표본을 선정하는 방법이다. 이 방법은 모집단을 여러 하위 집단으로 나누고, 각 집단이 전체 모집단에서 차지하는 비율을 반영하여 표본을 구성할 수 있게 해준다. 예를 들어, 모집단이 남성과 여성으로 이루어진 경우, 각 성별의 비율을 정확히 반영한 표본을 설정할 수 있다. 할당 표본 추출은 계층별 비율을 유지하면서도 조사 자원의 효율적인 활용을 가능하게 하지만, 표본 선정 과정에서 연구자의 주관이나 편향이 개입될 가능성이 있어 대표성 문제가 발생할 수 있다.

(3) 의도 추출 (Purposive Sampling)

의도 추출(Purposive Sampling)은 연구 목적에 따라 연구자가 판단하여 특정 조건이나 기준을 충족하는 구성원을 표본으로 선정하는 방법이다. 이 방법은 모집단 전체가 아닌, 연구 주제와 밀접한 관련이 있는 대상에게 초점을 맞춤으로써 심층적이고 구체적인 데이터를 수집하는 데 적합하다. 예를 들어, 특정 질환을 앓고 있는 환자를 대상으로 신약의 효과를 연구하거나, 특정 산업에서 일하는 전문가를 대상으로 시장 동향을 분석하는 연구에 사용될 수 있다. 의도 추출은 연구자가 표본을 직접 결정하기 때문에 시간과 비용을 절약할 수 있지만, 연구자의 주관이 개입될 가능성이 있어 결과의 대표성이나 일반화 가능성이 낮아질 수 있는 단점도 있다.

(4) 눈덩이 추출 (Snowball Sampling)

눈덩이 추출(Snowball Sampling)은 초기 대상자가 다음 대상자를 추천하는 방식으로 표본을 확장하는 방법이다. 이 방식은 접근하기 어려운 집단이나 네트워크를 연구할 때 특히 유용하다. 초기 표본을 통해 새로운 조사 대상을 연속적으로 확보하며, 표본이 점차 확장되는 특성을 가지고 있다.

예를 들어, 약물 사용자와 같은 민감한 집단을 연구할 경우, 초기 조사 대상자가 신뢰할 수 있는 다른 사용자를 추천함으로써 표본을 구성할 수 있다. 이러한 방식은 집단 내부의 네트워크 구조를 활용해 접근하기 어려운 구성원을 포함할 수 있는 장점이 있지만, 네트워크 외부 구성원은 배제될 가능성이 있고, 표본의 대표성이 낮아질 위험이 있다.

3. 표본크기 산정

표본 크기는 연구의 신뢰성과 정확성을 보장하기 위해 설정되며, 이를 결정하는 과정에서 비용과 시간의 제약이 중요한 역할을 한다. 예를 들어, 모집단이 1,000명일 때, 표본 크기를 50명으로 설정하면 비용과 시간이 절약될 수 있지만, 신뢰성과 대표성이 떨어질 위험이 있다. 반대로 표본 크기를 500명으로 늘리면 더 정확한 결과를 얻을 수 있지만, 조사에 필요한 자원이 크게 증가할 수 있다. 따라서 표본 크기를 설정할 때는 연구 목표와 가용 자원 간의 균형을 고려해야 한다. 표본크기를 산출하는데 고려해야 할 요소는 제1종 오류와 관련된 유의수준, 제2종 오류와 관련된 검정력, 독립변수의 예상되는 효과크기기 있다.

1) 유의수준 (Significance Level, α)

유의수준은 제1종 오류(type I error, α)로 연구자가 귀무가설을 기각할 때 잘못된 결정을 내릴 가능성을 나타내며, 일반적으로 $\alpha = 0.05$로 설정된다. 이는 100번의 실험 중 약 5번은 귀무가설이 참임에도 불구하고 이를 잘못 기각할 가능성을 의미한다. 낮은 유의수준(예: $\alpha = 0.01$)을 설정하면 더 신뢰성 있는 결론을 도출할 수 있지만, 이를 유지하려면 표본 크기를 더 크게 설정해야 한다. 예를 들어, 새로운 약물이 효과가 없는데도 효과가 있다고 잘못 결론짓는 위험을 최소화하기 위해 유의수준을 낮게 설정하면, 연구자가 모집단에서 더 많은 데이터를 수집해야 할 필요성이 생긴다.

2) 검정력 (Power, 1-β)

검정력(power, 1-β)는 제2종 오류(type II error, β)를 범하지 않을 확률이며, 연구자가 실험 처치의 효과를 정확히 감지할 수 있는 확률을 의미한다. 일반적으로 검정력은 0.80(1-β=0.80)으로 설정된다. 이는 효과가 있음에도 불구하고 이를 감지하지 못하는 오류(제2종 오류, β)를 최소화하려는 목적이 있다. 예를 들어, 새로운 치료법이 실제로 효과가 있음에도 불구하고 효과가 없다고 잘못 결론 내릴 확률을 낮추기 위해 검정력이 설정된다.

검정력과 표본 크기는 밀접하게 연결되어 있다. 검정력이 높을수록 실험에서 작은 효과도 감지할 수 있으므로 더 신뢰성 있는 결과를 도출할 수 있다. 그러나 높은 검정력을 달성하기 위해서는 표본 크기를 크게 설정해야 한다. 예를 들어, 작은 표본으로는 효과가 작게 나타날 경우 이를 정확히 감지하지 못할 위험이 크다. 반대로, 충분히 큰 표본은 효과가 작더라도 이를 정확히 감지할 수 있어 연구 결과의 신뢰도를 높일 수 있다.

3) 효과크기 (Effect Size)

효과크기는 실험 처치의 효과 강도를 나타내는 지표로, 독립변수가 종속변수에 미치는 영향의 크기를 정량적인 수치이다. 간단히 말해, 실험 처치가 얼마나 강력하게 영향을 미치는지를 숫자로 표현한 값이다. 효과크기는 다음과 같은 공식을 사용하여 계산한다:

$$d = (M1 - M2)/SD_{pooled}$$

M1, M2: 두 그룹의 평균
SD_{pooled}: 두 그룹의 표준편차

이 공식은 두 집단 간 평균 차이를 표준편차로 나눈 값을 의미하며, 효과의 크기를 비교 가능하게 만든다. 코헨의 d는 t-test에서 사용되는 대표적인 효과크기 지표로, 두 집단 간의 평균 차이를 비교하여 효과의 강도를 측정한다. 그러나 코헨의 d는 통계 분석 방법과 데이터 특성에 따라 수치가 달라질 수 있다. 코헨의 d로 효과크기를 평가할 때, 0.2는 약한 효과, 0.5는 중간 효과, 0.8 이상은 강한 효과로 간주된다. 이는 특정 연구 설계에서 효과의 크기를 판단하고 표본 크기를 결정하는 데 중요한 척도로 활용된다.

┃표 4-2┃ 코헨의 분석유형에 따른 효과크기 정도

Statistical Method	Small Effect	Medium Effect	Large Effect
t-test	d = 0.2	d = 0.5	d = 0.8
ANOVA (Eta-squared, η^2)	$\eta^2 = 0.01$	$\eta^2 = 0.06$	$\eta^2 = 0.14$
Linear Regression (R^2)	$R^2 = 0.01$	$R^2 = 0.09$	$R^2 = 0.25$
Correlation (r)	r = 0.1	r = 0.3	r = 0.5

효과크기를 크게 예측할수록 이를 검증하기 위해 필요한 표본의 크기는 상대적으로 작아진다. 이는 효과가 크다는 가정이 연구 결과를 더 쉽게 검증 가능하게 하기 때문이다. 예를 들어, 효과크기 가 0.8 이상의 큰 효과로 예측된다면, 이를 감지하는 데 필요한 표본 크기는 상대적으로 적다. 그러나 연구를 시행하기 전에 효과크기를 예측하는 것은 쉽지 않으며, 보통 유사한 선행연구의 효과크기를 참고하는 것이 일반적이다. 선행연구가 없을 경우 연구자는 효과크기를 선택해야 하는데, 이때 일반적으로 Cohen이 제안한 중간 크기를 기준으로 설정한다.

4) 표본크기 계산

코헨이 제시한 실험군, 대조군의 평균값의 차이는 분석하는 t-test 분석방법에서 사용하는 연구에서 집단별로 필요한 표본 크기는 다음과 같은 간단한 공식에 기반한다:

$$n = \left(\frac{(Z_{\alpha/2} + Z_{\beta}) \cdot \sqrt{2\sigma^2}}{\Delta} \right)^2$$

여기서:

- n : 각 집단(실험군 또는 대조군)의 표본 크기
- $Z_{\alpha/2}$: 유의수준(α)에 해당하는 z-값 (예: α = 0.05 → $Z_{\alpha/2}$ =1.96)
- Z_{β} : 검정력(1-β)에 해당하는 z-값 (예: 검정력 80% → Z_{β} =0.84)
- σ^2 : 모집단의 분산 (σ 는 표준편차, σ^2는 그 제곱)
- Δ : 실험군과 대조군 간의 평균 차이(효과크기)

연구자가 α = 0.05, 검정력 80%(1-β = 0.80), 모집단 표준편차(σ) = 10, 그리고 두 집단 간 기대되는 평균 차이 즉, 효과크기(Δ) = 5라고 가정해 보자.

공식에 값을 대입하면:

주어진 값:

- α = 0.05 → $Z_{\alpha/2}$ = 1.96
- 검정력 = 80% → Z_{β} = 0.84
- 모집단 표준편차 (σ) = 10

- 기대 평균 차이 (Δ) = 5

계산:

$n = ((1.96 + 0.84) * 14.14 / 5)^2$

$= (2.8 * 14.14 / 5)^2$

$= (7.92)^2$

$= 62.72$

각 집단에 필요한 표본 크기: 약 63명

따라서, 실험군과 대조군 각각에 63명의 표본이 필요하며, 총 126명이 요구된다.

표본 크기를 매번 수기로 계산하는 것은 복잡하고 번거로울 수 있으므로, 연구자들은 자동 계산 프로그램을 활용하는 것이 일반적이다. 이러한 프로그램은 연구 설계와 통계적 요구 사항에 맞는 표본 크기를 정확하고 효율적으로 산출할 수 있도록 돕는다. 대표적인 프로그램으로 다음과 같은 도구들이 있다:

G*Power:

- G*Power는 무료로 제공되는 표본 크기 계산 소프트웨어로, 다양한 통계 분석 방법에 대해 표본 크기를 산출할 수 있다. 사용자는 분석 유형(예: t-검정, 분산분석, 회귀분석 등)을 선택하고, 유의수준, 검정력, 효과크기 등의 값을 입력하면 필요한 표본 크기를 계산할 수 있다.
- G*Power 다운로드 링크
  https://www.psychologie.hhu.de/arbeitsgruppen/allgemeine-psychologie-und-arbeitspsychologie/gpower

PASS:

- PASS는 상용 소프트웨어로, 보다 정교한 표본 크기 계산을 지원하며, 다양한 통계 모델에 대한 옵션을 제공한다. 초보자에게는 사용이 복잡할 수 있으나, 전문가에게는 강력한 도구이다.

이와 같은 프로그램은 연구의 설계 단계에서 시간과 노력을 절약할 수 있도록 돕고, 통계적 정확성을 높이는 데 기여한다. 특히 G*Power는 간단한 사용자 인터페이스와 폭넓은 기능 덕분에 많은 연구자들 사이에서 널리 사용되고 있다.

5) 표본크기 산정 시 고려사항

표본크기 결정 시 다음 사항을 고려해야 한다.
- 표본수가 불가피하게 작을 경우 비모수 통계 사용을 고려.
- 연구변수의 수가 많을수록 표본수가 증가해야 함.
- 자료수집방법이 정확하지 않을 경우 더 많은 표본 필요.
- 연구의 정확성을 추구할수록 표본수가 증가해야 함.
- 모집단의 크기가 클수록 표본수가 증가해야 함.
- 모집단이 이질적일수록 표본수가 증가해야 함.
- 편의표출보다 무작위 표출이 일반적으로 신뢰성이 높음.
- 단순무작위표출보다 층화표출이 표본의 대표성을 높일 수 있음.
- 중도탈락률 및 반응률을 고려하여 초기 표본 크기 설계.

4. 표본추출단계

표본추출단계는 표본추출방법에 따라 다르나 일반적인 절차는 다음과 같다.

1) 표적모집단의 정의

표본추출의 첫 단계는 표적모집단을 규명하는 것이다. 즉, 표적모집단은 연구자가 결론을 낸 후 일반화시키고자 하는 전체 대상자의 집단을 말한다. 그러나 전체 표적모집단에 접근하는 것은 불가능하므로 연구자가 접근하여 이용할 수 있는 표적모집단의 일부를 확인한다.

2) 표본추출단위의 선택

모집단이 규정되면 표본추출단위(sampling unit)를 정한다. 특히 모집단이 방대하고 비례적으로 표본을 추출하고자 할 때는 표본추출요소(sampling element)를 선택하기 전 단계에서 표본추출단위가 병원일 수 있고 학교, 학년, 병동일 수 있다. 이 단위가 결정되면 표본추출요소를 적절히 뽑을 수 있다.

3) 표본추출요소의 확보

표본추출단위가 결정되면 각 표본추출단위로부터 정확한 표본추출요소의 원부를 확보한다. 예를 들어, 모집단이 2017년 서울시 소재 500병상 이상의 종합병원에 근무하는 간호사라면 표본추출요소는 접근 가능한 병원들에서 근무하는 간호사이므로, 각 병원 간호부에 문의하여 표본추출요소를 확보해야 한다.

4) 표본추출방법의 결정

각 표본추출방법이 가지고 있는 장점과 단점 및 표본추출요소의 원부(list)를 고려하여 표본추출방법을 결정한다.

5) 표본크기의 결정

표본추출의 방법이 결정됨과 동시에 표본크기도 결정되어야 한다. 표본의 크기는 유의수준, 검정력, 효과크기 등을 바탕으로 표본수 계산 프로그램을 활용하여 계산한다.

6) 표본추출 시행

결정된 표본추출절차에 따라 실제로 표본을 뽑는다.

7) 표본의 확인

대상자가 사람인 경우 그의 인지적차이를 기재하며 이러한 특성의 빈도표를 작성하여 모집단의 빈도표와 비교해 보고 어느 정도 모집단을 대표하고 있는지를 잠정적으로 평가해보는 것이 좋다.

8) 표본의 수정

일단 표본을 뽑으면 수정하지 않는 것이 원칙이다. 그러나 경우에 따라서는 수정이 불가피할 때가 있다. 즉, 표본으로 선정된 사람이 이탈하거나 무성설로 사용이 불가능할 때 또는 표본의 특성이 모집단과 차이가 많이 날 때 등이다. 이와 같은 경우에 다시 뽑아야 하는지를 논의한 후 특별히 필요한 경우 표본이 모집단을 대표한다고 할 수 없으므로 이를 수정하거나 다시 표본을 뽑을 수밖에 없다.

9) 해석과 보고

표본을 이용하여 자료수집을 한 후 이 자료를 분석하고 해석한다. 이는 논문의 결과보고 단계이다. 이 단계에서 표본의 신뢰도를 밝히고 그 신뢰도에 따라 연구결과를 해석해야 한다.

자율학습 활동

1. 표본추출의 기본 개념
1) 표본추출이란 무엇이며, 연구에서 왜 중요한가?
2) 모집단과 표본의 차이를 간단히 설명하고, 모집단과 근접모집단의 차이를 예를 들어 설명하시오.

2. 표본추출방법
1) 단순 무작위 추출(Simple Random Sampling)의 절차를 단계별로 설명하시오.
2) 층화 무작위 추출(Stratified Random Sampling)과 집락 추출(Cluster Sampling)의 차이점을 간단히 기술하시오.
3) 편의 추출(Convenience Sampling)의 장단점을 설명하고, 이를 활용하기 적합한 연구 사례를 제시하시오

3. 표본크기 산정
표본 크기를 결정할 때 유의수준(α)과 검정력($1-\beta$)이 표본 크기에 미치는 영향을 설명하시오.

모범 답안

1. 표본추출의 기본 개념
1) 표본추출은 연구자가 모집단에서 일부를 선택하여 연구에 포함시키는 과정으로, 시간과 자원의 제약을 극복하고 모집단의 특성을 추론하는 데 중요하다.
2) 모집단은 연구 대상의 전체 집합을 의미하며, 표본은 모집단에서 선택된 일부이다. 근접모집단은 실제로 접근 가능한 모집단을 의미하며, 예로 전국 간호사를 모집단으로 설정할 경우 서울 지역 간호사는 근접모집단이 될 수 있다.

2. 표본추출방법
1) 단순 무작위 추출의 절차:
   - 모집단을 확인하고 식별 번호를 부여한다.
   - 필요한 표본 크기를 결정한다.
   - 난수표나 전산 프로그램을 활용하여 무작위로 번호를 선택한다.
   - 선택된 번호에 해당하는 대상을 표본으로 추출한다.
2) 층화 무작위 추출은 모집단을 계층으로 나눈 뒤 각 계층에서 무작위로 표본을 추출하는 반면, 집락 추출은 모집단을 여러 집락으로 나눈 뒤 일부 집락을 무작위로 선택하여 조사하는 방법이다.
3) 편의 추출의 장점은 시간과 비용을 절약할 수 있다는 것이며, 단점은 대표성이 낮아 결과의 일반화가 어렵다는 것이다. 예로, 특정 병원에서 근무하는 간호사만을 대상으로 설문 조사를 진행할 때 활용할 수 있다.

3. 표본크기 산정
유의수준(α)이 낮아질수록 표본 크기가 증가하며, 검정력($1-\beta$)이 높아질수록 작은 효과를 감지하기 위해 더 많은 표본이 필요하다.

제 5 장

측정과 자료수집

1. 측정
2. 자료수집방법

▪ 학습목표 ▪

1. 개념의 측정수준을 설명할 수 있다.
2. 척도의 유형을 설명할 수 있다.
3. 측정도구의 평가기준인 신뢰도와 타당도를 설명할 수 있다.
4. 생리적 측정법, 자가보고법, 관찰법을 설명하고, 장단점을 열거할 수 있다.

1. 측정

측정은 연구의 기본 과정으로, 연구자가 관심을 가지는 변수의 속성을 수량화하는 작업이다. 이는 추상적인 개념을 경험적으로 정량화 가능한 것으로 바꾸는 과정을 의미한다. 이를 통해 추상적 개념과 이론이 경험적 세계에서 관찰 가능하고 검증 가능한 형태로 전환된다. 측정의 신뢰성과 타당성은 연구 결과의 질을 결정짓는 중요한 요소이다.

1) 측정의 의미

측정은 연구에서 관찰할 수 없는 추상적인 개념을 구체적으로 정의하고, 이를 수치화하거나 데이터로 변환하는 과정을 의미한다. 측정은 물리학에서 자연 현상을 이해하고 수량화하기 위한 필수적인 도구로 발전하였다. 이는 물리적 양(예: 길이, 질량, 시간, 전류 등)을 표준화된 단위를 사용하여 정량적으로 표현하는 과정으로, 실험 과학의 기반이며, 이론적 예측을 검증하고 새로운 발견을 가능하게 한다.

물리학에서 발전된 측정 개념은 사회과학의 측정 이론에 적용되어 양적 분석의 기초를 제공한다. 물리학에서는 측정을 "물리적 양을 표준 단위에 따라 수량화하는 과정"으로 정의한다. 이를 사회과학에 대입하면, 측정은 "추상적 개념이나 현상을 관찰 가능한 데이터로 변환하고 수량화하는 과정"으로 정의된다.

물리학에서 국제 단위계를 따르듯, 사회과학에서도 명확한 정의와 규칙을 통해 데이터의 일관성을 유지한다. 두 분야 모두 신뢰할 수 있는 결과를 얻기 위해 측정 도구와 방법의 타당성을 중요시한다. 물리학의 측정은 주로 절대적이고 객관적인 물리적 특성을 다룬다(예: 길이, 무게, 시간). 반면, 사회과학의 측정은 주관적이고 추상적인 개념을 다루며(예: 행복, 사회적 지위), 조작적 정의를 통해 데이터를 수집한다.

사회과학에서 측정은 개념적 정의와 조작적 정의를 통해 이루어진다. 개념적 정의는 연구자가 다루는 추상적 개념의 의미를 이론적으로 설명하는 것이며, 조작적 정의는 이를 구체적이고 측정 가능한 형태로 전환하는 과정이다. 예를 들어, "사회적 지위"는 개념적으로는 개인이 사회 내에서 받는 인식이나 역할을 의미하며, 조작적으로는 소득, 직업, 학력과 같은 지표로 측정된다.

물리학의 측정 개념이 사회과학에 도입되면서 추상적이고 주관적인 개념들도 과학적이고 체계적으로 다룰 수 있게 되었으며, 이는 현대 사회과학 연구의 정량적 접근 방식을 뒷받침하는 토대가 되었다.

간호학 연구에서 측정은 물리적 속성 및 사회과학적 개념을 측정하는데 적용된다.
- **물리적 속성 측정**: 환자의 생리적 상태나 신체적 반응을 정량적으로 평가.
  - 예시: 혈압, 체온, 심박수, 산소포화도 등의 생체 징후 측정.
    ▸ 간호 중재가 혈압 감소에 미치는 효과를 평가하기 위해 전·후 혈압을 측정
    ▸ 수술 후 회복을 평가하기 위해 체온, 심박수, 산소포화도를 기록.
  - 특징: 객관적이고 표준화된 장비와 절차를 사용하며, 국제 단위계를 따름.
- **추상적 개념 측정**: 환자의 심리적, 정서적, 사회적 경험과 상태를 평가.
  - 예시: 스트레스 수준, 삶의 질, 만족도, 우울 척도.
    ▸ 환자의 통증 수준을 평가하기 위해 시각 아날로그 척도(VAS)를 사용.
    ▸ 간호 서비스에 대한 환자 만족도를 평가하기 위해 설문지를 활용.
  - 특징: 설문지, 심리척도, 인터뷰 등을 통해 데이터 수집. 조작적 정의가 중요하며, 개념의 신뢰도와 타당도가 연구의 품질에 영향을 미침

(1) 물리적 속성의 측정

물리적 속성 측정의 기본 요소	측정의 원칙
• 물리적 양: 측정의 대상이 되는 물리적 속성. 예를 들어, 길이, 질량, 시간, 온도 등이 이에 해당. • 측정 단위: 국제단위계(SI, International System of Units)는 물리학에서 사용되는 표준 단위 체계로, 모든 측정값은 이를 기준으로 표현된다. • 기본 단위: 미터(m), 킬로그램(kg), 초(s), 암페어(A), 켈빈(K) 등. • 유도 단위: 속도(m/s), 힘(N), 에너지(J) 등. • 측정 도구와 방법: 측정은 다양한 도구(예: 자, 저울, 전류계)를 사용하며, 정확성과 정밀도를 최대화하기 위해 설계된 실험 절차를 따른다. • 오차와 불확실성: 모든 측정에는 오차가 따른다. 이는 도구의 한계, 실험 조건, 인간의 실수 등 다양한 원인에서 발생할 수 있다. 불확실성은 측정 결과의 신뢰성을 나타내며, 통계적 방법으로 표현된다.	• 재현 가능성: 동일한 조건에서 동일한 측정 결과를 얻을 수 있어야 한다. • 객관성: 측정은 관찰자나 측정 방법에 독립적이어야 한다. • 표준화: 모든 측정값은 표준 단위 체계를 기반으로 보고되어야 한다. • 상대적 비교: 측정은 절대값뿐 아니라 다른 값과의 비교를 통해 의미를 가질 수 있다.

(2) 추상적 개념의 측정

① 이론적 정의에 대한 조작적 정의

추상적 개념을 측정하기 위해서는 먼저 해당 개념을 이론적 정의로 명확히 설명해야 한다. 이론적 정의는 연구에서 다루는 개념의 철학적이고 추상적인 의미를 기술하는 것이다. 이후 이를 조작적 정의로 변환하는데, 이는 개념을 구체적인 변수나 척도로 표현하여 실제 데이터로 수집할 수 있도록 한다.

- 예시:
  - 이론적 정의: "행복"은 개인이 삶에서 느끼는 긍정적인 감정과 만족감이다.
  - 조작적 정의: "행복"은 설문지에서 긍정적인 답변의 비율이나 척도 점수로 측정한다.

조작적 정의는 추상적 개념을 실질적 데이터로 변환하여 연구에서 재현 가능성과 일관성을 확보하는 데 중요하다.

② 수량화

수량화는 추상적 개념을 측정 가능한 숫자 데이터로 변환을 의미한다. 이는 연구자가 개념을 분석하고, 비교하며, 통계적으로 처리할 수 있게 한다. 수량화는 추상적 개념을 숫자로 표현함으로써, 비교 가능성과 과학적 분석의 기회를 제공한다.

③ 규칙

관찰된 개념의 양적인 성질을 나타내기 위해 숫자를 배정하는 규칙이 있다. 측정 대상 개념(변수)의 속성에 맞게 구별하거나 순서, 정도 또는 양을 나타내는 수치나 숫자를 부여하는 것을 말한다. 이를 상호 대응의 규칙(rule of correspondence)이라 한다. 구별하는 것이면 '1, 2, 3…' 등으로 표시하는 것인데, 예컨대 종교에서 '기독교를 1', '천주교를 2', '불교를 3', '이슬람교를 4', '기타 종교를 5'로 구별하여 숫자를 부여하는 경우를 구별한다고 볼 수 있다. 그리고 변수의 속성이 정도를 나타내는 것이면 정도에 따라 '1, 2, 3, 4, 5'를 부여하는 것인데, 예컨대 '절대 반대는 1', '반대는 2', '잘 모르겠음은 3', '찬성은 4', '절대 찬성은 5'로 나타내는 것을 말한다. 또한 수입의 경우는 수입 액수를 그대로 25만 원, 100만 원으로 나타내는 것을 말한다.

- 구별: 속성을 단순히 구분하기 위해 숫자를 사용하는 경우 (예: 종교를 1, 2, 3 등으로 구분).
- 정도: 속성의 정도를 나타내기 위해 숫자를 사용하는 경우 (예: 반대/찬성의 정도를 1~5로 나타냄).
- 양: 실제 수치를 그대로 사용하는 경우 (예: 수입을 25만 원, 100만 원 등으로 나타냄).

2) 측정수준

측정수준은 데이터를 분석하기 전에 변수의 속성을 이해하는 데 중요한 개념이다. 데이터의 속성에 따라 적절한 분석 방법을 선택할 수 있기 때문에 각 측정수준의 특성을 명확히 이해하는 것이 필요하다. 측정수준은 크게 명목수준, 서열수준, 등간수준, 비율수준 네 가지로 나뉜다.

(1) 명목수준 (nominal level)

명목변수(nominal variable)는 측정 수준이 가장 낮은 변수이다. 명목변수의 속성은 분류만 가능하며 변수 값을 양적으로 처리할 수 없고 질적으로 처리하게 된다. 성, 혈액형, 인종, 질병의 종류 등은 모두 명목변수의 예이다. 명목척도에 의한 측정은 대상인 사물이나 현상을 분류하고 분류된 각 집단에 명칭을 붙이는 작업이다. 명목변수에서 분류 항목을 만들어 숫자를 부여하는 데는 포괄성(exhaustiveness)과 상호 배타성(mutual exclusiveness)의 두 가지 원칙이 있다. 포괄성은 분류 항목이 모든 사례가 어느 분류 카테고리든지 속할 수 있도록 충분한 수의 카테고리가 있어야 함을 뜻한다. 상호 배타성은 분류 카테고리의 어느 한 부분에 속하면 다른 부분에는 속할 수 없도록 카테고리가 확실히 차별화되어 구분되게 설정되어야 하는 것을 의미한다.

- 특징: 범주 구분만 가능하며, 순서나 크기를 비교할 수 없음.
- 예시:
  - 성별: 남성(1), 여성(2)
  - 혈액형: A형(1), B형(2), O형(3), AB형(4)

(2) 서열수준(ordinal level): 변수의 순위에 따라 수치부여

서열변수(ordinal variable)는 명목변수보다는 한 단계 더 높게 측정될 수 있는 변수이며, 속성의 대소 또는 다소에 따라 순서대로 분류가 가능한 변수이다. 한 집단이 다른 집단보다 크거나 작다는 비교는 가능하지만, 얼마만큼 크거나 작다고 상세하게 말할 수는 없는 것이다. 주관적 경제 상태를 '상·중·하'로 구분한다면 '상〉중〉하'의 순서 정도는 구분되지만 '상'은 '중'보다 어느 정도 더 잘 살고 '중'은 '하'보다 어느 정도 더 잘 사는지는 알 수 없다.

간호 연구에서 사용되는 많은 척도는 순위 척도 측정이다. 예를 들어, 동통의 강도, 대응 정도, 자가 간호 능력, 일일 운동량 등은 순위 척도로 매길 수 있다.

- 특징: 순서는 존재하지만, 순위 간 간격의 크기 비교는 불가능함.
- 예시:
    - 통증 강도: 약함(1), 중간(2), 강함(3)
    - 사회경제적 지위: 낮음(1), 중간(2), 높음(3)
    - 일일 운동량의 경우
        ▸ 0 = 운동 안 함
        ▸ 1 = 땀이 안 날 정도의 운동
        ▸ 2 = 땀이 날 때까지의 운동
        ▸ 3 = 최소 하루 30분 동안 땀을 흘리면서 운동
        ▸ 4 = 최소 하루 1시간 동안 땀을 흘리면서 운동

일일 운동량의 유형의 척도는 계량적인 서열척도라 부른다. 때로는 이러한 유형의 척도는 등간척도로 처리하기도 한다.

(3) 등간수준(interval level)

등간변수(interval variable)는 서열변수보다 한 단계 더 높게 측정될 수 있는 변수이며, 명목변수와 서열변수의 속성을 가지는 것에 더하여 각 사례에 부여한 연속적 수치 간의 간격이 동일한 의미를 갖는 변수를 말한다. 등간변수의 값이 1, 2, 3, 4, 5의 값을 가지는 경우 1과 2의 거리와 2와 3의 거리는 같고, 1과 3의 거리와 2와 4의 거리는 같다.

등간변수에서 0은 임의로 설정된 것이기 때문에 이때 0은 어떤 속성이 없다는 것이 아니라 어떤 특정한 상태나 조건을 의미한다. 가장 알기 쉬운 예로, 섭씨온도 체계에서 0은 온도가 없다는 의미가 아니라 '물이 어는 온도'를 의미한다.

비율적 의미는 성립하지 않지만 실제로 등간변수에서는 가감승제(덧셈, 뺄셈, 곱셈, 나눗셈)를 비롯한 여러 가지 수학적 조작이 가능하다.

등간변수에 해당하는 변수의 예는 지능, 수학능력시험점수, 학점의 환산평점, 생활 만족도(복합적 지표로 이루어진 측정도구) 등이다. 일반적으로 등간변수로 취급하는 학점, 지능지수, 생활 만족도 등에 대하여 보수적 통계학자들은 변수 값의 간격이 같다는 것을 확인할 수 없기 때문에 등간변수로 취급할 수 없고 서열변수로 취급해야 한다고 주장하기도 한다.

- 특징: 간격은 일정하지만, 비율 계산은 불가능함.
- 예시:
  - 온도: 섭씨 0도는 추위의 '없음'이 아닌 특정 기준점일 뿐이다.
  - 지능지수(IQ): 0이더라도 지능이 없음을 의미하지 않음.

(4) 비율수준(ratio level)

비율변수(ratio variable)는 가장 높은 수준의 변수로 명목변수, 서열변수 및 등간변수의 속성을 다 가지고 있는데 더하여 자연적 0의 값을 갖고 있다. 자연적 0의 값을 갖는다는 것은 0이 '없다'는 의미이다. 비율척도는 측정 대상인 사물이나 현상을 분류하고 순위를 정할 수 있을 뿐 아니라 상호 간의 대소 관계 및 차이를 표시할 수 있음은 물론 몇 배 또는 몇 분의 일이라는 표현을 할 수 있다. 신장, 체중, 폐활량, 수입(원으로 표시) 등은 모두 비율척도로 환산할 수 있는 것들이다. 신장 2m는 1m보다 2배 크다고 말할 수 있다. 요컨대 비율척도로 측정된 변수들에는 가감승제 계산이 모두 가능하며, 다른 척도들에 비해 훨씬 많은 정보를 표현해 줄 수 있다.

비율척도에는 기준점을 표시할 수 있다. 예를 들어, 국민총생산량의 증가율을 표시할 때 2005년을 기준점으로 하여 100이라 하고, 2010년에 200이 되었다면 5년간 2배 상승을 했다고 할 수 있다.

대상자의 키를 예로 측정 수준을 비교해 보면 〈표 2〉과 같다.

┃표 5-1┃ 네 가지 척도로 측정한 키

이름	명목척도	서열척도	등간척도	비율척도
고길동	1	3	10	166
나길동	1	2	5	156
류길동	2	4	15	176
박길동	1	1	0	146
홍길동	2	5	20	186
범위	1~2	1~5	0~20	146~186

명목척도는 키가 170cm 이하인 사람은 1로, 170cm 이상인 사람은 2로 전환한 값이고, 서열척도는 키가 가장 작은 사람부터 큰 사람까지 1에서 5까지 순위를 정하여 전환한 값이다. 등간척도는 키가 가장 작은 사람에게 0점을 배정하고 10cm 증가할 때마다 5점을 추가로 배정하여 전환한 값이다. 비율척도는 cm로 측정한 실제 키를 측정한 값이다.

- 특징: 간격이 일정하고, 0은 절대적인 '없음'을 의미하며, 비율 계산이 가능함.
- 예시: 키, 몸무게, 나이, 소득: 0은 키가 없거나, 몸무게가 없거나, 소득이 없음을 의미.

(5) 측정수준의 특성 비교

명목척도와 서열척도로 측정된 변수는 불연속 혹은 간격변수(categorical variable)이고, 등간척도나 비율척도로 측정된 변수는 연속변수(continuous variable)이다. (〈표 5-2〉 참조)

┃표 5-2┃ 측정 수준별 특징

측정 수준	간격변수		연속변수	
	명목척도	서열척도	등간척도	비율척도
분류(classification)	O	O	O	O
서열 비교(classification by rank-order)		O	O	O
더하기, 빼기(+, −)			O	O
가감승제(+, −, x, ÷)				O

네 가지 측정의 수준과 척도의 성격을 요약해서 비교해 보면, 측정 수준이 높아질수록 통계적 분석에 유용한 척도가 된다.〈표 4〉

표 5-3 주요 척도별 통계량 및 분석방법

척도 유형	특성	주요 통계량	변수 예시	분석 방법
명목척도	- 분류 또는 범주화 - 순서 없음	- 빈도 - 비율 - 최빈값	- 성별 - 혈액형 - 국적	- 카이제곱 검정 - 교차분석 - 로지스틱 회귀분석
서열척도	- 순서화 가능 - 간격 불명확	- 중앙값 - 사분위수범위(IQR) - 순위	- 만족도(1~5점) - 교육수준	- 순위 상관 분석 (Spearman, Kendall) - 윌콕슨 순위합검정 - 크루스칼-월리스 검정
등간척도	- 동일 간격 - 절대 영점 없음	- 평균 - 표준편차 - 분산 - 상관계수	- 온도 - 지능지수(IQ)	- t-검정 - ANOVA - 상관분석 - 회귀분석
비율척도	- 동일 간격 - 절대 영점 존재	- 기하평균 - 조화평균 - 변동계수 - 표준화	- 키 - 몸무게 - 연령	- 회귀분석 - 분산분석 - z-검정 - 비율 차이 검정

3) 척도

척도(scale)는 측정하고자 하는 대상에 부여하는 숫자나 상징들의 체계이다. 연구대상이 자부한다는 것은 척도가 측정하려고 하는 속성을 대상자가 소유하고 있음을 의미하며 폭도 점수는 관심현상에 대한 개인 간의 비교를 허용한다.

현존하는 대부분의 척도는 사회심리적 변수를 측정하기 위해 개발되어 왔다.

(1) 척도의 구성요소

사회심리적 개념을 측정하기 위해 사용되는 척도는 세 가지 요소로 구성되어 있는데, 이는 서술문, 척도의 단계, 척도의 단계에 대한 정의로서, Spielberger의 상태불안척도(표 9-3)를 예를 들면, 〈표 5〉와 같다.

┃표 5-4┃ 척도의 구성

구성요소	구체적 예			
서술문	나는 긴장되어 있다.			
척도의 단계	1	2	3	4
척도의 단계에 대한 정의	전혀 그렇지 않다	조금 그렇다	보통으로 그렇다	대단히 그렇다

(2) 척도의 유형

척도는 지능, 적성, 성취, 성격, 가치 등을 측정하기 위해 개발되어 왔다. 척도의 유형에는 여러 가지가 있으나 여기서는 간호연구에서 평정척도, 어의구별척도, 시각적 상사척도가 많이 이용된다.

① 평정척도 (Rating scale)

평정척도는 대상이 되는 현상의 속성을 연속선상의 점수로 평가하는 척도로서 가장 흔히 사 용되며 서술평정척도, 도표평정척도, 총화평정척도가 있다. 평정척도는 엄밀한 의미에서는 각 항목 간의 차이가 동일하다고 볼 수 없으나 분석의 편의상 보통 등간척도로 간주된다.

■ 서술평정척도 (Descriptive rating scale)

순서에 따라 서술된 진술문을 제시한 후 이 중 하나를 선택하게 함으로써 평정하는 방법이다. 3~7점 척도가 사용되는데 Spielberger의 상태불안척도(표 6)에서의 각 문항은 4점 서술평정척도에 해당된다.

■ 도표평정척도 (Graphic rating scale)

평정의 정도를 일직선상에 표시하게 하는 것으로서 일직선을 동일한 간격으로 끊어 놓고 그 밑에 지시문을 써주어 해당되는 것에 표시하게 한다. 7점 척도가 가장 많이 이용된다.

Graphic Rating Scale

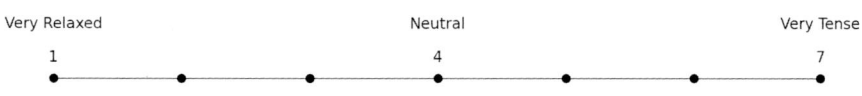

┃그림 5-1┃ 당신의 현재 긴장 정도는? (도표평정척도)

■ 총화평정척도 (Summated rating scale)

이 척도는 여러 개의 문항으로 구성되며 각 문항에 대해 대상자는 서술평정척도에 답을 하고 각 문항의 점수를 더하여 총점을 냄으로써 개인의 특성을 점수화하는 방법이다.

이 척도는 Rensis Likert(1932)가 제창한 척도이므로 Likert 척도라고 한다. Likert 척도는 보통 10~20개 문항으로 구성된다. 긍정적인 문항과 부정적인 문항으로 구성된 경우 부정적인 문항은 점수 계산을 역으로 하여 점수가 높을수록 해당 속성이 높은 것을 의미하게 만든다. Spielberger의 상태불안척도(표 6)가 예가 된다.

표 5-5 Spielberger의 상태불안척도(STAI-X-1)

문항	전혀 그렇지 않다	조금 그렇다	보통으로 그렇다	대단히 그렇다
1. 나는 마음이 차분하다.	①	②	③	④
2. 나는 마음이 든든하다.	①	②	③	④
3. 나는 긴장되어 있다.	①	②	③	④
4. 나는 후회스럽고 서운하다.	①	②	③	④
5. 나는 마음이 편하다.	①	②	③	④
6. 나는 당황해서 어찌할 바를 모르겠다.	①	②	③	④
7. 나는 앞으로 불행이 있을까 걱정하고 있다.	①	②	③	④
8. 나는 마음이 놓인다.	①	②	③	④
9. 나는 불안하다.	①	②	③	④
10. 나는 편안하게 느낀다.	①	②	③	④
11. 나는 자신감이 있다.	①	②	③	④
12. 나는 짜증스럽다.	①	②	③	④
13. 나는 마음이 조마조마하다.	①	②	③	④
14. 나는 극도로 긴장되어 있다.	①	②	③	④
15. 내 마음은 긴장이 풀려 푸근하다.	①	②	③	④
16. 나는 만족스럽다.	①	②	③	④
17. 나는 걱정하고 있다.	①	②	③	④
18. 나는 흥분되어 어쩔 줄 모른다.	①	②	③	④
19. 나는 즐겁다.	①	②	③	④
20. 나는 기분이 좋다.	①	②	③	④

② 어의구별척도 (Semantic differential scale)

이 척도를 이용하여 측정될 개념이나 대상은 단어, 구, 문장 또는 사진 등이다.

척도는 양극에 상반되는 형용사 쌍으로 구성되는데, 연구자는 연구하고자 하는 특정 개념에 이용될 수 있는 여러 차원-평가(evaluation), 능력(potency), 활동(activity)의 형용사를 선택 할 수 있다. 예를 든다면 '중요한-중요하지 않은', '가치 있는-가치 없는', '좋은-나쁜'은 평가 차원이며 '강한-약한', '큰-작은'은 능력 차원이며 '능동적인-수동적인', '빠른-느린'은 활동차 원의 형용사이다. 이들 3차원은 따로따로 점수를 매겨야 한다.

그 이유는 한 개념에 대한 개인의 평가차원 점수는 그 개념에 대한 능력이나 활동차원 점수와 는 독립적이기 때문이다. 예를 들면, '간호사'라는 개념에 대해 두 사람의 활동차원의 점수가 똑같이 높더라도 '간호사 역할'이 얼마나 가치있다고 생각하는지에 대한 평가차원 점수는 다를 수 있기 때문이다.〈그림2〉

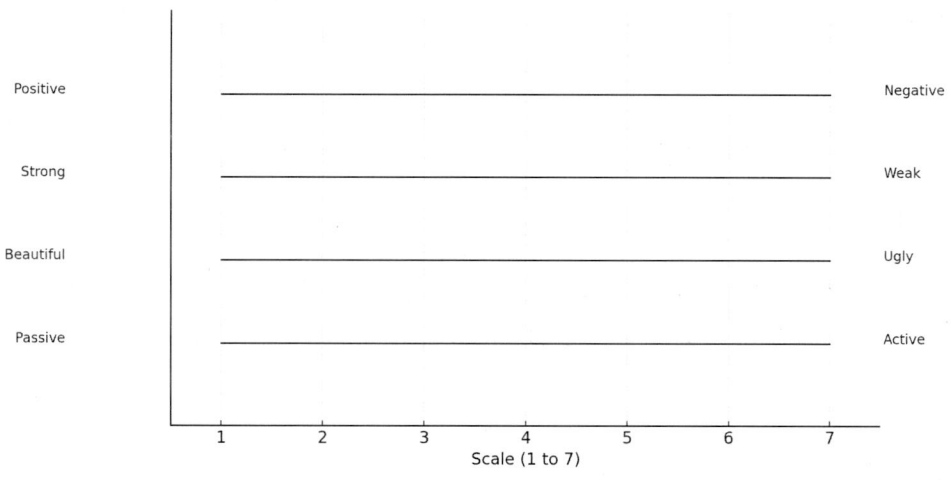

┃그림 5-2┃ 어의구별척도 (Semantic Differential Scale)

③ 시각적 상사 척도 (Visual analog Scale, VAS)

시각적 상사 척도는 등간 척도의 자료를 얻기 위해 고안된 측정 기법의 하나이다. 대상자에게 직선상에 그들의 감정, 의견, 신념을 반영하는 한 점을 표시하도록 요구한다. 보통 숫자 표시가 없는 10cm의 선이 척도로 이용되고 척도의 양극 끝에 단어를 제시한다. 척도의 점수는 시작점에서부터 직선상에 대상자가 표시한 점까지의 길이를 측정함으로써 얻어진다.〈그림 5-3〉

Visual Analog Scale (VAS)

No Pain   Worst Pain

┃그림 5-3┃ 통증정도는? (시각적 상사척도)

4) 측정 도구의 평가

연구자가 개념을 측정하는 데 적절한 도구를 선택하였는지의 여부는 연구 결과의 타당성에 중요한 영향을 주기 때문에 도구 선정 시 연구자는 측정 도구에 대한 평가를 내려야 한다. 이를 위하여 먼저 측정 오차의 개념을 이해하고 다음으로 측정 도구를 평가하는 기준인 신뢰도와 타당도를 살펴보고자 한다.

(1) 측정오차(Measurement Error)

주장하고자 하는 현상과 측정의 숫자 체계가 직접적으로 연결 가능하고 측정 대상의 속성을 정확히 반영할 수 있는 도구가 있다면 측정은 정확하고 쉽게 이루어질 수 있을 것이다. 그러나 현실에서는 그렇지 못한 경우가 더 많다. 특히 사회과학에서 흔히 이용되는 개념은 개념의 의미를 규명하기 어렵고 측정 도구가 완벽하게 개발되기도 어렵기 때문에 측정 오차는 거의 모든 경우에 발생한다.

그러므로 연구자가 측정하여 얻은 측정값은 그 속성의 참값(true score)과 측정 오차로 구성되는데, 측정 오차에는 체계적 오차(systematic error)와 무작위 오차(random error)가 있다. 이를 간단한 식으로 나타내면 다음과 같다.

측정값 = 참값 + 체계적 오차 + 무작위 오차

연구자는 측정 오차를 줄임으로써 측정값을 참값에 가깝게 하려는 노력을 기울여야 하는데, 이를 위하여 측정 오차의 출처를 알고 그 출처를 가능한 제거하여야 한다.

무작위 오차는 측정 시 다양한 요인에 의해 우연히 일어나는 오차로, 오차의 출처는 다음과 같다.

- 측정 대상자의 일시적 요인: 측정 당시 대상자의 컨디션, 기분, 피로, 주의 집중도, 건강 상태 등은 측정 결과에 영향을 미칠 수 있다. 예를 들어, 같은 사람이 같은 시험을 보더라도 컨디션이 좋은 날과 그렇지 않은 날의 점수가 다를 수 있다. 혈압 측정의 경우에도 측정 직전의 활동이나 심리 상태에 따라 혈압 수치가 달라질 수 있다.
- 측정 상황 요인: 측정 환경의 온도, 습도, 조명, 소음, 환기 상태 등도 무작위 오차의 원인이 될 수 있다. 예를 들어, 소음이 심한 환경에서 설문 조사를 진행하면 응답자가 질문에 제대로 집중하지 못해 엉뚱한 답변을 할 가능성이 높다.
- 측정 절차 요인: 측정 도구나 방법을 사용하는 과정에서의 미세한 차이도 오차를 발생시킬 수 있다. 예를 들어, 자를 사용하여 길이를 측정할 때마다 눈금의 위치를 조금씩 다르게 읽을 수 있으며, 면접 조사 시 면접관의 질문 방식이나 태도가 조금씩 달라질 수 있다. 설문 조사의 경우, 질문의 순서가 바뀌거나 질문의 표현이 조금씩 달라지는 경우에도 응답에 영향을 줄 수 있다.
- 자료 처리 요인: 측정된 데이터를 기록하거나 분석하는 과정에서의 실수도 무작위 오차를 유발할 수 있다. 예를 들어, 데이터를 엑셀에 입력하는 과정에서 숫자를 잘못 입력하거나, 통계 분석 과정에서 잘못된 분석 방법을 적용할 수 있다.

측정 오차 중 체계적 오차(systematic error)는 측정하려는 개념 외의 것이 측정되었기 때문에 일어난다. 측정 시마다 우연이 아니라 일관되게 같은 크기와 같은 방향으로 발생하는 오차로, 연구 결과에 보다 심각한 영향을 준다. 즉, 측정이 일관되지만 정확하지 않아서 연구 결과를 일관되게 과소평가 또는 과대평가하게 만들 수 있다. 예를 들면, 체온 측정 시 실제 체온보다 1℃ 낮게 측정되는 체온계를 사용하는 경우로, 이 경우 평균이 참값보다 낮게 나타난다. 체계 오차는 거의 모든 측정에 일어나지만 개념과 그 개념을 측정하는 도구가 밀접히 연결될수록 체계 오차가 감소할 수 있다. 체계 오차가 감소하면 도구의 타당도가 높아진다.

무작위오차(random error)는 개별 측정에서 오차의 크기 및 방향을 정확하게 예측하는 것은 불가능하다. 동일 대상을 반복 측정하여 얻은 측정값들을 도수분포곡

선으로 나타낼 경우, 정규 분포의 형태를 보이는 경향이 있다. 동일 대상에 대한 반복 측정 횟수를 증가시킬수록, 측정값들의 산술 평균은 참값에 접근하는 경향을 나타낸다.

(2) 측정도구의 평가기준: 신뢰도와 타당도

측정 도구의 질과 적절성을 평가하는 데 가장 중요한 기준은 신뢰도와 타당도이다.

① 신뢰도 (Reliability)

신뢰도는 도구가 측정하고자 하는 현상을 일관성(consistency) 있게 측정하는 정도를 의미한다. 즉, 동일 대상에게 같은 측정도구로 반복 측정했을 때 동일하거나 비슷한 결과를 얻을 수 있어야 한다. 예를 들어, 대상자의 체중 측정 시, 오늘 측정했는데 5분 후 다시 측정했을 때 다른 값이 나온다면 그 도구는 신뢰할 수 없다. 신뢰도는 또한 도구를 이용하여 측정 시 무작위 측정 오차가 발생하지 않는 정도로, 무작위 측정 오차가 작을수록 도구의 신뢰도는 높아진다.

도구의 신뢰도는 고정된 것이 아니라, 신뢰도는 특정 조건에 있는 특정 표본에게 시행되고 그와 유사한 조건에서 그 도구의 신뢰도를 인정받는다. 예를 들어, 미국 병원에 입원한 성인 환자의 색 콘도를 측정하기 위해 개발된 도구는 동소년 입원 환자나 양로원에 있는 노인에게 사용할 경우 신뢰할 수 없는 도구가 될 수 있다.

그러므로 도구 선정 시에는 연구 대상자가 도구 개발 당시의 대상자의 특성과 유사한지를 판단해야 한다. 또한 개발 당시 신뢰도가 높았던 도구를 선택하는 것이 바람직하며, 나아가 도구를 사용할 때마다 다시 신뢰도를 측정하는 것이 권장된다.

신뢰도는 다양하게 측정될 수 있는데, 주로 안정성, 내적 일관성, 동등성 측면에서 측정된다.

(ㄱ) 안정성 (Stability)

측정도구의 안정성은 도구를 반복 사용했을 때 같은 결과를 얻는 정도를 말한다. 안정성은 검사-재검사 신뢰도(test-retest reliability)를 통해 이루어진다. 검사-재검사 신뢰도는 동일한 상황에서 동일한 측정도구를 동일한 대상자에게 시간 간격

(보통 2~4주 간격을 두고 2회 측정하여 그 결과를 비교하는 것이다. 결과 비교는 상관계수로 제시되는데, 상관계수가 1에 가까울수록 신뢰도(안정성)가 높은 것이다. 신뢰도는 측정되는 속성(예: 태도, 행동, 기분, 지식, 성격 등)이 시간의 흐름에 따라 변하는 경우 측정 결과의 차이가 대상자의 속성 변화에 의한 것인지, 단순히 측정도구의 신뢰도(안정성)가 낮은 것인지 판단하기 어렵다는 한계가 있다. 그러므로 신뢰도는 성격이나 능력 같은 비교적 지속적인 개인의 속성을 측정하는 데 가장 적절하다. 또한, 신뢰도는 동일한 측정도구를 2회 적용하므로 첫 번째 측정 시의 내용을 기억하여 두 번째 측정에 같은 형태로 응답할 가능성이 있어 신뢰도가 실제보다 높게 추정될 가능성이 있다. 반면, 같은 도구의 반복 사용으로 대상자가 두 번째 측정 시 지루해 하여 신뢰도가 낮게 나올 수 있다는 점도 있다.

(ㄴ) 내적 일관성 (Internal consistency)

측정도구의 내적 일관성은 측정도구의 동질성(homogeneity)을 말하는데, 이 신뢰도가 높을수록 도구는 관심 있는 속성만을 측정하고 다른 속성은 측정하지 않을 가능성이 커진다. 예를 들면, 간호사의 '의사결정능력'을 측정하는 도구에 '감정이입'을 측정하는 문장이 들어 있으면 내적 일관성이 없다. 내적 일관성은 오늘날 가장 널리 이용되는 신뢰도인데, 그 이유는 짧은 검사로 신뢰도를 구할 수 있어 경제적이라는 점과 문항이 적절하게 표현되었는지 확인할 수 있는 가장 좋은 방법이기 때문이다. 문항이 부적절하게 표현되는 것은 측정 오차를 크게 하는 주요 요인이다.

- Cronbach's alpha (Alpha 계수)

오늘날 내적 일관성을 보기 위해 가장 널리 이용되는 방법으로서, 도구 내의 각 문항 간 상관계수나 공분산(covariance)에 기초하여 계산된다. Alpha 값은 '0~1'까지이며, '0'은 내적 일관성이 전혀 없고, '1'은 내적 일관성이 완전함을 의미한다. 신뢰계수가 낮으면 분할 변량이 적거나 문항 수가 극히 적은 경우이다. 또한 수정된 문항-전체 점수 상관계수(corrected item-total correlation; 개별 문항의 점수와 개별 문항을 제외한 나머지 도구 문항의 총점 간의 상관계수)까지 동시에 실시할 수 있어 연구자는 상관계수가 낮은 문항을 찾아내어 도구에서 제외함으로써 측정도구의 신뢰도를 높일 수 있다.

- Kuder-Richardson (KR-20, 쿠더-리처드슨 신뢰도) 계수

Alpha 계수의 특별한 변형으로서 자료가 이분식 척도로 측정되었을 때 이용된다. 예를 들면, 지식 도구에서 정답은 1, 오답이나 모르겠음은 2로 점수화한 경우이다.

㈐ 동등성 (Equivalence)

동등성은 같은 대상의 같은 속성을 측정하는 데 있어서 도구의 동등성을 평가하는 것이다. 이러한 측면을 평가하는 신뢰도에는 측정자 간 (또는 관찰자 간) 신뢰도(interrater reliability/interobserver reliability)가 있다. 측정자 간 신뢰도는 두 명 이상의 측정자가 같은 도구로 동일 대상을 측정하여 얻은 점수 간의 상관계수를 내거나 일치도 계수를 계산하는 것이다.

일치도 계수는 2명이 선택지가 2개인 이분식 척도로 측정을 한 경우 다음의 방정식을 이용하여 계산한다.

일치도 계수 = 일치한 문항 수 / (일치한 문항 수 + 일치하지 않은 문항 수)

이 경우 우연에 의해 일치도가 과대평가되는 경향이 있으므로 이를 보정하는 분석 방법으로 Cohen's kappa가 널리 이용된다. 그 밖에 급내상관계수(intraclass correlation coefficient)가 연속형 척도로 2명 이상 측정 시 측정자 간 신뢰도를 검증하기 위해 이용되고 있다.

위에서 측정도구의 신뢰도를 측정하는 방법을 제시했는데, 연구자는 각 방법에 따라 신뢰도 계수를 측정한 후 이 계수가 어느 정도면 도구의 신뢰도를 인정받을 수 있는지에 대해 궁금할 것이다. Polit와 Hungler(2004)가 제시한 기준을 요약하면 연구자가 집단 간의 점수를 비교하는 데 관심이 있으면(예: 관상동맥질환 발생사와 비발생자 간의 흡연 정도 비교) 신뢰도 계수가 0.7 이상이 되어야 하고(0.8 이상이면 바람직함), 만일 측정도구가 개인에 대한 의사결정에 이용되면(예: 시험 점수가 대학원 입학 기준으로 적용 시) 신뢰도 계수는 0.9 이상이어야 한다.

② 타당도 (Validity)

타당도는 측정도구가 측정하고자 하는 개념의 속성을 제대로 측정하는 정도이다.

예를 들면, 지적 장애아에 대한 간호사의 태도를 측정하는 도구를 개발했을 때, 이 도구를 이용하여 측정된 점수가 간호사의 태도를 타당하게 반영하는지 어떻게 알 수 있는가의 문제이다. 또한 환자의 불안을 측정하도록 고안된 도구는 불안을 측정해야지 항암화학요법의 부작용이나 병태생리학적 변화를 측정해서는 안 된다는 것이다.

자연과학에서는 사물을 측정할 때 대부분의 경우 측정 대상을 직접적으로 측정하는 반면, 사회과학이나 간호학의 경우 대상의 특성상 간접적으로 대상을 측정하는 경우가 대부분이어서 타당도의 문제가 특히 중요시된다.

타당도는 그 평가 방법에 따라 내용 타당도, 준거 타당도, 구성 타당도로 나누어 볼 수 있다.

(ㄱ) 내용 타당도 (Content validity)

내용 타당도는 측정도구의 문항이 도구가 측정하려는 내용을 적절하게 대표하고 있는가를 뜻한다. 만일 측정도구의 문항이 이 도구가 측정하고자 하는 개념과 관련된 문항의 모집단으로부터 무작위로 추출하여 작성되었다면 이 도구의 문항은 전체 모집단 문항을 대표하고 내용 타당도가 높게 된다.

하지만 문항의 모집단은 실제로 존재하는 것이 아니고 이론적으로만 존재하므로 모집단으로부터 문항을 무작위 추출하는 것은 가능하지 않아 현실에서는 가능한 관련 문항을 많이 수집하여 이 수집된 문항에서 표본 추출을 하게 된다.

이상의 이유로 내용 타당도의 평가는 주관적인 판단에 의존할 수밖에 없는데, 구체적인 방법으로는 해당 분야의 전문가에게 의뢰하여 측정도구의 내용을 평가받도록 하는 것이다. 전문가들 사이에 완전한 합의가 있는 경우 그 도구의 내용 타당도가 높다고 볼 수 있고 그렇지 못한 경우 그들의 의견을 참고하여 도구를 수정 및 보완하여야 한다.

내용 타당도를 객관화하기 위한 방법으로 내용 타당도 지수(content validity index, CVI)가 사용된다. 내용 타당도 지수는 전문가들에게 도구의 개별 문항이 해당 개념과 관련되고 적절한지 평가받아 개념 분석의 타당도를 측정하는 것이다. 예를 들면, 4명의 전문가에게 개별 문항에 대해 1~4점 척도(전혀 관련이 없다 1점~매우 관련이 높다 4점)로 평가하게 한 후 4명 전문가의 평가 점수 합계를 전문가 수에 따른 최대 평가 점수(예: 4명 × 4점)로 나눈 값이 내용 타당도 지수이다. 일반적으로 0.8 이상인 문항을 선정할 경우 도구의 내용 타당도가 인정된다.

(ㄴ) 준거 타당도 (Criterion validity)

준거 타당도는 측정도구의 측정 결과와 외적 준거와의 관계를 평가하는 것으로, 둘 간 높은 상관관계가 있으면 타당도가 높다고 평가된다. 이때 외적 준거는 연구자가 측정하고자 하는 속성을 잘 나타낼 수 있는 객관적 기준으로 신뢰할 수 있고 타당한 준거의 선택이 필수적이다.

준거 타당도에는 예측 타당도(predictive validity)와 동시 타당도(concurrent validity)가 있다.

- 예측 타당도(predictive validity)

예측 타당도는 측정도구에 의한 측정 결과를 시간 이후에 측정된 외적 준거 점수와 상관관계를 봄으로써 도구가 미래를 예측할 수 있는 능력을 평가하는 것이다. 예를 들어, 유능한 간호사 선발을 위해 개발된 시험 점수가 실제로 나중에 병원에서 보여주는 근무 성적과 어느 정도 관련 있는지 알아보는 것이다. 이때 유능한 간호사 선발을 위한 측정도구는 전공 시험이 되고, 유능한 간호사인지 아닌지를 알려 주는 외적 준거는 채용 후 근무 성적이 된다. 이들 점수 간에 높은 상관관계가 나타나면 전공 시험은 유능한 간호사를 잘 예측하는 도구로 평가될 수 있다.

- 동시 타당도(concurrent validity)

동시 타당도는 예측 타당도와 거의 같은데, 외적 준거의 측정이 측정도구에 의한 측정과 동시에 이루어진다는 점만 다르며, 이는 측정도구가 현재의 상태를 올바르게 판단할 수 있는가를 평가하는 것이다. 예를 들면, 간호사의 전문적 성향을 측정하는 도구를 개발한 후 이 도구를 이용하여 자료수집을 하면서 동시에 구독하는 전문 간호학술지의 수를 조사한다.

학술지의 구독은 전문적 성향에 대한 외적 준거로 선택된 것이다. 만일 전문적 성향 측정도구에 의한 측정 점수와 전문 간호학술지의 수 간에 상관계수가 0.83으로 나왔다면, 이 측정도구는 전문적 성향에 대한 동시 타당도가 있는 도구로 평가될 수 있다.

준거 타당도는 실무 중심의 연구에서 가장 자주 이용되는 접근으로 정책 결정자들에게 그들의 결정이 효과적이고 공정한지, 다시 말하면 타당한지에 대한 확신을 주는 데 도움을 준다.

ⓒ 구성 타당도 (Construct validity)

구성 타당도는 측정도구가 실제로 무엇을 측정하는가에 대한 타당도로서, 즉 연구자가 측정하고자 하는 추상적인 개념이 측정도구에 의해서 적절하게 측정되는지에 관한 문제이다. 다시 말하면, 구성 타당도는 측정도구와 측정하려는 개념의 기반이 되는 이론과의 관계를 파악하는 타당도로서 도구의 구성 타당도를 증명하는 것은 연구자가 직면하는 가장 어렵고 도전적인 작업 중 하나이다.

어떤 방법이든 간에 논리적인 분석과 이론에 의해 예측된 관계의 검증에 중점을 두고 있다.

구성 타당도의 측정 방법에는 집단 비교법, 다속성-다방법 접근법, 요인 분석 등이 있는데 이 중에서 대표적인 두 가지 방법을 설명하면 다음과 같다.

- 집단 비교법 (Known group technique)

집단 비교법은 이미 알고 있는 특성으로 인해 측정하고자 하는 개념의 속성에 차이가 있을 것으로 기대되는 집단들에게 측정도구를 이용하여 측정한 결과를 서로 비교하여 이론에서 예측하는 대로 나오는지를 보는 것이다. 예를 들면, 근거 기반 실무 기술을 측정하는 도구를 개발하여 이 도구의 구성 타당도를 집단 비교법으로 검증하려고 할 때 이론적인 근거에서 근거 기반 실무 기술에 차이가 나리라고 예상되는 두 집단인 근거 기반 실무 프로젝트 수행군과 비수행군에게 측정도구를 이용해 근거 기반 실무 기술 수준을 측정한다. 그 결과 프로젝트 수행군이 비수행군보다 근거 기반 실무 기술 수준이 높게 나오면 이 도구는 구성 타당도가 있는 도구라고 평가할 수 있다.

- 다속성-다방법 접근법 (Multitrait-multimethod matrix method)

이 방법은 수렴 타당도(convergence)와 판별 타당도(discriminability)의 원리를 이용하여 타당도를 평가하는 방법이다.

수렴 타당도는 동일한 개념을 서로 다른 방법으로 측정했을 때 비교적 높은 상관관계를 나타내는 것을 의미하고, 판별 타당도는 상이한 개념을 비슷한 도구로 측정했다 할지라도 이들 측정 점수들 사이에는 상관성이 높지 않다는 것이다. 이 방법을 적용하기 위해서는 상이한 다수의 개념과 다수의 측정 방법이 필요하다.

- 요인 분석 (Factor analysis)

요인 분석의 기본 원리는 문항들 간 상관관계가 높은 것끼리 묶어내어 하나의 요인을 형성하는 것이다. 하나의 요인 내에 묶여진 문항들은 동일한 개념을 측정하는 것으로 간주할 수 있다. 요인 분석을 통해서 요인들 간의 상관관계도 아울러 분석할 수 있다. 예를 들어, 우울 증상을 측정하는 여러 문항들을 분석하여 '정서적 고통', '신체적 증상', '동기 저하' 등의 요인으로 나눌 수 있다.

③ 신뢰도와 타당도의 관계

신뢰도는 측정의 일관성 또는 정확성을 의미하고, 타당도는 측정이 의도한 바를 정확하게 측정하는지를 의미한다. 신뢰도는 타당도의 필요조건이지만 충분조건은 아니다. 즉, 측정이 타당하기 위해서는 먼저 신뢰성이 확보되어야 하지만, 신뢰성이 높다고 해서 반드시 타당성이 높은 것은 아니다. 예를 들면, 손목 둘레를 가지고 불안을 추정했다면 우리는 손목 둘레에 대해 매우 정확하고 일관된 측정을 할 수 있으므로 신뢰성은 있으나 이러한 측정은 불안에 대한 타당한 지표가 될 수는 없다.

5) 측정도구의 선택

측정 변수를 측정하기 위해 도구를 선택하는 것은 연구의 질을 결정하는데 중요한 과정이다. 측정 방법은 변수의 조작적 정의와 일치해야 하며 적정한 측정 방법을 위해서는 광범위한 문헌 고찰이 필요할 수 있다.

연구 변수를 측정하기 위해 새로운 도구의 제작은 시간이 오래 걸리고 상당한 연구 작업이 필요하기 때문에 기존의 도구를 먼저 찾아보고, 모든 도구가 적정하지 않다고 판단될 때 하는 것이 좋다.

기존의 도구 중에서 측정도구 선택 시 3단계를 거친다. 1단계에서는 연구 목적 및 연구 문제와 관련하여 필요한 도구가 무엇인지를 규명한다. 2단계에서는 관련된 모든 적절한 도구를 체계적으로 추적하여 수집한다. 3단계에서는 수집된 도구를 분석하여 연구에 가장 적합한 도구를 규명하는데, 이때 측정도구를 분석하기 위해 다음과 같은 질문을 할 필요가 있다.

- 이 도구는 연구자가 측정하고자 하는 것을 정확하게 측정하는가?
- 이 도구는 연구자의 변수에 대한 조작적 정의를 반영하는가?
- 연구의 모집단이 이 도구가 전에 사용되었던 모집단과 유사한가?
- 연구 대상자가 도구의 문항을 읽고 이해할 수 있는가?
- 도구는 측정하려는 현상 내의 작은 차이까지도 민감하게 측정할 수 있는가?
- 도구를 구입하고, 사용하고, 점수를 주는 과정이 어떠한가?
- 도구별 사용하려면 어떤 기술이 필요한가?
- 점수는 어떻게 해석되는가?
- 도구를 사용하는 데 어느 정도의 시간이 걸리는가?
- 도구의 신뢰도와 타당도에 대한 근거가 있는가?

2. 자료수집방법

연구 목적을 달성하기 위해 분석에 필요한 자료를 수집하여야 한다. 자료수집(data collection)을 위하여 연구 개념은 먼저 관찰 가능하고, 측정 가능한 현상으로 조작화되고 그런 다음 조작적 정의에 따라 적절한 자료수집방법이 선택되어야 한다. 자료수집방법이 적절하지 못하면 연구 결과를 신뢰할 수 없게 되므로 적정한 자료수집방법을 선택하는 데 많은 노력을 기울여야 한다.

자료수집방법에 대한 결정이 내려지면 본 자료수집 전에 예비 조사를 하는 것이 바람직하다. 예비 조사는 실제로 수행하고자 하는 연구를 소규모 수준으로 시도해 보는 것으로서 측정도구의 적정성에 대한 사정뿐 아니라 연구의 수행 가능성을 사정하고 연구 설계를 강화하는 데 이용된다. 반면, 사전 조사는 측정도구의 적정성에 대한 사정을 위주로 시도된다. 예를 들면, 응답자가 질문지와 내용을 이해하는지, 질문의 유형은 적절한지, 질문지 작성에 필요한 시간은 어느 정도인지 등을 파악하여 이를 수정함으로써 측정도구의 정확성과 민감성을 높이는 작업이다.

간호 연구에서 자료수집 시 흔히 사용하는 방법에는 생리적 측정법, 자가 보고법, 관찰법이 있으며 그 밖에 일지 기법, 면접법 등도 사용한다.

1) 생리적 측정법

관심 있는 생리적 변수를 직접적으로 측정하기 위해 생리적 측정(physiological measure)을 이용한다. 예를 들면, 고혈압 환자에서 이완 요법의 시행이 혈압을 저하시키는 지를 확인하기 위해 환자의 혈압을 측정하는 경우이다. 그러나 생리적 변수는 반드시 생리 측정법을 통해 측정되지는 않는다. 구토, 홍조, 부종, 상처의 상태와 같은 자료는 관찰법이 용이하며 통증, 피로감, 오심 등은 자가 보고를 통한 자료수집이 가능하다.

최근 임상 연구를 위해 점차 생리적 측정법을 많이 이용하고 있다. 생리적 측정을 추정 방법에 따라 분류하면 크게 4종류로 분류되는데, 물리적 측정(예: 체온, 혈압 등), 생화학적 측정(예: 혈당치, 혈액 내 호르몬치 등), 미생물학적 측정(예: 세균의 수와 배양 등), 해부학적 또는 조직학적 측정(예: X-선, 조직 검사 등)이다.

(1) 신체기능별 생리적 측정법

- **순환기계 기능**: 혈압, 혈액량, 맥박, 심전도 등을 측정하며, 혈액 검사법을 시행함으로써 산소 포화도, 최대 산소 섭취량, 혈액의 내용물(예: 혈액 색소치, 헤마토크릿 등) 확인
- **호흡기계**: 호흡량, 폐활량, 공기 흐름 등을 측정하고, 동맥혈 가스 분석, 객담 배양 검사 등을 사용.
- **신경계**: 체온, 뇌파, 뇌척수액, 뇌척수압, 자율신경계 활성도 등을 측정.
- **근골격계**: 근육 둘레, 근력, 근육 용적, 골밀도, 관절 각도 등을 측정하고, 근전도계를 용하기도 함.
- **위장계**: 위 근전도, 위 내용물 검사, 대변 검사 등으로 위장 활동을 측정.
- **비뇨기계**: 소변 검사, 현미경 검사 등으로 소변의 내용물과 세균 여부를 측정.
- **내분비 및 외분비계**: 호르몬 분비 등을 측정. 코르티솔은 스트레스, 불안 등의 지표, 카테콜아민은 정신적 긴장의 지표.
- **대사 기능**: 혈액의 생화학적 검사로 대사 및 영양 상태를 측정. 당화혈색소, 콜레스테롤, 중성지방 등을 측정.
- **면역 기능**: 혈액 내 T세포, NK 세포 등을 측정.

(2) 생리적 측정법의 장단점

- 장점:
  - 생리적 측정법은 몸의 기능을 직접 측정하는 방법. 객관적이고 정확하다.
  - 심리 측정 도구보다 더 정확하고 정밀하며 민감하다.
  - 측정하려는 것을 제대로 측정한다(예: 체온계는 체온을 측정).
- 단점:
  - 기구 사용법을 잘 모르면 정확하게 측정하기 어렵다.
  - 기구 자체가 측정 대상에 영향을 줄 수 있다(예: 혈류 측정 시 기구가 혈관을 막아서 측정값이 달라질 수 있음).
  - 움직임 등으로 인해 엉뚱한 결과가 나올 수 있다.
  - 한 부분이 자극을 받으면 다른 부분도 영향을 받을 수 있다.
  - 전기 자극 같은 건 세포를 손상시킬 수 있다.
  - 기구가 비싸다 (하지만 기존 기구를 쓰면 괜찮다).

2) 자가보고법

대상자가 직접 자기 정보를 알려주는 방법. 인구학적 정보, 지식, 생각, 감정, 행동, 주변 사람에 대한 정보 등을 얻을 수 있다. 조사 연구에서 많이 쓰이지만 다른 연구에서도 쓰인다. 면담과 질문지법이 있다.

(1) 면담

면담은 질적 연구와 서술적 연구에서 가장 흔히 사용되나 그 밖의 연구에서도 사용될 수 있다.

① 면담의 유형

면담의 유형에는 구조적 면담과 비구조적 면담이 있다.

| 표 5-6 | 면담의 유형

면담 유형	특징	장점	단점
구조적	질문과 순서를 미리 정해놓고 모든 대상자에게 동일하게 질문	초보 면담자도 쉽게 사용 가능, 결과 비교/분석 용이	새로운 사실 발견 가능성 낮음
비구조적	질문 내용이나 순서를 미리 정하지 않고 상황에 따라 융통성 있게 진행	심층적인 정보 획득 가능, 새로운 사실 발견 가능성 높음	질문과 답변 범위가 넓어 결과 비교/분석 어려움

② 면담에 의한 자료수집

면담의 질은 면담자 능력에 따라 크게 달라진다. 면담자는 면담 내용을 잘 알고 있어야 하며, 좋은 면담 기술을 익혀야 한다. 여러 명이 면담할 때는 면담자들을 훈련시켜야 한다.

- 면담 시작

면담 목적을 설명하고 비밀 보장을 약속해서 대상자가 안심하고 참여하게 해야 한다. 면담자 소개도 해서 신뢰를 얻어야 하고, 편안한 분위기를 만들어야 한다.

- 면담 진행

면담자는 객관적으로 면담을 진행해야 한다. 대상자의 말을 긍정하거나 부정하지 않고 자연스럽게 받아들여야 한다.

구조적 면담에서는 면담계획표에 정해진 질문을 그대로 해야 하고, 질문 설명을 덧붙여서는 안 된다. 그렇다고 질문지를 읽는 것처럼 딱딱하게 해서도 안 된다.

대상자가 엉뚱한 대답을 하거나 대답을 피하려고 하면, 탐색(probing)을 사용해서 더 자세한 대답을 유도해야 한다. 원래 질문을 다시 하거나, 침묵하거나, "어떻게 그렇죠?", "그 밖에는요?" 같은 질문을 할 수 있다. 하지만 탐색은 중립적이어야 한다. 면담이 진행되면서 더 깊이 있는 질문을 할 수도 있다. 면담이 끝나면 협조에 감사 인사를 하고 좋은 인상을 남기도록 한다.

- 면담 자료의 기록

면담 중이나 후에 바로 기록해야 한다. 녹음하거나 노트에 적는 방법이 있다. 대상자의 말을 그대로 적는 것이 중요하다.

(2) 질문지법

질문 유형에는 크게 개방형 질문과 폐쇄형 질문이 있다. 이들 질문 유형의 특징과 장단점을 비교하면 다음과 같다.

① 질문지의 유형

- 개방형 질문

응답자가 자신의 말로 질문에 답하도록 하는 질문으로, 예를 들면 "21세기에 있어서 나이팅게일의 정신이란 무엇이라고 생각합니까?" 등이다. 개방형 질문은 연구자가 응답자의 예상치 못한 반응 양식을 예상할 수 없을 때 또는 질문에 대한 가능한 반응이 열거하기에는 너무 많을 때 이용된다. 이 질문의 장·단점은 다음과 같다.

- 장점
  - ▶ 다양하고 깊이 있는 응답을 얻을 수 있다.
  - ▶ 예상치 못했던 새로운 사실을 발견할 수 있다.
- 단점
  - ▶ 응답자가 답을 하는 데 시간 소모가 많고 자신의 생각을 조직하는 데 어려움을 느낄 수 있다.
  - ▶ 자료 분석 시 질문에 대한 응답이 다양하여 연구자가 이들을 범주로 바꾸어야 수량화가 가능하므로 자료 분석이 어렵고 시간 소모가 많다.

- 폐쇄형 질문

응답자에게 몇 개의 선택지를 제시해 주고 그 중 하나를 선택하도록 만든 질문이다.

- 장점
  - ▶ 짧은 시간에 많은 질문에 답할 수 있다.
  - ▶ 언어 표현이 부족한 사람에게 자료수집이 용이하다.
  - ▶ 자료 분석이 용이하다.
- 단점
  - ▶ 응답이 피상적이 될 수 있다.

▶ 중요한 선택지가 빠질 가능성이 있다. 이는 현상에 대한 부적절한 이해와 편중(bias)을 이끌 수 있다.
▶ 응답자에게 해당되는 선택지가 주어지지 않을 때 응답자는 자신의 의견과는 다른 반응을 선택할 수 있다.

결론적으로 개방형과 폐쇄형 질문 중 어느 것을 사용할 것인가는 연구 주제, 응답자의 언어적 의사소통 능력, 이용할 수 있는 시간 등 많은 사항을 고려한 후 결정해야 한다.

② 폐쇄형 질문의 유형
- 이분식 질문

가장 단순한 폐쇄형 질문의 형태로 두 개의 선택지 중에서 한 개를 선택하는 것이다.

```
예) 당신은 임상간호사입니까?
    ① 예
    ② 아니오
```

이때 연구자는 질문에 대한 반응에 따라 그 다음 질문에 답하도록 하는 여과형 질문(filter question)을 할 수 있다.

```
예) 당신은 임상간호사입니까?
    ① 예   ------〉 (현재까지 임상간호사로서의 근무 경력은? 년)
    ② 아니오
```

- 선다식 질문

이분식 질문보다 더 많은 선택지를 주는 것으로 연구자에게 더 많은 정보를 제공하며 응답자에게 좀 더 정확한 선택의 기회를 준다.

선다식 질문 작성 시 주의사항으로는 첫째, 응답자가 편안하게 선택지를 고를 수 있도록 모든 선택지가 포함되어야 한다. 연구자는 모든 선택지를 열거할 수 없으므로 보통 주요 선택지를 제시한 후 끝에 '기타' 항을 제시하면서 '기타'에 답하는 경우 구체적인 의견을 진술해 달라는 지시를 한다.

• 서열식 질문

특정 속성의 정도에 따라 측정 대상의 순위를 정하는 방법이다. 순위를 정할 때 대상의 수가 많아지면 순위를 정하는 데 필요한 시간과 노력이 급격히 증가하며 중간에 해당되는 대상의 순위를 정하는 데 어려움이 따른다. 보통 대상이 5개 이상이 되면 비교하는 데 어려움이 있는 것으로 알려져 있다.

> 예) 자신에게 가치 있다고 생각되는 항목부터 순서대로 번호를 기입해 주십시오.
> - 가족 관계 ( )
> - 우정과 사회적 교류 ( )
> - 성공 ( )
> - 건강 ( )
> - 돈 ( )
> - 종교 ( )

• 평정식 질문

대상이 되는 현상의 속성을 연속선상의 점수로 평가하는 척도로 질문에 대한 답에서 강도를 알아내려는 질문 방식이다. 척도를 설명할 때 소개된 서술평정척도, 도표평정척도, Likert 척도가 이에 해당된다.

┃표 5-7┃ 폐쇄형 질문의 유형

질문 유형	특징	장점	단점
이분식 질문	두 가지 선택지 중 하나를 선택. 여과형 질문으로 연결 가능.	간단하고 응답하기 쉬움. 자료 분석이 용이함.	정보의 폭이 좁음. 응답자의 다양한 의견을 반영하기 어려움.
선다식 질문	여러 선택지 중 하나를 선택. 모든 선택지를 포함해야 하며, '기타' 항목을 활용하여 포괄성을 높임.	이분식 질문보다 더 많은 정보 수집 가능. 응답자에게 더 정확한 선택 기회 제공.	선택지 구성에 신중해야 함. 선택지가 너무 많으면 응답자가 혼란을 느낄 수 있음. '기타' 항목에 응답이 집중될 경우 자료 분석의 어려움 발생.
서열식 질문	특정 속성의 정도에 따라 순위를 매김	대상 간의 상대적인 중요도 파악 가능	대상이 많아지면 순위 매기기 어려움. 특히 중간 순위 결정의 어려움 발생
평정식 질문	연속선상의 점수로 강도를 평가 (서술/도표 평정척도, Likert 척도 등)	강도 측정 가능, 통계 분석에 용이	응답자의 주관에 따라 결과가 달라질 수 있음

③ 질문지의 서문

서문은 연구를 소개하는 기능을 하며 연구 목적, 연구자의 이름과 주소, 설문지를 작성하는 데 소요되는 대략의 시간, 연구 지원 기관, 우편 응답인 경우에는 설문지가 회송될 주소 등이 포함된다.

서문 작성 시에는 응답자의 연구 참여를 높일 수 있는 전략을 사용한다. 예를 들면, 연구 주제의 중요성과 유용성, 연구의 성공에 있어 응답자의 참여의 중요성을 인식시키는 것 등이다. 또한 응답 자료에 대해 무기명 또는 비밀을 보장해 주고, 연구 참여에 대한 감사 인사를 포함시킨다.

④ 질문 작성 시 유의사항

질문지 작성은 다음 사항을 고려하여 작성한다.

| 표 5-8 | 질문 작성 시 유의사항

고려 사항	세부 내용
명확성	수집 정보 명확히 하기, 짧은 문장 사용, 한 문장에 두 가지 내용 넣지 않기, 전문 용어 피하고 필요시 설명 추가, 긍정문으로 질문
응답자 답변능력	쉬운 용어 사용, 전문 용어는 설명 추가, 정중하고 긍정적인 표현 사용 기억력: 응답자의 기억에만 의존하지 않고, 필요하면 설명을 덧붙여 기억을 돕는다.
편중	유도 질문 X, 유명인 언급 X,
민감/개인 정보 처리	비판받지 않는 질문, 신중한 질문 태도, 사생활/의견 자유 침해 X, 거부감 없는 어휘, 허용적/비판단적 분위기 (특히 사회적으로 용납되지 않는 주제), 비개인적인 표현, 공손한 질문

⑤ 질문순서

응답에 영향을 줄 수 있으므로 응답자가 의미를 느끼고 협조할 수 있도록 질문 순서를 잘 정해야 한다.

- 처음 질문은 쉽고 흥미로운 것으로 시작한다. 사실적/객관적인 질문을 먼저 한다.
- 개인적/자극적인 질문은 앞부분에 넣지 않는다.
- 인구학적 질문은 끝부분에 넣는다.

- 개방형 질문과 폐쇄형 질문이 같이 있으면 개방형 질문을 먼저 한다.
- 앞 질문이 뒷 질문에 영향을 주지 않도록 질문 순서를 잘 정한다. 일반적인 질문부터 구체적인 질문 순으로 배열한다.

⑥ 질문지에 의한 자료수집

질문지는 여러 가지 방법으로 배부될 수 있다.

- 집단 배부

집단으로 모여 있는 응답자에게 동시에 질문지를 배포하는 것으로 질문지의 회수율이 높고 응답자가 질문지에 대한 의문이 있을 때 직접 설명해 줄 수 있는 장점이 있다.

- 개별 배부

개개인에게 질문지를 배부하는 것이다. 비교적 시간과 비용이 많이 드나 연구자와 응답자의 개별 접촉으로 인해 질문지의 회수율이 높고 연구의 목적이나 특정 질문에 대해 설명해 줌으로써 이를 충분히 이해시킬 수 있는 장점을 갖는다.

- 우편 조사

우편을 통해 응답자에게 질문지를 배부하고 회수하는 방법이다. 질문지 배부 시 응답한 질문지를 연구자에게 되돌려 보낼 수 있도록 연구자의 주소를 쓴 회신용 봉투와 우표를 함께 동봉하는 것이 표준적인 절차이다.

- 온라인 조사

온라인 조사는 여러 방법으로 시행될 수 있다. 한 가지 방법은 질문지 파일을 이메일에 첨부해서 배포하고, 응답자는 질문지에 답변을 하여 이메일 첨부 파일로 보내는 것이다. 이 방법은 응답자의 이메일 주소가 바뀌었거나 보안 프로그램에 의해 이메일이 차단되는 경우, 응답자가 다른 문서 작성 프로그램을 사용하는 경우에 문제가 될 수 있다.

다른 방법으로는 웹 기반 조사(web-based surveys)로 자료수집을 하는 것이다. 이 방법은 연구자가 설문 조사용 웹사이트를 갖고 있거나 온라인 조사를 할 수 있는

SurveyMonkey(http://www.surveymonkey.com/), Google Forms, Naver Form 같은 서비스를 이용해 조사하는 것이다. 응답자는 보통 이메일 또는 SNS로 설문지에 참여할 것을 요청받고 링크(hypertext link)를 클릭해서 웹사이트에 접속하여 답변한다. SurveyMonkey는 무료 또는 유료로, Google Forms과 Naver Form은 무료로 이용한다. Google Forms과 Naver Form은 정형화된 설문지 양식을 제공하므로 설문지를 만드는 것이 간단하며 응답한 결과를 실시간으로 확인할 수 있고, 설문 조사 결과가 엑셀로 제공되며, 결과를 도표나 그래프로 제공한다.

온라인 설문 조사는 점차 증가하고 있는데 비싸지 않고, 광범위한 대상자를 접할 수 있다. 하지만 표본은 대표성이 없으며 응답률은 우편 조사보다 낮은 경우가 많다.

표 5-9 질문지 자료수집 유형

배부 방법	특징	장점	단점	응답률 향상 전략
집단 배부	여러 명에게 한 번에 질문지 배부	높은 회수율, 질문 설명 가능	개별적인 설명 어려움	
개별 배부	한 명씩 질문지 배부	높은 회수율, 자세한 설명 가능	시간과 비용 많이 소요	
우편 조사	우편으로 질문지 배부 및 회수 (회신용 봉투와 우표 동봉)	넓은 범위의 대상자에게 배부 가능	회수율 낮을 수 있음, 질문에 대한 즉각적인 설명 어려움	2~3주 후 격려 편지 발송 (질문지 재동봉), 전화 독촉 (시간/비용 소모)
온라인 조사	이메일에 첨부해서 배포 웹 기반 조사(web-based surveys)	저렴, 광범위한 대상자 접근 가능, 결과 실시간 확인 가능, Google Forms/Naver Form의 경우 엑셀/도표/그래프 제공으로 분석 용이	표본의 대표성 부족, 우편 조사보다 낮은 응답률 가능성, 이메일 발송 방식의 경우 이메일 주소 변경, 보안 프로그램 차단, 문서 작성 프로그램 호환 문제 발생 가능성	이메일/SNS를 통한 참여 요청 및 링크 제공, 설문 참여 독려 이메일/메시지 발송

(3) 자가보고법의 장단점

① 장점

자가보고법의 장점은 사람들의 감정, 사고, 의견, 가치, 신념 등에 대한 정보를 얻고자 할 때 가장 직접적인 자료수집방법이라는 점이다. 이들 정보는 때로 행동을 관찰함으로써 추론될 수 있으나 행동과 감정, 사고 등은 항상 정확하게 일치하지는 않는다. 또한 행동은 직접 관찰될 수 있으나 이는 대상자가 행동을 드러내고자 할 때만 가능하다. 예를 들면, 연구자가 피임법을 직접 관찰하는 것은 실제로는 가능하지 않다.

다른 장점으로는 현재뿐 아니라 과거에 일어난 행동이나 사건, 미래에 계획하고 있는 행동에 대한 자료도 수집할 수 있다는 점이다. 반면, 생리적 측정법이나 관찰법은 현재 나타나고 있는 현상에 대해서만 자료수집이 가능하다.

② 단점

위의 장점에도 불구하고 자가보고법은 많은 약점이 있다. 가장 심각한 약점은 자가보고의 타당성과 신뢰성에 대한 문제이다. 대상자가 그들이 말한 대로 느끼고 행동한다고 우리가 어떻게 확신할 수 있는가? 대상자가 제공한 정보를 어떻게 신뢰할 수 있는가? 특히, 사회적으로 통용되지 않는 행동이나 신념에 대한 질문을 던졌을 때 더욱 그러하다. 이때 연구자는 대부분의 대상자가 솔직하게 대답했다고 가정할 수밖에 없다. 그러나 사람들은 자신을 좋게 나타내고 싶어 하는 경향이 있으므로 이 가정이 맞지 않을 수 있다.

그러므로 자가보고법을 사용하는 연구자는 이 방법의 제한점을 인식하고 대상자가 자신을 있는 그대로 답할 수 있도록 가능한 모든 조치를 취해야 한다. 또한 결과 해석 시에도 대상자의 응답에 편중이 개입되어 있을 가능성이 있음을 유의해야 할 것이다.

3) 관찰법

관찰법(observational method)은 시각과 청각을 이용하여 관찰 대상에 대한 자료를 수집하는 방법이다. 과학적 관찰은 관찰의 객관성과 체계성을 강조한다.

(1) 관찰현상

간호연구에서 관찰을 통해 수집될 수 있는 주된 현상은 다음과 같다.

- **개인의 속성과 상태**: 신체 감각을 통해 직접 관찰되거나 X-선 촬영 같은 관찰 기구를 이용해 관찰된다. 수면과 각성 상태, 부종, 욕창 상태, 구내염, 정맥염 등에 대한 관찰이 해당된다.
- **언어적 의사소통 행위**: 환자에 대한 간호사의 정보 제공, 간호사와 의사의 상호 작용, 근무 교대 시 간호사 간의 정보 교환 등이다.
- **비언어적 의사소통 행위**: 얼굴 표정, 신체 접촉, 자세, 제스처, 기타 신체 움직임, 말할 때의 억양과 목소리 크기 등이 관찰될 수 있다.
- **활동(activities)**: 건강 상태와 신체적, 심리적 기능에 대한 지표가 되는 활동은 특히 중요한 관찰 대상이다. 환자의 식습관, 양로원 노인의 여가 활동, 간호 활동 분석(nursing activity study) 등이 해당된다.
- **기술(skill) 수행 능력**: 간호 학생의 유치 도뇨관 삽입 능력, 당뇨병 환자의 인슐린 자가 주사 능력, 어린이의 Denver 발달 검사 수행 능력에 대한 관찰 등이다.
- **환경적 특성**: 병원의 소음 정도, 장애인이 사는 집의 구조상의 문제 등이 관찰된다.

(2) 관찰법의 유형

① 관찰 대상자와의 관계에 따른 분류

- 참여 관찰(participant observation)

참여 관찰(participant observation)은 연구자가 관찰 대상 집단의 구성원이 되어 함께 생활하거나 활동하면서 관찰하는 것이다. 이 방법은 자연성을 유지하면서 깊이 있는 관찰을 할 수 있는 것이 장점이다. 반면, 관찰 대상자와의 밀착으로 인해 객관적 관찰이 어려워질 수 있고, 관찰자가 관찰 대상자에게 영향을 주어 관찰 대상자의 자연스러운 현상이 변할 수 있으며, 관찰자가 자신에게 주어진 업무를 수행하면서 관찰을 해야 하므로 관찰 활동이나 관찰 내용의 기록에 제한을 받는다. 또한 관찰 대상자에게 연구 대상이 된다는 것을 알리지 않은 경우 윤리적인 면에서 문제가 될 수 있다.

- 비참여 관찰(non-participant observation)

비참여 관찰(non-participant observation)은 연구자가 관찰 대상 집단에 직접 참여하지 않고 외부자의 입장에서 관찰하는 방법이다. 관찰 대상자에게 관찰 사실을 알리고 관찰하는 경우와 알리지 않고 관찰하는 경우로 나눌 수 있다.

관찰 사실을 알리는 경우는 자신의 신분과 연구 목적을 밝히고 동의를 구한 후 관찰한다. 이 경우 관찰 대상자는 관찰받고 있다는 사실을 인지하므로 행동에 변화가 생길 수 있다 (반동성). 관찰 사실을 알리지 않는 경우에는 연구 대상자는 관찰 사실을 전혀 알지 못하는 상태에서 관찰된다. 이 경우 윤리적인 문제가 발생할 수 있으며, 관찰 상황에 따라 법적인 문제가 발생할 수도 있다. 예를 들어, 공공장소에서의 관찰은 비교적 허용되지만, 사적인 공간에서의 관찰은 문제가 될 수 있다.

② 관찰 작업의 구조화 정도에 따른 분류

- 구조적 관찰

관찰 대상, 방법, 시간/시기 등을 미리 정하고 관찰한다. 분류, 기록, 코딩 체계가 중요하며, 연구 현상에 대한 지식이 필요하다.

- 비구조적 관찰

관찰 대상, 방법, 시간/시기 등을 명확히 정하지 않고 관찰하는 방법이다. 질적 연구, 탐색 연구 등에 활용되며, 참여 관찰에서 흔히 사용된다. 깊고 풍부한 이해를 얻을 수 있지만, 관찰자의 편견 개입, 객관성 유지의 어려움, 윤리적 문제 등의 단점이 있다.

(3) 관찰대상의 선정

구조적 관찰에서는 주어진 상황에서 일어나는 모든 행위나 활동을 기록하는 일은 매우 드물다. 전체 사건을 관찰하지 않고도 관찰해야 할 행동을 대표할 수 있는 예를 얻기 위하여 시간 표집이나 사건 표집을 하게 된다.

① 시간 표집법

가장 흔히 이용되는 방법으로 1회 관찰 시간과 관찰 간격을 정한다. 관찰 시간은 체계적으로 표집될 수도 있고 무작위로 표집될 수도 있다. 예를 들어, 병원 내 중환자실에서 간호사들이 환자를 돌보는 동안 손위생 수행 빈도를 조사하고자 한다면, 시간 표집법을 통해 체계적으로 데이터를 수집할 수 있다. 연구자는 하루 동안 특정 시간 간격을 설정해 10분 동안 관찰하고, 5분 동안 쉬는 방식으로 관찰을 반복할 수 있다. 이렇게 하면 하루 중 간호사들이 손위생을 얼마나 자주 수행하는지, 특정 시간대에 손위생 수행 빈도가 높은지 혹은 낮은지에 대한 정보를 체계적으로 수집할 수 있다. 시간 표집은 사건이 하루 중 드물게 일어나거나 특별한 시간에만 일어나기 때문에 시간 표집을 하면 관찰하기 어려운 경우에 유용하다.

② 사건 표집법

사건 표집은 시간 표집과는 달리 관찰하고자 하는 특정 유형의 행동이나 사건을 선택하는 것이다. 사건 표집을 위해서 연구자는 사건 발생에 대한 지식이 있거나 사건 발생을 기다릴 수 있는 위치에 있어야 한다. 사건 표집은 사건이 하루 중 드물게 일어나거나 특별한 시간에만 일어나기 때문에 시간 표집을 하면 관찰하기 어려운 경우에 유용하다. 예를 들어, 병원에서 의료진이 손위생을 수행해야 하는 주요 상황들을 관찰하고자 한다면, 사건 표집법을 사용할 수 있다. 연구자는 손위생 수행이 요구되는 상황, 예를 들어 환자 접촉 전후, 체액에 노출된 행위 후, 또는 의료 기구를 다룬 직후와 같은 특정 사건이 발생했을 때마다 손위생이 제대로 수행되는지 관찰하는 것이다. 사건 표집은 전체 상황을 완전히 관찰할 수 있다는 이점이 있다. 그러나 행동이나 사건이 비교적 빈번히 일어날 때는 시간 표집이 관찰 행동의 대표성을 높이는 장점을 가지고 있다.

| 표 5-10 | 시간 표집법과 사건 표집법 비교

구분	시간 표집법	사건 표집법
적용 사례	간호사의 주기적인 업무, 환자의 약 복용 습관	심폐소생술, 알레르기 반응, 환자-간호사 간 갈등 발생 시
장점	빈도와 패턴 파악 가능, 일정한 간격으로 데이터 확보	사건의 세부 사항과 맥락 이해 가능
단점	특정 사건이 드물게 발생하면 데이터 누락 가능	사건이 자주 발생하면 모든 사건 관찰이 어려움

(4) 관찰도구

구조적 관찰 시에는 관찰 도구를 가지고 현상을 관찰하고 기록하게 된다. 이때 먼저 관찰할 행위나 사건을 주의 깊고 분명하게 정의해야 한다.

구조적 관찰에서는 관찰된 행동이나 특성을 배정할 수 있도록 범주 체계(category system)를 개발하게 된다. 예를 들면, Downs와 Fitzpatrick(1976)은 체위와 운동에 대한 관찰 도구에서 체위에 대해 '서 있다, 누워 있다, 기대어 있다, 앉아 있다, 무릎을 꿇고 있다, 엎드려 있다'의 6개 범주를 개발하고 대상자의 체위를 이 중 한 범주로 분류하고 있다. 잘 설계된 범주 체계는 관찰자에게 공통된 준거 틀을 제공하고 현상을 정확하게 기록하는 과정을 촉진한다.

관찰 도구로는 체크리스트, 평정 척도가 사용된다.

① 체크리스트

체크리스트는 관찰자가 행동, 사건, 특성의 유무를 기록하기 위해 이용된다. 체크리스트의 형식은 일반적으로 왼쪽에는 범주 체계에 따른 행동이나 사건의 목록이 제시되고 오른쪽에는 행동의 유무, 빈도 등을 기록하도록 되어 있다.

② 평정 척도

평정 척도는 어떤 현상의 속성을 연속선상의 점수로 평가하는 도구이다. 예를 들면 심혈관 조영실 내 간호사가 관상동맥중재술을 받는 동안의 환자 상태를 관찰한 후 평정 척도를 이용하여 평가하는 경우가 해당된다.

예) 관상동맥중재술 동안 관찰된 환자의 신체적 불편감 정도는?
(1점) 전혀 불편감이 없다
(2점) 약간의 불편감이 있다.
(3점) 중 정도의 불편감이 있다
(4점) 심한 불편감이 있다

(5) 관찰법의 장단점

관찰법은 특정 상황에서 유용한 자료수집방법이지만, 관찰자의 주관과 윤리적인 문제 등을 고려해야 한다. 특히, 관찰 내용 해석에 따라 결과가 달라질 수 있다는 점을 유의해야 한다.

① 장점
- 관찰법은 사람들이 자신의 행동을 스스로 보고하기 어려운 경우에 유용하게 자료를 수집할 수 있다는 장점이 있다. 예를 들어, 사람들이 자신의 행동을 인지하지 못할 때(수술 전 불안이 심할 때), 자신의 행동을 보고하는 것을 꺼릴 때(공격심이나 적개심의 표현), 정서와 관련된 행동(유족들의 슬퍼하는 행위), 또는 자신의 행동을 말로 설명할 수 없을 때(어린아이 또는 정신 질환자) 등에 효과적이다.
- 관찰법은 행동과 사건을 현장에서 직접 관찰하고 기록함으로써 정보의 깊이와 다양성을 제공한다. 즉, 생생한 자료를 얻을 수 있다.

② 단점
- 관찰법의 가장 큰 단점은 관찰자의 주관 개입으로 인해 관찰 자료가 왜곡되거나 편향될 가능성이 있다는 것이다. 이는 관찰 결과의 신뢰도와 타당도를 위협하는 요소이다. 객관적인 관찰을 방해하는 요인은 다음과 같다.
  - 관찰 대상에 대한 기대가 관찰 결과에 영향을 줄 수 있다. 즉, 보고 싶은 것만 보려는 경향이 나타날 수 있다.
  - 관찰자가 보고자 하는 방향으로 관찰 결과가 왜곡될 수 있다.
  - 관찰자의 정서, 편견, 태도, 가치가 잘못된 추론을 유도할 수 있다.
  - 적절한 자료가 수집되기 전에 성급하게 결정을 내리는 경우 잘못된 분류나 결론을 내릴 수 있다.
- 관찰자가 관찰 내용을 해석해야 하는 부담이 클수록 편향 가능성이 커진다. 예를 들어, 소음 측정기로 병실의 소음 정도를 관찰하는 것과 환자의 통증 정도를 관찰하는 것을 비교해 보면, 후자의 경우 연구자는 환자의 얼굴 표정, 손과 발, 전신의 움직임, 언어 반응, 생리적 반응 등을 종합적으로 해석하여 통증 정도를 평가해야 하므로 측정 결과가 환자의 통증 정도를 제대로 반영하는지에

대한 신뢰도와 타당도 문제가 더 크게 발생한다. 즉, 관찰자의 해석에 따라 결과가 달라질 수 있다.
- 관찰 대상자가 관찰자를 의식하여 평상시와 다르게 행동하는 반응성 문제가 있다. 즉, 평소와 다른 행동을 보일 수 있다.
- 참여 관찰에서 대상자에게 연구 대상이 되는 것을 알리지 않은 경우 사전 동의가 결여되어 윤리적인 문제가 발생할 수 있다.

(6) 관찰법의 신뢰도와 타당도

관찰법의 신뢰도는 관찰법으로 얼마나 일관성 있는 결과를 얻을 수 있는지의 문제이다. 신뢰도를 높이기 위한 전략은 다음과 같다.
- 관찰 훈련: 관찰자에게 연구 목적, 관찰해야 할 행동이나 사건의 특성, 포착 전략, 관찰 도구에 대해 충분히 숙지시킨다. 최종 관찰 상황과 유사한 상황에서 시험적인 관찰을 하게 한 후 관찰 시 문제점에 대한 토론을 하고 관찰자에게 도구의 효율성을 개선하기 위한 제안할 기회를 준다.
- 복수 평가: 2명 이상의 관찰자가 같은 사건이나 상황을 관찰하고 기록한 결과를 비교하여 관찰자 간 신뢰도(interobserver reliability)를 평가한다.
- 보조 수단 활용: 인간의 시각과 청각은 관찰 도구로 제한점이 있으므로 녹음기, 사진기, 비디오테이프 등을 이용한다.

관찰법의 타당도는 관찰법에 의해 수집된 자료가 연구하고자 하는 실제 개념을 포함하고 있는지의 문제이다. 예를 들어, 밤번 간호사의 간호 업무의 내용과 양을 파악하는 연구를 수행하기 위해 관찰법 사용 시 밤번 간호사 15명을 대상으로 하루 8시간 근무 동안의 근무 상황을 관찰하여 자료를 수집한 경우와 밤번 간호사 60명을 대상으로 오전 4시부터 8시까지의 근무 상황을 관찰하여 자료를 수집한 경우 전자의 경우가 밤번 간호사의 간호 업무에 대한 더 타당한 자료라고 평가할 수 있다. 즉, 관찰 대상의 범위가 자료의 타당성에 영향을 준다.

타당도를 높이기 위해서는 관찰법 외에 다른 자료수집방법을 이용하여 자료를 수집하며, 능력 있고 성실한 관찰자를 선정하고, 관찰자가 관찰 내용을 해석해야 하는 부담을 줄이는 방법을 모색해야 한다.

4) 기타 자료수집방법

(1) 델파이 기법 (Delphi Technique)

델파이 기법은 특정 문제에 대한 전문가 집단의 의견을 체계적으로 수렴하여 미래를 예측하거나 합의를 도출하는 데 활용되는 방법이다. 이 방법론의 핵심은 익명성이 보장된 반복적인 설문 조사를 통해 전문가들의 의견을 수집하고, 각 단계에서 수집된 결과를 종합하여 최종적인 결론에 이르는 과정에 있다.

델파이 기법은 다음과 같은 특징을 가진다. 첫째, 익명성을 보장한다. 전문가들은 상호 간의 신분을 알 수 없도록 설계되어, 권위나 사회적 압력으로 인한 의견 왜곡을 방지한다. 둘째, 반복적인 설문 과정을 거친다. 동일한 질문지를 여러 차례에 걸쳐 제시하고, 각 차수마다 이전 차수의 결과를 요약하여 제공함으로써 전문가들이 자신의 의견을 수정하거나 보완할 기회를 제공한다. 셋째, 수집된 데이터는 통계적으로 분석되어 합의된 의견이나 미래 예측치를 도출하는 데 사용된다.

델파이 기법의 절차는 다음과 같다. 먼저, 문제와 관련된 분야의 전문가들을 선정하여 패널을 구성한다. 이후, 전문가들에게 질문지를 배포하여 의견을 수집하는 1차 설문이 진행된다. 질문지는 개방형 또는 폐쇄형 질문으로 구성될 수 있다. 다음 단계에서는 수집된 답변을 분석하고 요약하여 다음 차수 설문에 활용할 정보를 도출한다. 이러한 분석 및 요약 결과를 반영한 새로운 질문지를 전문가들에게 배포하는 2차 이후 설문이 이어진다. 전문가들은 이전 결과를 참고하여 자신의 의견을 수정하거나 보완할 수 있다. 이러한 과정을 반복하여 전문가들 사이의 합의가 도출될 때까지 진행한다.

델파이 기법은 다음과 같은 장점을 가진다. 시간과 공간의 제약 없이 전문가들의 의견을 수렴할 수 있다는 점, 익명성을 통해 자유로운 의견 개진이 가능하다는 점, 그리고 집단 사고의 오류를 방지할 수 있다는 점이다. 반면, 시간과 비용이 많이 소요될 수 있다는 점, 전문가 선정에 어려움이 있을 수 있다는 점, 그리고 전문가들의 주관적인 판단에 의존하기 때문에 객관성이 부족할 수 있다는 점 등의 단점도 존재한다.

(2) Q 방법론 (Q Methodology)

Q 방법론은 사람들의 주관적인 관점, 태도, 의견 등을 객관적이고 과학적인 방식

으로 연구하기 위한 방법이다. 특정 주제에 대한 다양한 관점을 유형화하여 분석하는 데 초점을 맞추고 있다.

Q 방법론은 다음과 같은 특징을 가진다. 첫째, 합류점(concourse)을 강조한다. 합류점은 특정 주제에 대한 모든 가능한 의견, 진술, 생각의 집합을 의미한다. 둘째, Q 표본(Q sample)을 사용한다. Q 표본은 합류점에서 추출된 대표적인 진술문들의 집합이다. 셋째, P 표본(P sample)을 선정한다. P 표본은 연구 참여자를 선정하는 과정으로, 연구 주제와 관련된 다양한 관점을 가진 사람들을 포함한다. 넷째, Q 분류(Q sort)를 수행한다. 참여자들이 Q 표본의 진술문을 자신의 주관적인 관점에 따라 분류하는 과정이다. 일반적으로 '가장 동의하는 순서'부터 '가장 동의하지 않는 순서'까지 순위를 매기는 방식으로 분류한다. 다섯째, 요인 분석을 실시한다. Q 분류 결과를 요인 분석하여 참여자들의 주관적인 의견을 유형별로 분류한다. 마지막으로, 요인 해석을 수행한다. 요인 분석 결과를 바탕으로 각 요인에 해당하는 사람들의 특징과 그들이 공유하는 관점을 해석한다.

Q 방법론의 절차는 다음과 같다. 먼저, 연구 주제에 대한 모든 가능한 의견, 진술, 생각 등을 수집하여 합류점을 추출한다. 다음으로, 수집된 의견들을 대표하는 진술들을 선정하여 Q 표본을 구성한다. 이후, 연구 참여자를 선정하는 P 표본 선정 단계를 거친다. 선정된 참여자들은 Q 표본의 진술문을 자신의 주관적인 관점에 따라 분류하는 Q 분류를 수행한다. 일반적으로 '가장 동의하는 순서'부터 '가장 동의하지 않는 순서'까지 순위를 매기는 방식으로 분류한다. 이후, Q 분류 결과를 요인 분석하여 참여자들의 주관적인 의견을 유형별로 분류하는 요인 분석 단계를 거친다. 마지막으로, 요인 분석 결과를 바탕으로 각 요인에 해당하는 사람들의 특징과 그들이 공유하는 관점을 해석하는 요인 해석 단계를 거친다.

Q 방법론은 주관적인 의견을 객관적으로 분석할 수 있다는 점, 그리고 다양한 관점을 종합적으로 파악할 수 있다는 점 등의 장점을 가진다. 반면, 시간과 비용이 많이 소요될 수 있다는 점, 참여자들이 Q 분류 과정을 어려워할 수 있다는 점 등의 단점도 존재한다.

(3) 두 방법의 차이점 및 활용 예시

델파이 기법은 주로 미래를 예측하거나 어떤 문제에 대한 전문가들의 합의를 이끌어낼 때 사용된다. 예를 들어, '10년 후 인공지능 기술의 발전 방향'이나 '새로운 정책의 효과'와 같은 주제에 대해 전문가들의 의견을 수렴하는 데 활용될 수 있다. 반면에, Q 방법론은 어떤 주제에 대한 사람들의 다양한 관점을 유형화하는 데 초점을 맞춘다. 예를 들어, '교육 정책에 대한 교사들의 생각'이나 '특정 질병에 대한 환자들의 경험'과 같은 주제를 연구할 때 유용하게 사용될 수 있다. 델파이 기법은 '무엇이 될 것인가'에 대한 답을 찾는 데, Q 방법론은 '어떻게 생각하는가'에 대한 답을 찾는 데 더 적합하다고 볼 수 있다.

자율학습 문제

1. 다음 중 측정의 정의로 가장 적절한 것은 무엇인가?
   1) 추상적 개념을 조작적 정의로 변환하는 과정
   2) 변수 간 상관관계를 분석하는 과정
   3) 데이터 수집 방법을 결정하는 과정
   4) 연구의 목적을 설명하는 과정

2. "행복"이라는 추상적 개념을 조작적으로 정의하여 구체적인 측정 방법을 제안하시오.

3. 다음 변수들이 각각 어떤 측정수준에 해당하는지 고르시오.
   1) 혈액형 (A형, B형, O형, AB형)
      a. 명목수준
      b. 서열수준
      c. 등간수준
      d. 비율수준
   2) 통증 강도 (약함, 중간, 강함)
      a. 명목수준
      b. 서열수준
      c. 등간수준
      d. 비율수준

4. 신뢰도와 타당도의 차이를 간략히 서술하고, 각각의 중요성을 설명하시오.

5. 측정도구를 선택할 때 고려해야 할 평가 기준 3가지를 설명하시오.

자율학습 문제

6. 다음 중 관찰법의 특징으로 옳지 않은 것은?
   1) 관찰법은 시각과 청각을 사용하여 데이터를 수집한다.
   2) 관찰자는 대상자의 행동에 영향을 미치지 않아야 한다.
   3) 관찰법은 반드시 구조적이어야 한다.
   4) 관찰법은 비언어적 행동도 기록할 수 있다.

7. 혈압과 체온을 측정하는 생리적 측정법의 장점과 단점을 서술하시오.

8. 객질문지 설계 시 고려해야 할 사항으로 가장 적절하지 않은 것은?
   1) 응답자가 이해하기 쉬운 용어를 사용한다.
   2) 질문 순서는 연구자의 편의에 따라 결정한다.
   3) 민감한 질문은 설문의 마지막에 배치한다.
   4) 개방형과 폐쇄형 질문을 적절히 혼합한다.

9. 참여 관찰법과 비참여 관찰법의 차이점과 각각의 장단점을 설명하시오.

모범답안 및 해설

1: 정답 및 해설
정답: 1) 추상적 개념을 조작적 정의로 변환하는 과정

해설: 측정은 추상적인 개념을 데이터로 수집하고 분석할 수 있는 형태로 변환하는 과정을 의미한다. 이 과정은 연구 목적에 맞는 데이터를 확보하기 위한 핵심 단계이다.

2: 정답 및 해설
정답:
- 이론적 정의: "행복"은 개인이 삶에서 느끼는 긍정적인 감정과 만족감을 의미한다.
- 조작적 정의: "행복"은 설문지 점수(긍정적 응답의 비율)나 시각적 아날로그 척도(VAS)로 측정한다.

해설: 조작적 정의는 추상적 개념을 구체적이고 측정 가능한 방식으로 전환한다. 이 과정은 재현 가능성과 일관성을 보장하는 데 중요하다.

3: 정답 및 해설
정답:
1) a. 명목수준
2) b. 서열수준

해설: 명목수준은 범주를 구분하기 위한 수준이며, 순서나 간격이 없다. 서열수준은 순서가 있으나, 간격의 크기는 일정하지 않다.

4: 정답 및 해설
정답:
- 신뢰도: 측정이 일관되게 이루어지는 정도. 동일한 상황에서 반복 측정했을 때 동일한 결과를 얻을 수 있어야 한다.
- 타당도: 측정 도구가 측정하려는 개념을 정확히 측정하는 정도.

해설: 신뢰도는 도구의 일관성을 보장하며, 타당도는 측정의 정확성을 보장한다. 신뢰도가 확보되지 않으면 타당성도 얻을 수 없다.

모범답안 및 해설

5: 정답 및 해설
정답:
- 신뢰도: 측정 결과의 일관성과 정확성 평가.
- 타당도: 도구가 의도한 개념을 제대로 측정하는지 평가.
- 실용성: 도구가 사용하기에 얼마나 편리하고 경제적인지 평가.

해설: 측정도구는 연구 목적에 부합하면서 신뢰성과 타당성이 높은 것이어야 하며, 현실적으로 사용 가능한 도구를 선택하는 것이 중요하다.

6: 정답 및 해설
정답: 3) 관찰법은 반드시 구조적이어야 한다.

해설: 관찰법은 구조적일 수도, 비구조적일 수도 있다. 연구 목적에 따라 적절한 방식을 선택해야 한다.

7: 정답 및 해설
정답:
- 장점: 생리적 측정법은 신뢰성이 높고, 객관적인 데이터를 제공한다.
- 단점: 측정 기기가 정확성을 보장하지 못할 경우 오차가 발생할 수 있으며, 피험자에게 스트레스를 줄 수 있다.

해설: 생리적 측정법은 정량적인 데이터를 제공하지만, 기기의 성능과 사용 방법에 따라 결과가 달라질 수 있다.

8: 정답 및 해설
정답: 2) 질문 순서는 연구자의 편의에 따라 결정한다.

해설: 질문 순서는 응답자의 이해와 협조를 높이기 위해 신중히 설계해야 한다. 특히 민감한 질문은 설문 후반에 배치하는 것이 일반적이다.

모범답안 및 해설

9: 정답 및 해설

정답:
- 참여 관찰법:관찰자가 대상자와 상호작용하며 관찰.
  - 장점: 심층적 정보 수집 가능.
  - 단점: 관찰자의 주관 개입 가능성.
- 비참여 관찰법:관찰자가 대상자와 상호작용하지 않고 관찰.
  - 장점: 대상자의 자연스러운 행동 관찰 가능.
  - 단점: 심층적 정보 수집 어려움.

해설: 관찰법은 연구 목적에 따라 참여 여부를 결정하며, 각각의 방법은 특성과 한계를 가진다.

제6장

자료분석과 통계

1. 자료준비
2. 기술통계
3. 추론통계
4. 자료분석방법의 선택

■ 학습목표 ■

1. 수집된 자료를 코딩할 수 있다.
2. 가설검증 결과를 해석할 수 있다.
3. 적절한 통계분석방법을 선택할 수 있다.

1. 자료준비

1) 자료 편집

자료 편집은 수집한 데이터의 정확성과 일관성을 확인하고, 분석에 적합한 형태로 정리하는 과정이다. 연구자가 수집한 원자료(raw data)는 필연적으로 오류, 결측값, 또는 불완전한 응답을 포함할 수 있다.

이러한 자료를 정리하는 주요 단계는 다음과 같다:

- **결측값 확인**: 데이터셋에서 결측값(missing value)을 탐색하고, 결측값을 제거하거나 적절한 대체법(예: 평균값 대체)을 적용한다.
- **이상값(outlier) 확인**: 데이터의 합리적 범위를 벗어난 값이 있는지 점검하여 분석 결과의 왜곡을 방지한다.
- **자료 수정**: 부정확한 응답을 수정하거나, 명백한 오류를 데이터셋에서 제거한다.
  예) 간호사 직무만족도를 측정하는 설문에서 나이가 500세로 입력된 경우, 이는 명백한 오류로 제거 또는 수정해야 한다.

2) 코딩

코딩(coding)은 질적 데이터를 분석 가능한 정량적 데이터로 변환하거나 범주형 데이터를 숫자로 표현하는 과정이다. 이는 자료 분석에서 매우 중요한 단계로, 데이터의 일관성을 유지하고 분석 과정에서 오류를 최소화하기 위해 체계적으로 이루어져야 한다. 코딩은 분석 변수와 코드 체계를 명확히 정의하는 데서 시작하며, 변수 이름, 값의 범위, 코드 체계 등을 체계적으로 문서화하여 자료 정리와 분석의 기준을 설정한다.

(1) 코딩의 기본 구성 요소

① 변수 이름 지정

변수 이름은 해당 변수의 의미를 명확히 전달할 수 있어야 한다. 일반적으로 짧고 직관적인 이름이 적합하며, 데이터 분석 과정에서 쉽게 이해할 수 있도록 한다.

예시: 성별을 나타내는 변수는 "SEX", 나이를 나타내는 변수는 "AGE"로 지정할

② 값 할당

범주형 변수를 숫자로 변환하여 분석할 수 있도록 한다. 숫자로 변환함으로써 데이터를 정량화하고 분석에 활용할 수 있게 된다.

예시: 성별: 1 = 남성, 2 = 여성

응답 범주(매우 만족~매우 불만족): 1 = 매우 만족, 2 = 만족, 3 = 보통, 4 = 불만족, 5 = 매우 불만족

③ 코드북 작성

변수명, 변수 설명, 값의 범위, 라벨 등을 체계적으로 기록한 코드북(coding book)을 작성하여 데이터 정리와 분석 과정에서 일관성을 유지한다. 코드북은 자료의 재사용이나 분석 검토 시에도 중요한 역할을 한다.

> 예시:
> - 변수명: AGE
> - 변수 설명: 조사 대상자의 나이
> - 값의 범위: 20~80
> - 코딩: 나이를 연속형 변수로 유지하거나, 연령대(예: 1=20대, 2=30대 등)로 코딩

(2) 변수 측정수준에 따른 코딩 전략

변수의 측정 수준(명목, 서열, 등간, 비율)에 따라 코딩 전략을 달리한다. 비율 측정과 등간 측정으로 구성된 연속변수의 값은 원래값을 그대로 코딩한다. 연구자의 필요에 따라 연속변수를 범주로 분류할 수도 있다.

① 명목척도(Nominal Scale)

범주형 데이터에 숫자 또는 기호를 부여하여 구분만 할 수 있도록 한다.

값 간의 순서나 크기는 의미가 없다.

예시: 성별: 1 = 남성, 2 = 여성 / 근무 부서: 1 = 내과, 2 = 외과, 3 = 소아과

② 서열척도(Ordinal Scale)

데이터 간 순위가 있으나, 값 사이의 간격은 일정하지 않다.

예시: 만족도: 1 = 매우 불만족, 2 = 불만족, 3 = 보통, 4 = 만족, 5 = 매우 만족

③ 등간척도(Interval Scale)

값 간의 간격이 동일하지만, 절대적 0점이 없다.

예시: 온도: 섭씨 온도를 그대로 코딩

④ 비율척도(Ratio Scale)

값 간의 간격이 동일하며, 절대적 0점이 있다.

예시: 키(cm), 체중(kg)을 그대로 입력

설문지 예시
1. 귀하의 성별은 무엇입니까? ① 남성 ② 여성 2. 귀하의 나이는 몇 세입니까? 3. 귀하의 직무 만족도는 어떠합니까? ① 매우 불만족 ② 불만족 ③ 보통 ④ 만족 ⑤ 매우 만족

코드북 예시

변수명	변수 설명	코딩값	값의 범위
SEX	성별	1 = 남성, 2 = 여성	1~2
AGE	나이	연속형 데이터	20~80
SATISF	직무 만족도	1 = 매우 불만족, 2 = 불만족, 3 = 보통, 4 = 만족, 5 = 매우 만족	1~5

3) 자료 입력

자료 입력은 설문지, 관찰 기록, 또는 기타 수집된 원자료를 분석 소프트웨어에 입력하여 전산화하는 과정이다. 이 과정은 자료 오류를 최소화하기 위해 정확성과 세심한 검토가 요구된다.

- **소프트웨어 활용**: SPSS, Excel, R과 같은 통계 소프트웨어를 사용하여 데이터를 입력한다.
- **이중 입력(double entry)**: 데이터 입력 오류를 줄이기 위해 두 번 입력한 후 불

일치를 확인하는 과정을 거칠 수 있다.
- **자료파일 저장**: 데이터는 분석 과정에서 다시 사용할 수 있도록 잘 정리된 형태로 저장한다. 파일명과 데이터 구조는 명확히 정의되어야 한다.
  - 예시: SPSS를 사용하는 경우, 설문 데이터가 각 열(column)에는 변수 이름이, 각 행(row)에는 응답자의 데이터가 들어가도록 정리한다.

(1) 자료파일의 점검

자료 입력 과정에서 흔히 발생하는 오류를 사전에 점검하고 수정하는 것이 필수적이다. 주요 점검 항목은 다음과 같다.

① 입력 오류

- 타자 실수: 설문지 또는 원자료를 소프트웨어에 입력할 때 잘못된 값을 입력하는 오류.
- 예시: 응답자의 나이가 "25"인데 "52"로 입력된 경우.
- 대처법: 이중 입력(double entry) 후 입력 값의 불일치를 확인하거나, 데이터 검토를 통해 오류를 수정한다.

② 기호화 오류

- 코딩 지침 미준수: 미응답 자료를 지정된 코드값(예: 99, -1 등)으로 코딩하지 않거나, 데이터 값이 코드북에 정의된 범위를 벗어나는 경우.
- 예시: 성별 변수에서 1=남성, 2=여성으로 코딩해야 하는데 "3"과 같은 잘못된 값이 입력된 경우.
- 대처법: 코드북에 정의된 코딩 체계를 엄격히 준수하고, 자료 검토를 통해 값의 범위를 확인한다.

③ 자료의 오류

- 응답자 오류: 설문 응답자가 부정확하게 응답하거나, 의도적으로 데이터를 왜곡한 경우.
- 예시: 나이가 150세로 응답된 경우.

- 대처법: 데이터 검토 과정에서 비합리적 값(outliers)을 확인하고, 해당 값을 제거하거나 대체(예: 중앙값 대체)를 적용한다.

(2) 자료의 변환

분석 목적에 따라 데이터를 변환해야 하는 경우가 있다. 데이터 변환은 원자료의 구조를 변경하거나, 새로운 변수 값을 생성하는 과정이다. 변환 과정에서 적절한 규칙을 적용하여 데이터를 분석에 적합하게 만들어야 한다.

① 연속변수를 명목변수로 변환
- 연속형 데이터를 특정 기준에 따라 범주로 나누어 명목형 데이터로 변환한다.
- 예시:
- 연속형 변수인 나이를 연령대로 변환:
  20~29세 = 1 (20대), 30~39세 = 2 (30대), 40~49세 = 3 (40대).
- 활용 사례: 연령대별 만족도를 비교하는 연구.

② 한 도구에 역문항이 있는 경우

설문지의 일부 항목이 긍정적인 응답이 높은 점수를 나타내는 반면, 역문항(reverse item)은 부정적인 응답이 높은 점수를 나타내도록 설계될 수 있다. 이 경우 역문항의 점수를 재코딩하여 전체 문항의 방향성을 일관되게 맞춰야 한다.
- 예시:
- 원점수: 1=매우 긍정적, 5=매우 부정적.
- 역문항 재코딩: 1 → 5, 2 → 4, 3 → 3, 4 → 2, 5 → 1.
  활용 사례: 설문지의 총 점수를 계산하거나, 항목 간 비교를 수행하는 경우.

2. 기술통계

기술통계는 데이터를 요약하고 정리하여 데이터의 특성을 설명하는 통계 기법이다. 이는 연구자들이 데이터를 이해하고, 분석 전에 분포를 파악하며, 데이터의 전반적인 경향성을 탐색하는 데 유용하다.

1) 변수의 분포

(1) 빈도분석(Frequency Analysis)

데이터의 각 값이 얼마나 자주 나타나는지를 보여준다. 빈도 분석은 자료를 가장 낮은 값에서 높은 값이 순으로 배열하여 각 점수의 빈도와 백분율을 보여 준다.

- 예시: 뇌졸증환자의 일상생활 정도를 1-10점 척도로 20명에게 조사한 값을 빈도분석
- 샘플 데이터 (20명): 8, 5, 7, 9, 6, 8, 4, 7, 7, 6, 9, 10, 5, 6, 7, 8, 6, 5, 7, 9

일상생활 정도 (점수)	빈도 (명)	상대 빈도 (%)	누적 빈도 (명)	누적 상대 빈도 (%)
4	1	5	1	5
5	3	15	4	20
6	4	20	8	40
7	5	25	13	65
8	3	15	16	80
9	3	15	19	95
10	1	5	20	100
합계	20	100		

(2) 분포의 모양

숫자로 나열된 자료를 전체적인 분포 모양으로 그림으로써 자료가 퍼져 있는 정도를 알 수 있다. 분포의 모양은 막대그래프 꺾은선 그래프로 본다. 막대그래프는 측정값과 빈도수를 하나의 막대로 표시한 것이고 꺾은선 그래프는 변수의 측정값을 x축 빈도수를 y 축으로 하여 특정 측정값의 빈도수인 x와 y가 만나는 지점을 점으로 표시하여 각 점을 선으로 연결한 것이다.

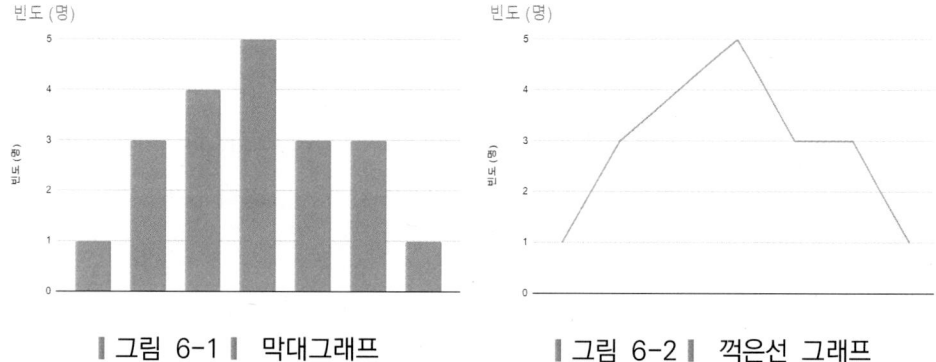

| 그림 6-1 | 막대그래프 | 그림 6-2 | 꺾은선 그래프

① 정규분포(Normal Distribution)

정규분포(Normal Distribution)는 최빈값과 중앙값 평균값이 같고 데이터가 평균을 중심으로 대칭적인 종 모양의 분포를 보인다. 통계 분석 시 모집단의 분포를 정규분포라고 가정하고 통계 분석을 한다. 정규분포를 확인하려면 spss 메뉴에서 분석-기술 통계량-데이터 탐색을 선택하여 확인한다. 표준 정규분포는 평균과 표준편차에 의해서 모양이 달라지기 때문에 두 분포를 비교하기가 쉽지 않고 면적을 구하기 위해서 적분을 이용하기 때문에 쉽게 값을 구하기 어렵다. 따라서 통계학에서는 정규 분포를 표준화하여 사용하는데, 이를 표준 정규분포라고 한다. 표준정규분포는 평균이 0이고 분산이 1인 정규분포이다.

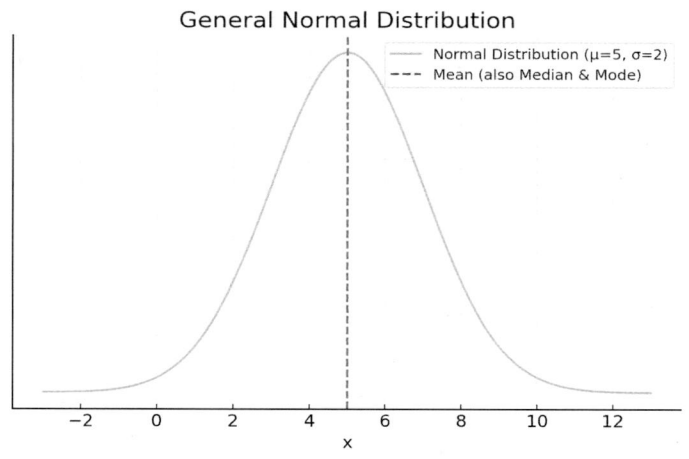

| 그림 6-3 | 정규분포(평균 5, 표준편차 2)

② 왜도(Skewness)

왜도는 분포가 대칭인지 여부를 나타내는 지표로, 분포의 비대칭성을 측정한다.

- 양의 왜도(Positive Skewness): 분포의 꼬리가 오른쪽으로 길게 늘어져 있으며, 데이터의 대부분이 평균보다 낮은 값에 집중되어 있다. 이 경우 평균은 중앙값보다 크고, 중앙값은 최빈값보다 크다. 예를 들어, 소득 분포처럼 극단적으로 높은 값을 가진 데이터가 일부 존재할 때 양의 왜도 분포를 보인다. (왜도>0)

- 음의 왜도(Negative Skewness): 분포의 꼬리가 왼쪽으로 길게 늘어져 있으며, 데이터의 대부분이 평균보다 높은 값에 집중되어 있다. 이 경우 평균은 중앙값보다 작고, 중앙값은 최빈값보다 작다. 예를 들어, 학생들의 시험 점수 분포에서 대부분이 높은 점수에 몰려 있는 경우 음의 왜도 분포를 보인다. (왜도<0)

③ 첨도(Kurtosis)

첨도는 분포의 꼬리 부분이 얼마나 뾰족하거나 평평한지를 보여준다. 이는 분포가 평균 주변에 얼마나 많은 데이터를 집중시키고 있는지 또는 꼬리에서 극단값이 얼마나 발생하는지를 설명한다.

- Leptokurtic (첨첨분포): 분포의 중심부가 매우 뾰족하고 꼬리가 두꺼운 형태이다. 이는 평균 근처에 데이터가 많이 몰려 있으며, 극단값이 상대적으로 자주 발생하는 것을 의미한다. 이런 분포는 일반적으로 표준정규분포보다 꼬리가 두껍다. 금융 데이터에서 주가 변동성과 같은 경우가 이에 해당할 수 있다. (첨도가 (+)값)

- Platykurtic (편평분포): 분포의 중심부가 평평하고 꼬리가 얇은 형태이다. 이는 평균 근처에 데이터가 고르게 분포하며, 극단값이 드물게 발생함을 의미한다. 예를 들어, 던진 주사위 결과의 확률 분포는 편평한 특성을 보일 수 있다. (첨도 (-)값)

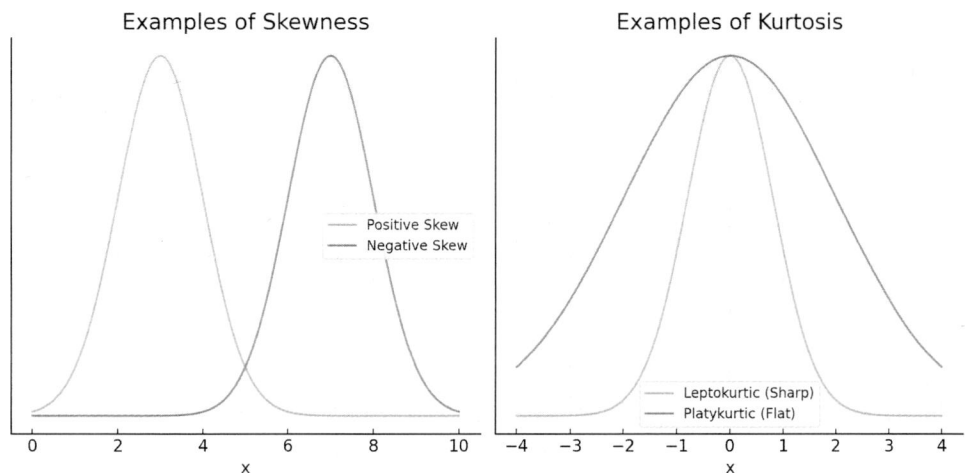

▎그림 6-4 ▎ 왜도(좌)와 첨도(우)

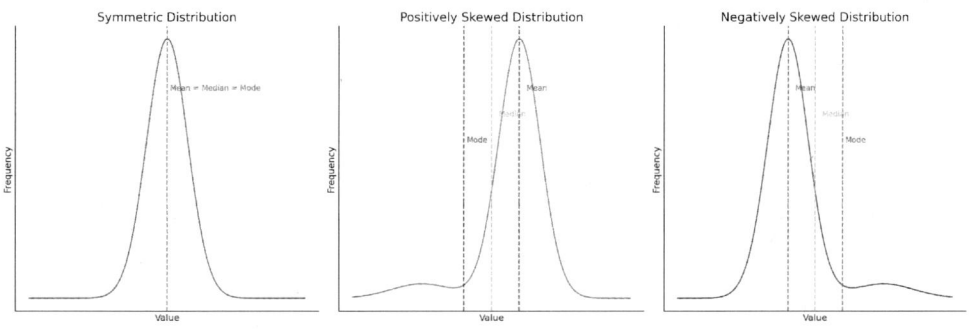

▎그림 6-5 ▎ 중심경향치의 관계

(3) 중심 경향성(Central Tendency)

중심 경향성은 데이터를 분석할 때 변수의 중심을 나타내는 대표적인 값을 의미하며, 주로 평균(Mean), 중앙값(Median), 최빈값(Mode) 세 가지로 설명된다. 각 값은 데이터의 특징과 분포를 이해하는 데 중요한 역할을 한다.

① 평균(Mean)

평균은 데이터 값의 총합을 관측치의 개수로 나눈 값이다. 이는 데이터 집합의 중심을 수치적으로 표현하는 데 가장 일반적으로 사용되는 척도다. 평균은 다음과 같

이 계산된다:

$$\text{평균 (Mean)} = \frac{\sum X}{N}$$

예: 어떤 시험 점수가 70, 80, 90이라면, 평균은 (70+80+90)÷3=80

② 중앙값(Median)

중앙값은 데이터를 크기 순서대로 배열했을 때, 중앙에 위치한 값을 의미한다. 데이터의 분포가 비대칭적일 때 평균 대신 중앙값을 사용하면 중심 경향성을 더 잘 나타낼 수 있다.

- 데이터 개수가 홀수일 경우: 중앙값은 정확히 가운데 값이다.
- 데이터 개수가 짝수일 경우: 가운데 두 값의 평균을 중앙값으로 사용한다.

예시:
- 3, 5, 7, 9, 11의 중앙값은 7
- 2, 4, 6, 8의 중앙값은 (4+6)÷2 = 5

③ 최빈값(Mode)

최빈값은 데이터 집합에서 가장 자주 나타나는 값을 말한다. 이는 특히 범주형 데이터에서 중심 경향성을 분석할 때 유용하다.

- 데이터 집합에 하나의 최빈값만 존재할 수도 있고, 여러 개의 최빈값(이중 최빈값, 다중 최빈값)이 존재할 수도 있다.
- 최빈값이 없는 데이터도 존재할 수 있다.

예시:
- 데이터 2, 3, 3, 4, 4, 4, 5의 최빈값은 4 (가장 많이 나타남).
- 설문조사에서 응답 값이 1, 2, 2, 3, 3, 3, 4라면 최빈값은 3.

(4) 산포도(measure of disperson)

산포도는 데이터가 중심값(평균, 중앙값 등)을 기준으로 얼마나 흩어져 있는지를 나타내는 통계적 척도이다. 산포도가 클수록 데이터는 중심으로부터 멀리 퍼져 있고, 작을수록 중심에 밀집해 있다는 것을 의미한다. 주요 산포도 측도로는 분산(Variance), 표준편차(Standard Deviation), 범위(Range), 사분위수(Quartiles) 등이 있다.

① 분산(Variance)과 표준편차(Standard Deviation)

분산(Variance): 데이터 값들이 평균에서 얼마나 떨어져 있는지를 제곱하여 평균한 값이다. 단위가 데이터 값의 제곱이기 때문에 해석이 어렵다는 단점이 있다. 계산식은 다음과 같다:

$$분산 = \frac{\Sigma(X_i - X)^2}{N}$$

여기서:

X_i: 관측값
X: 평균
N: 데이터 개수

표준편차(Standard Deviation): 분산의 제곱근을 취한 값으로, 데이터의 산포도를 원래 데이터와 같은 단위로 표현한다. 이는 분산보다 해석이 쉬워 실무에서 자주 사용된다. 계산식은 다음과 같다:

$$표준편차 = \sqrt{\frac{\Sigma(X_i - X)^2}{N}}$$

예시:

- 데이터 2, 4, 6의 평균은 4.
- 각 값의 편차는 (-2, 0, +2)
- 분산은 ((-2)2+02+(+2)2)/3=8/3≈2.67
- 표준편차는 $\sqrt{2.67} \approx 1.63$.

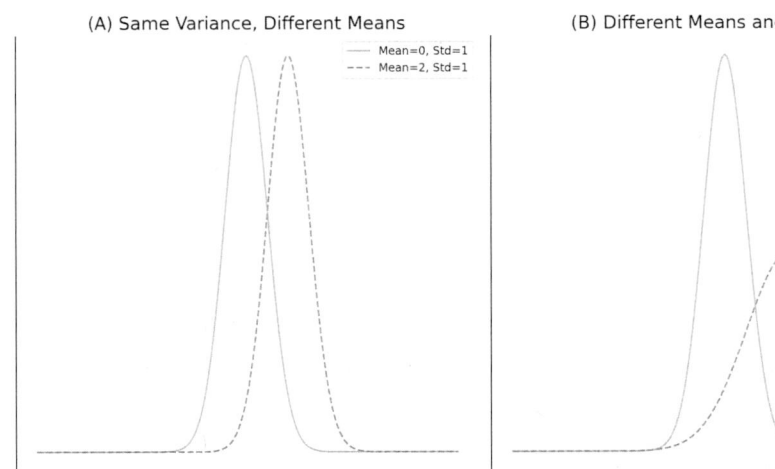

┃그림 6-6┃ 평균과 분산의 변화에 따른 두 개의 분포
(A) 동일한 분산, 다른 평균 (B) 다른 평균과 분산

② 범위(Range)

범위는 데이터 집합에서 최대값과 최소값의 차이를 의미한다. 간단한 계산으로 데이터의 산포도를 대략적으로 파악할 수 있으나, 극단값(Outliers)에 민감하다는 단점이 있다.

$$\text{범위} = \text{최대값} - \text{최소값}$$

예시:
- 데이터 3, 5, 7, 9, 15의 범위는 15-3=12

③ 사분위수(Quartiles)

사분위수는 데이터를 크기 순서로 정렬한 후, 이를 네 개의 구간으로 나눈 값이다. 데이터의 분포와 중앙값 주변의 산포를 이해하는 데 유용하다.

- 제1사분위수(Q1): 하위 25%에 해당하는 값
- 제2사분위수(Q2): 중앙값(Median)
- 제3사분위수(Q3): 상위 25%를 제외한 하위 75%에 해당하는 값
- 사분위 범위(IQR): $Q3 - Q1$, 데이터의 중앙 50%가 포함된 구간

예시:
- 데이터 1, 3, 5, 7, 9, 11, 13의:
  ▸ Q1=3
  ▸ Q2=7(중앙값)
  ▸ Q3=11
  ▸ 사분위 범위(IQR) = 11-3=8

2) 변수 간의 관계

두 개 이상의 변수 간의 관계에 대한 자료 요약을 하는 것이다. 변수 간의 관계를 분석하는 주요 방법으로는 교차분석과 상관분석이 있다. 각 방법은 데이터의 유형과 연구 목적에 따라 선택하여 사용한다.

(1) 교차분석(Cross-tabulation)

교차분석은 명목형 또는 서열형 데이터를 사용하여 두 변수 간의 관계를 표 형식으로 나타내는 분석 방법이다. 이 방법은 주로 두 변수의 빈도를 교차표(cross-tabulation table)로 정리하여 변수 간의 연관성을 시각적으로 이해하는 데 활용된다.

- 두 변수의 빈도를 교차표로 나타내어 변수 간의 분포를 명확히 파악할 수 있다.
- 그룹 간 비교가 용이하다. 예를 들어, 성별에 따른 병원 만족도를 비교하는 경우, 남성과 여성 각각의 만족도 분포를 쉽게 확인할 수 있다.
- 데이터의 집계 결과를 한눈에 확인할 수 있어 명목형 자료나 서열형 자료 분석에 효과적이다.

| 표 6-1 | 교차표 예시

성별	병원 만족도		
	만족 (n, %)	불만족 (n, %)	합계 (n, %)
남성	50 (62.5%)	30 (37.5%)	80 (100%)
여성	40 (44.4%)	50 (55.6%)	90 (100%)
합계	90 (52.9%)	80 (47.1%)	170 (100%)

(2) 상관분석(Correlation Analysis)

상관분석은 두 연속형 변수 간의 연관성을 정량적으로 측정하는 방법이다. 변수 간의 관계는 상관계수(correlation coefficient)를 통해 수치화되며, 피어슨(pearson) 상관계수는 등간 측정이나 비율 측정과 같은 연속 변수에 사용하고, 스피어만(spearkman) 순위상관계수는 서열 측정에서 사용하는 비모수 기법이다. 상관계수 r은 두 개의 변수의 관계를 크기와 방향으로 설명한다. 상관계수는 두 변수 사이가 선형 관계임을 가정하는데 선형관계인지 산포도를 통해 알 수 있다. 산포도란 두 변수를 x와 y축의 점으로 표시한 그림이다. 보통 독립변수는 수평의 x축 종속변수에는 수직의 y축에 놓는다.

① 상관계수의 범위

상관계수의 범위는 -1부터 +1 사이의 값을 가지며, 그 절댓값이 클수록 관계가 강하고 상대 계수 값이 적을수록 관계가 약하다.

- +1: 완벽한 양의 상관관계 (한 변수가 증가할 때 다른 변수도 비례적으로 증가).
- -1: 완벽한 음의 상관관계 (한 변수가 증가할 때 다른 변수는 비례적으로 감소).
- 0: 상관관계 없음 (두 변수 간 관계가 없음).

② 상관의 방향

- 양의 상관(정적 상관): 한 변수가 증가하면 다른 변수도 증가.
- 음의 상관(부적 상관): 한 변수가 증가하면 다른 변수는 감소.

③ 상관의 강도

- r = 0.1~0.3: 약한 상관.
- r = 0.4~0.6: 중간 정도의 상관.
- r = 0.7 이상: 강한 상관.

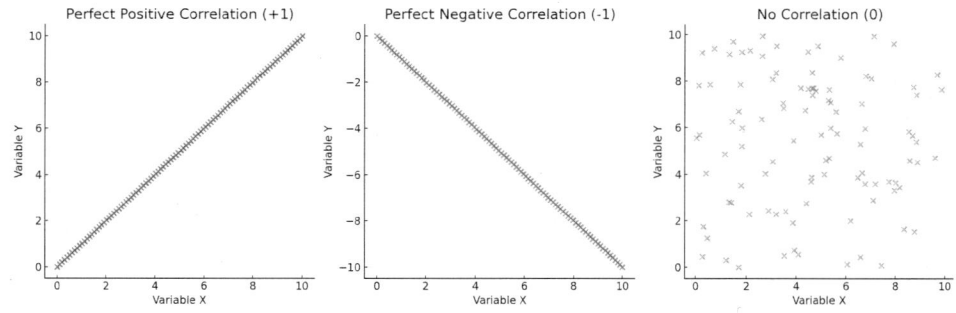

┃그림 6-7┃ 두 변수 간의 상관관계

3. 추론통계

추론통계는 표본 데이터를 사용하여 모집단에 대한 결론을 도출하거나 가설을 검증하고 미래를 예측하는 통계적 방법이다. 모집단의 전체 데이터를 직접 조사할 수 없는 경우, 표본 데이터를 기반으로 모집단의 특성을 일반화하여 모집단의 특성을 이해하고자 한다.

1) 기본 개념

(1) 정규분포

정규분포은 자료값의 분포가 평균을 중심으로 하여 좌우가 대칭이고 봉우리가 하나인 곡선을 이룬다. 평균에서 일정 거리에 있는 측정값들의 사례 수가 일정 비율을 차지하는 특징이 있다. 따라서 한 개별 자료 값이 전체 자료값 중 차지하는 위치와 전체의 몇 퍼센트에 포함되어 있는가 알 수 있다. 데이터의 약 68%가 평균에서 ±1 표준편차 내에 위치하며, 95%가 ±2표준편차 내에 위치한다. 대부분의 자연현상 데이터가 정규분포를 따른다고 가정한다(키, 체중 등). 모집단(population)의 특성을 나타내는 양적인 측도를 모수(parameters)라고 하며, 모수는 정규분포를 따른다.

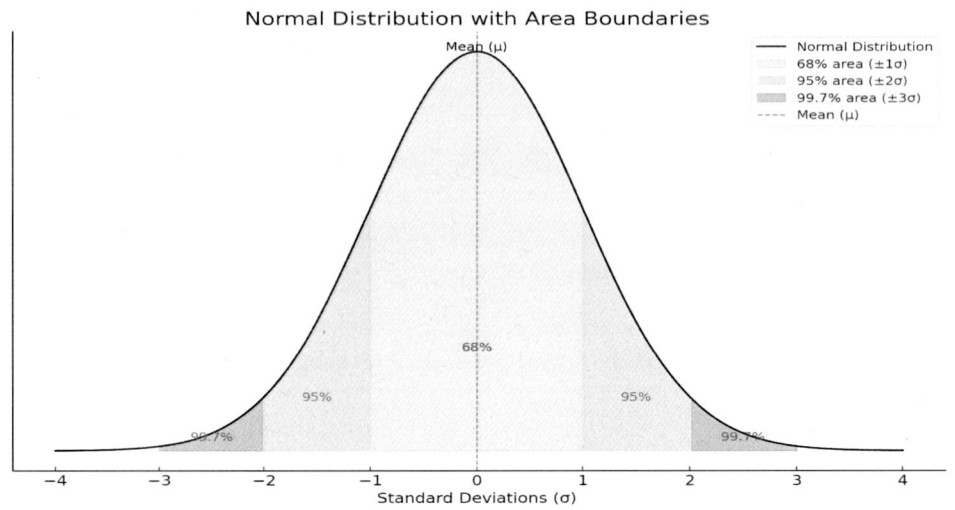

| 그림 6-8 | 정규분포의 영역별 면적

(2) 표본분포와 표준오차

한 모집단에서 무수히 많은 표본을 뽑아 그 평균들의 점수로 분포 그림을 그린다면 이것도 정규분포를 할 것이고 이를 표본분포(sampling distribution)라 한다. 이들 평균치들의 평균을 낸다면 모집단의 평균과 같을 것이다. 실제에서는 한 모집단에서 수많은 표본을 뽑을 필요가 없으므로 표본분포는 이론적 분포를 의미하게 된다.

표본분포의 평균의 표준편차를 평균의 표준오차(Standard error of the mean, SE)라 하며 모집단 평균의 표준편차라 할 수 있다. 하나의 표본에서 얻은 표준편차 값으로도 평균의 표준오차를 구할 수 있다.

표준오차가 작을수록 표본평가의 변화는 더 작아지고, 모집단의 값을 더욱 정확하게 추정할 수 있다.

$$SE = \frac{SD}{\sqrt{n}}$$

SD = 표본의 표준편차(standard deviation)
n = 표본수
SE = 평균의 표준오차(standard error)

(3) 표본수와 표준오차

표본 크기가 커질수록 표준오차는 작아진다. 즉, 표본의 수가 많아질수록 표본 평균이 모집단 평균에 더 가까워질 가능성이 높아지는 것을 의미한다. 이는 마치 여러 번의 동전 던지기를 할수록 앞면이 나올 확률이 이론적인 확률에 가까워지는 것과 비슷한 원리이다.

2) 모수 추정

모수 추정(parameter estimation)은 표본을 사용해 모집단의 모수(평균, 표준편차 등)를 추정하는 과정이다. 주요 방법은 다음과 같다:

- **점 추정**: 표본 통계량(예: 표본 평균, 표본 표준편차)을 이용하여 모수를 하나의 값으로 추정하는 방법이다.
- **구간 추정**: 모수가 어떤 특정한 구간 안에 포함될 확률을 일정하게 정하여 그 구간을 추정하는 방법이다. 이때 사용되는 구간을 신뢰구간이라고 한다.

신뢰구간은 모수가 포함될 것으로 예상되는 범위를 나타낸다. 예를 들어, "95% 신뢰구간"이라고 하면 모수가 이 구간 안에 포함될 확률이 95%라는 의미이다.

일반적으로 신뢰구간은 다음과 같은 공식으로 계산한다.

$$CI = \overline{X} \pm Z_{\alpha/2} \times SE$$

CI = 신뢰구간
$\overline{X}$ = 평균
Z = 표준점수
SE = 표준오차

예를 들어, 전국 고등학생의 평균 키를 95% 신뢰수준으로 추정하고자 한다. 100명의 고등학생을 임의로 추출하여 키를 측정한 결과, 표본 평균이 170cm이고 표준오차가 5cm이었다. 이때 신뢰수준 95%에 해당하는 z값은 약 1.96이다. 따라서 신뢰구간은 다음과 같이 계산된다.

CI(신뢰구간) = 170 ± 1.96 × 5 = (160.2, 179.8)

즉, 우리는 95%의 확신을 가지고 전국 고등학생의 평균 키가 160.2cm에서 179.8cm 사이에 있다고 추정할 수 있다.

3) 가설 검증

가설 검증(hypothesis testing)이란 연구자가 설정한 가설이 사실인지 아닌지를 통계적인 방법을 이용하여 판단하는 과정이다. 즉, 표본을 이용하여 모집단 내에 존재하는 관계가 단순한 우연이 아닌 실제로 의미 있는 결과를 나타내는지에 대한 결론을 이끌내는 것이 목적이다. 가설 검증의 주요 개념으로는 귀무가설과 대립가설, 확률과 유의수준, 제1종 오류와 제2종 오류가 있다.

(1) 귀무가설과 대립가설

- 귀무가설 (Null Hypothesis, H_0)
  귀무가설은 차이나 효과가 없다는 기본 가정을 의미한다. 연구자가 검증하고자 하는 진술의 반대 개념으로, 귀무가설을 기각하지 못하면 연구자가 주장하는 효과나 차이가 없다고 결론을 내린다.
  예시:
  - 간호사의 근속 연수와 직무 만족도 간의 관계를 연구하는 경우:
    H_0: 간호사의 근속 연수와 직무 만족도 간에는 차이가 없다.

- 대립가설 (Alternative Hypothesis, H_1)
  대립가설은 연구자가 주장하거나 입증하고자 하는 진술이다. 귀무가설이 기각되면 대립가설이 채택되며, 이는 데이터에 차이나 효과가 존재함을 의미한다.
  예시:
  - H_1: 간호사의 근속 연수와 직무 만족도 간에는 차이가 있다.

(2) 유의확률(p값)과 유의수준(α)

① 확률 (Probability, p)

확률은 관찰된 데이터가 귀무가설이 참이라는 가정 하에서 발생할 가능성을 수치화한 값이다. 즉, p값(p-value)은 귀무가설이 참일 때, 관찰된 데이터 이상으로 극단적인 결과가 나타날 확률을 의미하며, p값이 작을수록 귀무가설이 기각될 가능성이 높아진다.

예를 들면, $p=0.03$이라는 의미는 귀무가설이 참일 경우, 관찰된 데이터 이상의 결과가 나타날 확률이 3%(100번 중 3번의 오류를 범할 확률)임을 의미한다.

② 유의수준 (Significance Level, α)

유의수준(α)은 연구자가 귀무가설을 기각할 기준으로 설정한 확률값이다. 일반적으로 $\alpha=0.05$가 사용된다. 유의수준(α) 0.05는 귀무가설이 참인데도 기각할 확률(제1종오류 가능성)을 5%로 설정한다는 의미이다.

- $p \leq \alpha$: 귀무가설 기각, 대립가설 채택.
- $p > \alpha$: 귀무가설 채택, 대립가설 기각.

유의수준의 선택
- 0.01: 매우 엄격한 기준, 오류 가능성을 최소화해야 하는 연구(예: 신약 개발).
- 0.05: 일반적으로 많이 사용되는 기준이다.
- 0.1: 비교적 관대한 기준, 탐색적 연구에 적합하다.

③ 제1종 오류와 제2종 오류

모집단에서 표본을 무작위 추출하여도 표본은 모집단의 특성과 다를 수 있으며, 이러한 차이를 표본오차(sampling error)라고 하는데, 이와는 달리 잘못된 결론을 추정하는 것을 추정오차(estimation error)라고 한다. 가설과 관련된 추정오차에는 제1종 오류와 제2종 오류가 있다.

제1종 오류(Type I Error, α)는 귀무가설이 참인데도 잘못 기각하는 오류를 의미한다. 유의수준 α로 정의된다. 실제로 차이가 없는데도 연구자가 차이가 있다고 결론 내리게 되는 오류이다.

제2종 오류(Type II Error, β)는 귀무가설이 거짓인데도 기각하지 못하는 오류를 의미하며, β로 정의된다. 실제로 차이가 있는데도 연구자가 차이가 없다고 결론 내리는 오류이다.

표 6-2 가설 검정 시 제1종 오류와 제2종 오류

귀무가설(H_0)의 실제 상태	귀무가설(H_0) 참 (효과 없음)	귀무가설(H_0) 거짓 (효과 있음)
연구자의 결론	H_0 기각 (효과 있다고 판단)	H_0 채택 (효과 없다고 판단)
H_0 기각	제1종 오류 (α)	연구 성공 (참 결론)
H_0 채택	참 결론	제2종 오류 (β)

제1종 오류와 제2종 오류는 상호 보완적이며, 하나를 줄이면 다른 하나가 증가할 가능성이 있다. 연구의 설계에서 오류를 최소화하기 위해 적절한 표본 크기와 통계적 검정력을 고려해야 한다.

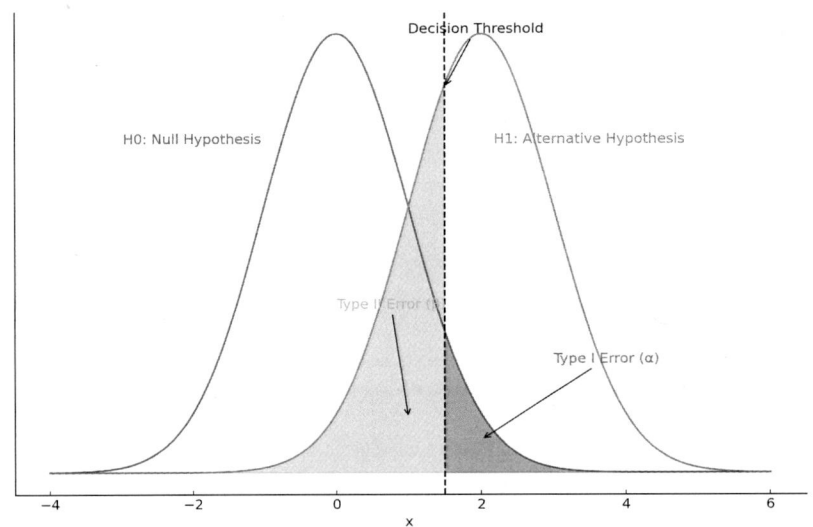

┃그림 6-9┃ 제1종 오류와 제2종 오류와의 관계

④ 통계적 유의성 검정

가설 검정을 위해 연구자는 먼저 유의 수준을 설정하고, 통계 프로그램을 사용해 검정 통계량을 계산하며, 이 값이 정규분포에서 차지하는 확률(p-value)을 확인한다. 분석 결과로 얻어진 p-value를 설정한 유의 수준과 비교해 귀무가설을 기각할지 또는 채택할지를 판단한다.

예를 들어, 연구자가 새로운 학습 방법이 학생들의 수학 성적에 미치는 효과를 조사하고자 한다고 가정한다. 새로운 학습 방법을 적용한 집단과 기존 학습 방법을 적용한 집단의 수학 시험 점수를 측정해, 두 집단 간 점수의 차이가 있는지 검정한다.

- **귀무가설(H_0)**: 새로운 학습 방법을 적용한 집단과 기존 학습 방법을 적용한 집단의 수학 점수 평균에는 차이가 없다.
- **유의 수준(α)**: 0.05로 설정한다.

표본 데이터를 통계 프로그램으로 분석한 결과 p-value가 0.05보다 작으면, 두 집단 간 수학 점수의 차이가 통계적으로 유의미하다고 판단해 귀무가설을 기각한다. 반면, p-value가 0.05보다 크면 두 집단 간 차이가 통계적으로 유의미하지 않다고 판단해 귀무가설을 기각하지 않는다.

⑤ 단측 검정과 양측 검정

가설은 진술 방식에 따라 방향성을 제시한 지시적 가설과 방향성을 제시하지 않은 비지시적 가설이 있다.

- **지시적 가설**: 집단 간 차이 또는 관계의 방향성을 제시하며, 대립 가설(H_1)이 방향성을 가지는 경우를 의미한다. 예를 들어, $H_1: \mu > \mu_0$ 또는 $H_1: \mu < \mu_0$와 같은 경우, 유의성 검정을 수행할 때 단측 검정을 선택한다. 유의 수준(α)이 0.05일 경우, 기각 영역은 그래프의 한쪽 끝에 위치하며, 유의 수준은 α가 된다.
- **비지시적 가설**: 방향성을 제시하지 않으며, 대립 가설(H_1)이 양방향성을 가지는 경우를 의미한다. 예를 들어, $H_1: \mu \neq \mu_0$와 같은 경우, 유의성 검정을 수행할 때 양측 검정을 선택한다. 이 경우 기각 영역은 그래프의 양쪽 끝에 위치하며, 각 영역의 유의 수준은 $\alpha/2$가 된다.

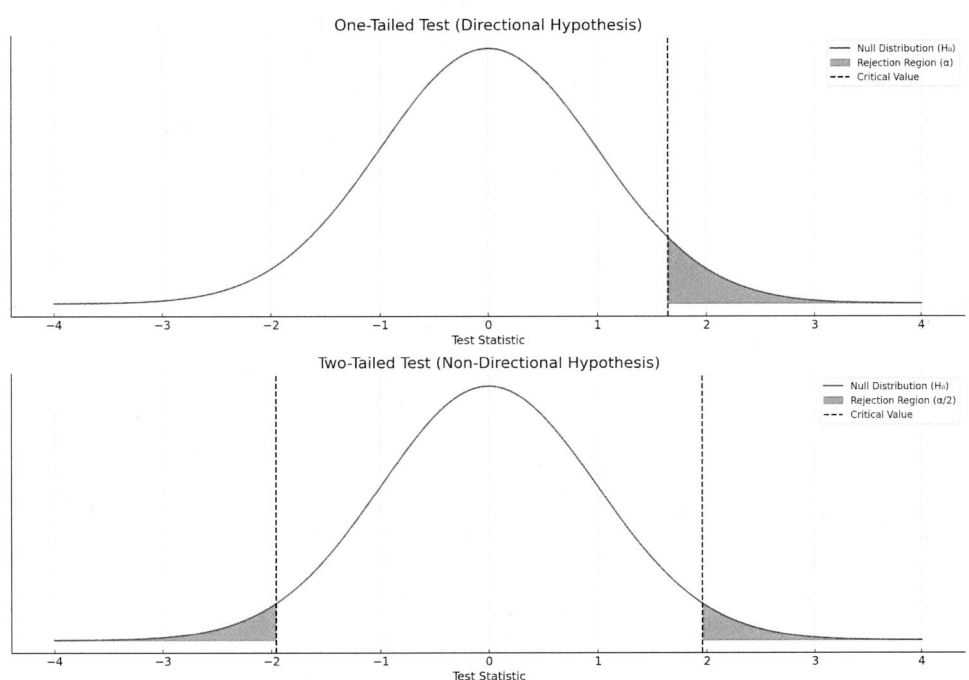

┃그림 6-10┃ 단측검정과 양측검정

4) 추론통계 방법

추론 통계는 표본 데이터를 통해 모집단의 특성을 추정하거나 가설을 검정하는 방법이다. 이는 모수통계와 비모수통계로 나뉘며, 데이터의 특성과 가정에 따라 방법을 선택한다.

모수통계는 모집단이 특정 분포(예: 정규분포)를 따른다고 가정하는 방법이다. 주로 평균과 분산 같은 모수를 추정하거나 가설을 검정할 때 사용한다. 대표적인 방법으로 t-검정, 분산분석(ANOVA), 회귀분석 등이 있다. 모수통계는 가정을 만족하면 효율적이지만, 분포 가정이 맞지 않으면 결과의 신뢰성이 떨어진다.

비모수통계는 모집단의 분포를 가정하지 않는 방법이다. 주로 데이터가 정규분포를 따르지 않거나, 순위형이나 명목형 데이터일 때 사용한다. 대표적인 방법으로 Mann-Whitney U 검정, Wilcoxon 부호 순위 검정, Kruskal-Wallis 검정 등이 있다. 비모수통계는 유연하지만 모수통계보다 검정력이 낮을 수 있다.

모수통계와 비모수통계의 선택은 데이터의 특성에 따라 달라진다. 데이터가 정규분포를 따르고 표본 크기가 충분하면 모수통계를, 그렇지 않으면 비모수통계를 적용하는 것이 적절하다. 예를 들어, 두 집단의 평균 차이를 검정할 때 데이터가 정규분포를 따르면 t-검정을, 그렇지 않으면 Mann-Whitney U 검정을 사용한다.

4. 자료분석방법의 선택

1) 모수검정 (Parametric Tests)

(1) 정의

모수검정은 모집단이 정규분포를 따른다고 가정하고, 데이터가 연속형 변수일 때 사용하는 분석 기법이다. 모집단의 평균, 분산 등 모수를 기반으로 가설을 검정하며, 검정력이 높은 것이 특징이다.

(2) 특징 및 가정

- 정규성 가정: 모집단이 정규분포를 따른다고 가정한다.
- 등분산성 가정: 두 집단 이상 간의 분산이 동일해야 한다.

- 연속형 데이터: 간격척도 또는 비율척도로 측정된 데이터만 사용한다.

(3) 주요 분석 방법

① t-검정 (t-Test)

- 두 집단 간 평균의 차이를 검정하는 방법이다.
- 독립표본 t-검정: 독립된 두 집단의 평균 차이를 검정한다.
  예시: 남성과 여성의 평균 혈압 비교.
- 대응표본 t-검정: 동일한 집단의 사전-사후 데이터를 비교한다.
  예시: 환자의 치료 전후 혈당 수준 비교.

계산공식:
독립표본 t-검정:

$$t = \frac{X_1 - X_2}{\sqrt{sp^2(\frac{1}{n_1} + \frac{1}{n_2})}}$$

X_1, X_2: 두 집단의 평균
sp^2: 공통 분산
n_1, n_2: 두 집단의 표본 크기

검정과정:
- 정규성 검정(Shapiro-Wilk Test)과 등분산성 검정(Levene's Test)을 수행한다.
- t-통계량을 계산하고, 자유도를 기반으로 임계값과 p-값을 비교한다.
- p-값이 유의 수준(α)보다 작으면 귀무가설을 기각한다.

② 분산분석 (ANOVA)

세 개 이상의 집단 간 평균 차이를 검정한다.
- 일원분산분석: 한 가지 독립변수를 기준으로 비교.
  예시: 세 병원의 환자 만족도 평균 비교.
- 이원분산분석: 두 개 이상의 독립변수와 상호작용 효과를 분석.
  예시: 병원 유형과 간호사의 근속연수가 업무 만족도에 미치는 효과.

계산공식:

$$F = \frac{MSB}{MSW}$$

MSB: 집단 간 제곱합을 자유도로 나눈 값
MSW: 집단 내 제곱합을 자유도로 나눈 값

검정과정:

- 정규성과 등분산성을 검정한다.
- F-통계량을 계산하고 F-분포를 기반으로 p-값을 확인한다.
- p-값이 유의 수준보다 작으면 귀무가설을 기각한다.

③ 상관분석 (Correlation Analysis)

두 변수 간 선형적 관계를 측정하며, Pearson 상관계수를 사용한다.

$$r = \Sigma((X_i - X)(Y_i - Y))/\sqrt{(\Sigma(X_i - X)^2 * \Sigma(Y_i - Y)^2)}$$

r 값이 -1에 가까울수록 음의 상관, +1에 가까울수록 양의 상관.

검정과정:

- 두 변수의 정규성을 확인한다.
- 상관계수를 계산하고, t-검정을 통해 유의성을 평가한다.
- p-값이 유의 수준보다 작으면 상관관계가 유의미하다고 본다.

③ 회귀분석 (Regression Analysis)

독립변수가 종속변수에 미치는 영향을 분석한다.

$$Y = \beta_0 + \beta_1 X + \epsilon$$

Y: 종속변수
X: 독립변수
β_0, β_1: 회귀계수
ϵ: 오차항

검정과정:

- 데이터가 정규성과 선형성을 충족하는지 확인한다.

- 최소제곱법으로 회귀계수를 추정한다.
- t-검정을 통해 회귀계수의 유의성을 평가한다.

2) 비모수검정 (Non-parametric Tests)

(1) 정의

비모수검정은 모집단이 정규분포를 따르지 않거나, 데이터가 서열척도 또는 명목척도일 때 사용하는 통계 기법이다.

(2) 특징 및 조건

- 모집단 분포에 대한 가정이 없다.
- 순위 데이터나 명목 데이터를 분석하는 데 적합하다.
- 적은 표본 크기에도 유용하다.

(3) 주요 분석 방법

① 카이제곱 검정 (Chi-square Test)

명목형 데이터의 독립성과 적합성을 검정한다.

계산공식:

$$\chi^2 = \Sigma\,((O_i - E_i)^2 / E_i)$$

O_i: 관찰 빈도
E_i: 기대 빈도

검정과정:
- 독립성 검정 또는 적합성 검정을 설정한다.
- 카이제곱 통계량을 계산하고 카이제곱 분포를 통해 p-값을 확인한다.
- p-값이 유의 수준보다 작으면 귀무가설을 기각한다.

② Mann-Whitney U 검정

두 독립 집단 간 차이를 비교한다.

검정과정:
- 데이터를 순위로 변환한다.
- U-통계량을 계산하고 p-값을 확인한다.
- p-값이 유의 수준보다 작으면 귀무가설을 기각한다.

③ Wilcoxon 부호 순위 검정

같은 집단의 사전-사후 데이터를 비교한다.

검정과정:
- 데이터의 순위를 계산한다.
- 순위의 부호를 합산하여 W-통계량을 계산한다.
- W-통계량을 기준으로 p-값을 평가한다.

④ Kruskal-Wallis 검정

세 개 이상의 독립 집단 간 차이를 비교한다.

검정과정:
- 데이터를 순위로 변환한다.
- H-통계량을 계산하고, 이를 기반으로 p-값을 확인한다.
- p-값이 유의 수준보다 작으면 귀무가설을 기각한다.

표 6-3 통계검정방법의 선택

모수검정 방법	비모수검정 대응 방법	검증대상
t-검정 (t-Test)	Mann-Whitney U 검정	두 독립 집단 간 평균 또는 순위 차이를 검정.
대응표본 t-검정	Wilcoxon 부호 순위 검정	동일 집단의 사전-사후 데이터 비교.
분산분석 (ANOVA)	Kruskal-Wallis 검정	세 개 이상의 집단 간 차이를 검정.
Pearson 상관분석	Spearman 상관분석	두 변수 간 순위 상관관계를 검정.

자율학습 문제

1. 자료 준비

1) 자료 편집 과정에서 확인해야 하는 주요 항목 세 가지를 기술하시오.

2) 다음 설문 응답 데이터를 기반으로 코딩북을 작성하시오.
   설문지:
   1. 귀하의 성별은 무엇입니까?
      ① 남성
      ② 여성
   2. 귀하의 나이는 몇 세입니까?
   3. 귀하의 직무 만족도는 어떠합니까?
      ① 매우 불만족
      ② 불만족
      ③ 보통
      ④ 만족
      ⑤ 매우 만족

3) 다음 중 잘못 코딩된 데이터를 찾고, 올바르게 수정하시오.
   - 성별 변수: 1, 2, 3, 1, 2
   - 만족도 변수: 1, 2, 6, 3, 5

2. 기술통계

1) 다음 데이터를 기반으로 평균, 중앙값, 최빈값을 계산하시오.
   - 데이터: 3, 5, 7, 7, 9, 11

2) 표준편차를 계산하시오.
   - 데이터: 2, 4, 6, 8

3) 다음 변수의 분포 모양(정규분포, 양의 왜도, 음의 왜도)을 판단하시오.
   - 데이터 1: 3, 4, 5, 6, 7, 8
   - 데이터 2: 1, 1, 2, 3, 8, 9
   - 데이터 3: 6, 7, 8, 8, 8, 9, 9

자율학습 문제

3. 추론통계

1) 귀무가설과 대립가설을 작성하시오.
   - 연구 주제: 간호사의 업무 스트레스가 이직 의도에 영향을 미치는가?

2) p-값이 0.02일 때, 유의수준 $\alpha=0.05$에서 귀무가설을 기각할 수 있는지 판단하고 그 이유를 설명하시오.

3) 다음 사례를 바탕으로 제1종 오류와 제2종 오류를 설명하시오.
   - 사례: 새로운 간호 교육 프로그램이 학업 성취도에 영향을 미치는지 확인하는 연구

4. 적절한 통계 분석 방법 선택

1) 다음 상황에 적합한 통계 분석 방법을 선택하시오.
   1. 두 독립 집단 간 평균 차이를 검정
   2. 세 집단 간 평균 차이를 검정
   3. 두 변수 간의 상관관계를 분석
   4. 명목형 데이터 간의 관계를 분석

모범답안 및 해설

1. 자료 준비

1) 자료 편집 과정에서 확인해야 하는 주요 항목
   - 결측값 탐지 및 대체.
   - 이상값 탐지 및 수정.
   - 코딩 체계 준수 확인.

2) 코딩북 작성

변수명	변수 설명	코딩값	값의 범위
SEX	성별	1 = 남성, 2 = 여성	1~2
AGE	나이	연속형 데이터	20~80
SATISF	직무 만족도	1 = 매우 불만족, 5 = 매우 만족	1~5

3) 잘못된 코딩 수정
   - 성별 변수: 3 → 데이터 오류 수정(1 또는 2로 변경).
   - 만족도 변수: 6 → 데이터 오류 수정(1~5 내 값으로 변경).

2. 기술통계

1) 평균, 중앙값, 최빈값 계산
   - 평균: $\dfrac{3+5+7+7+9+11}{6}=7$
   - 중앙값: $\dfrac{7+7}{2}=7$
   - 최빈값: 7

2) 표준편차 계산
   - 평균: $(2+4+6+8)/4=5$
   - 편차: $(-3,-1,+1,+3)$
   - 제곱 편차의 평균: $\dfrac{(-3)^2+(-1)^2+(1)^2+(3)^2}{4}=5$
   - 표준편차: $\sqrt{5} \approx 2.24$

모범답안 및 해설

3) 분포 모양
- 데이터 1: 정규분포.
- 데이터 2: 양의 왜도(극단적으로 큰 값이 있음).
- 데이터 3: 음의 왜도(극단적으로 작은 값이 있음).

3. 추론통계

1) 귀무가설과 대립가설
- H0: 업무 스트레스는 이직 의도에 영향을 미치지 않는다.
- H1: 업무 스트레스는 이직 의도에 영향을 미친다.

2) p-값 해석
- p=0.02 < α=0.05: 귀무가설 기각.
- 설명: 유의수준보다 p-값이 작으므로, 데이터는 대립가설을 지지한다.

3) 제1종 오류와 제2종 오류
- 제1종 오류: 프로그램이 효과가 없는데 효과가 있다고 잘못 결론.
- 제2종 오류: 프로그램이 효과가 있는데 효과가 없다고 잘못 결론.

4. 적절한 통계 분석 방법 선택

1) 통계 분석 방법
  1. 두 독립 집단 간 평균 차이 검정 → t-검정
  2. 세 집단 간 평균 차이 검정 → ANOVA(분산분석)
  3. 두 변수 간 상관관계 분석 → Pearson 상관분석
  4. 명목형 데이터 간 관계 분석 → 카이제곱 검정

제7장

연구의 해석 및 보고

1. 연구의 해석
2. 연구보고서 작성 및 평가

■ 학습목표 ■

1. 연구결과를 바탕으로 통계적 분석 결과를 해석하는 방법을 이해한다.
2. 연구결과를 연구문제, 가설, 선행연구 및 이론과 연결하여 설명할 수 있다.
3. 연구보고서의 구성 요소와 각 항목의 역할을 이해한다.
4. 연구보고서를 평가하기 위한 기준과 절차를 설명할 수 있다.

1. 연구의 해석

연구결과의 해석은 단순히 데이터를 분석하고 보고하는 것을 넘어, 통계적으로 도출된 결과에 의미를 부여하고 연구의 목적과 가설에 비추어 그 가치를 평가하는 핵심 단계이다. 이를 통해 연구자는 결과를 기존의 지식 체계에 통합하거나, 새로운 이론과 실무적 함의를 도출할 수 있다. 특히, 통계적 분석 결과를 해석하는 과정은 논의 단계에서의 방향성을 설정하며, 연구결과가 학문적, 실무적 기여를 할 수 있는 기반을 제공한다. 이 단계에서 잘못된 해석은 연구의 신뢰도를 저하시킬 수 있으므로, 신중하고 체계적인 접근이 필요하다.

연구결과를 해석하는 과정에서는 다음과 같은 일반적 지침을 고려해야 한다:
- 결과를 명확하고 간결하게 요약한다.
- 연구의 목적과 가설과 결과를 비교하며, 가설이 지지되었는지 여부를 평가한다.
- 연구 결과의 의의와 제한점을 명확히 기술한다.
- 결과를 기존 문헌과 비교하여 연구의 위치를 맥락화한다.
- 연구 결과가 실무나 정책에 미치는 영향을 논의한다.
- 예상하지 못한 결과가 나타난 경우, 이를 분석하고 잠재적 원인을 탐구한다.

또한, 연구결과 해석의 마지막 단계에서는 연구의 문제점을 명확히 인식하고, 이를 기반으로 다음과 같은 해결 방법과 제언을 제시해야 한다:
- 연구 문제점 해결방법: 연구 설계, 표본추출, 측정 도구, 분석 방법 등의 제한점을 논의하고, 이를 개선할 수 있는 구체적인 방안을 제안한다.
- 연구와 관련된 앞으로의 연구 방향 제언: 결과에서 도출된 새로운 질문이나 확인이 필요한 내용을 바탕으로 후속 연구를 제안한다. 예를 들어, 특정 변수를 고려하지 않았던 연구에서는 해당 변수를 포함한 추가 연구를 계획할 수 있다.

1) 연구결과 유형에 따른 해석

(1) 예측한 가설의 지지된 경우

연구결과가 예측한 가설을 지지한 경우는 연구 설계와 실행의 적절성을 보여주는 사례이다. 이는 연구의 신뢰성을 강화하며, 연구 과정에서 사용된 방법론의 타당성을 뒷받침한다. 또한, 가설이 지지된 결과는 연구자가 세운 독립변수와 종속변수 간의 관계를 입증하며, 이는 학문적 발전뿐 아니라 실무적 적용 가능성을 높이는 중요한 기반이 된다. 이와 함께, 해당 연구 결과는 후속 연구를 위한 출발점이 되어, 동일한 맥락에서 보다 깊이 있는 연구를 설계하거나 새로운 변수를 포함한 탐색적 연구를 진행하는 데 중요한 기여를 한다. 이는 연구에서 설정한 독립변수와 종속변수 간의 관계가 명확히 입증되었음을 의미하며, 연구자가 세운 가설이 사실로 증명되었음을 나타낸다.

> 예시) 특정 약물이 환자의 혈압을 감소시킬 것이라는 가설을 설정하고, 연구 결과 약물이 유의미한 혈압 감소를 초래했다면, 이는 가설이 지지된 것이다.

이러한 경우 연구자는 다음을 수행해야 한다:
- 결과를 기존 이론과 비교하여 기존 지식을 강화하거나 새로운 이론을 제안한다.
- 연구결과의 외적 타당성과 일반화 가능성을 평가한다.
- 결과가 실무나 정책에 미치는 영향을 논의한다.

그러나, 결과 해석 시 다양한 해석 가능성을 충분히 고려해야 하며, 단일한 관점에 매몰되지 않도록 주의해야 한다. 이를 위해 연구자는 우연에 의한 결과 가능성을 철저히 검토하고, 연구 과정에서 발생할 수 있는 편향이나 오류를 면밀히 분석해야 한다. 또한, 예상치 못한 결과가 나타났을 경우 이를 새로운 연구 질문으로 연결하여 의미를 확장하고, 다른 연구자들이 이를 재현하거나 확장할 수 있는 기반을 제공해야 한다. 이러한 접근은 연구 결과의 신뢰성을 강화하고 학문적 발전에 기여하는 핵심적인 방법이 된다.

(2) 예측한 가설이 지지받지 못한 경우

가설이 지지받지 못한 경우, 이는 연구 과정의 한계 또는 이론적 가정의 부적절성을 나타낼 수 있을 뿐만 아니라, 미처 탐색하지 못한 변수나 관계를 암시할 가능성도 있다. 특히, 이러한 경우는 두 가지 시나리오로 나뉠 수 있다: 귀무가설이 진실인 경우와 귀무가설이 거짓임에도 불구하고 제2종 오류로 인해 진실로 나타난 경우이다. 제2종 오류의 결과일 경우, 연구자는 원인을 철저히 분석하고 이를 해석해야 한다. 예를 들어, 표본 크기가 충분하지 않거나, 측정 도구의 민감도가 낮아 실제 효과를 감지하지 못했을 가능성을 고려해야 한다. 이는 연구 설계나 방법론의 개선을 통해 해결할 수 있는 중요한 단서가 된다.

> 예시) 특정 교육 프로그램이 학업 성취도를 향상시킬 것이라고 가정했지만, 결과적으로 유의미한 차이가 나타나지 않았다면, 이는 가설이 지지받지 못한 사례이다.

연구자가 수행해야 할 작업:
- 연구 설계, 샘플링 방법, 측정 도구의 신뢰성과 타당성을 재검토한다.
- 새로운 가설을 설정하고 추가 연구를 계획한다.
- 표본 특성, 환경적 요인, 외부 변수가 연구결과에 미친 영향을 분석한다.

귀무가설이 진실이어서 연구가설이 지지받지 못한 결과는 기존 이론의 한계를 밝히거나 새로운 방향성을 제시할 수 있다는 점에서 가치가 크다. 이는 연구자에게 혁신적인 연구 기회를 제공하며, 새로운 연구 방향을 모색할 수 있는 계기를 마련한다. 이러한 결과는 연구 실패를 의미하지 않으며, 오히려 학문적 발전의 기회로 작용할 수 있다. 이를 해석하기 위해 연구자는 다음과 같은 질문을 고려할 수 있다: "이 결과가 나타난 근본적인 이유는 무엇인가?", "기존 이론의 어떤 부분이 이 결과를 설명하지 못했는가?", "이 결과가 새로운 연구 변수를 탐구하거나 이론을 확장할 기회를 제공하는가?" 이러한 접근은 연구 결과를 보다 깊이 이해하고, 새로운 통찰과 연구 방향을 제시하는 데 도움을 줄 수 있다.

(3) 예측하지 않은 것이 지지받은 경우

예측하지 않은 결과는 연구자에게 새로운 통찰과 연구의 확장 가능성을 제공한다. 이는 기존 이론의 한계를 넘어서 새로운 패러다임을 형성하거나, 예상치 못한 변수나 관계를 발견하는 기회를 제공할 수 있다. 이러한 결과는 연구 분야에 혁신적인 방향성을 제시하며, 이를 바탕으로 독창적인 가설을 개발하거나 보다 심층적인 탐구를 위한 후속 연구를 계획할 수 있다. 이는 기존 이론에서 간과되었거나, 연구 설계에 포함되지 않은 변수의 영향일 수 있다.

예시) 한 운동 프로그램이 체중 감소보다 스트레스 감소에 더 큰 영향을 미쳤다는 결과는 예측하지 않은 효과를 보여주는 사례이다.

연구자가 고려해야 할 사항:
- 결과가 우연에 의한 것인지, 측정 오류에 의한 것인지 검토한다.
- 데이터를 심층적으로 분석하여 결과의 원인을 파악한다.
- 추가 연구를 통해 예측하지 못한 결과의 재현성과 메커니즘을 검증한다.

예측하지 못한 결과는 연구자가 열린 마음으로 데이터를 바라보는 자세를 요구하며, 이는 새로운 연구 질문을 생성하는 중요한 기회가 된다.

(4) 연구결과가 혼합되어 나타난 경우

혼합된 결과란 일부 가설이 지지되고, 다른 일부는 지지받지 못하거나, 예상치 못한 결과가 동시에 나타나는 상황이다. 이러한 혼합된 결과는 심리학, 약리학, 간호학 등 다양한 학문 분야에서 자주 발생한다. 예를 들어, 한 연구에서 특정 치료가 한 그룹에서는 긍정적인 효과를 보였지만 다른 그룹에서는 효과가 미미했거나 부정적인 영향을 미친 사례가 이에 해당한다. 이러한 경우 연구자는 표본의 특성, 환경적 요인, 혹은 측정 도구의 민감도와 같은 요인을 철저히 분석해야 한다. 또한, 이러한 결과를 다룰 때는 연구 설계의 보완이나 추가 실험을 통해 더 명확한 결론을 도출하려는 노력이 필요하다.

예시) 특정 약물이 젊은 성인에서는 효과가 있었지만, 고령자에서는 효과가 없거나 부정적인 영향을 미쳤다는 경우가 이에 해당한다.

연구자가 수행해야 할 작업:
- 결과를 독립적으로 분석하고, 서로 상충하는 원인을 탐구한다.
- 표본의 이질성, 환경적 요인, 또는 측정 도구의 한계를 검토한다.
- 추가 연구를 통해 혼합된 결과를 명확히 하고, 연구의 신뢰성을 확보한다.

혼합된 결과는 연구의 복잡성을 보여주는 사례로, 이는 연구자가 종합적이고 비판적인 시각으로 결과를 검토하도록 요구한다. 연구자는 각 결과를 별도로 분석한 후 상충하는 원인을 파악하려는 노력을 기울여야 한다. 표본의 다양성, 환경적 요인의 차이, 또는 측정 도구의 제한점, 연구 설계의 재검토와 함께 추가 연구를 통해 원인을 보다 명확히 하고 결과를 일반화할 수 있는 방법을 모색해야 한다.

2) 연구방법의 적절성에 대한 해석

연구 방법이 잘못되었거나, 부적절한 이론에 기반한 경우, 예상치 못한 결과나 바람직하지 않은 연구자료를 얻을 수 있다. 연구 방법의 적절성을 검토하는 과정에서 측정 도구, 표본, 측정오차, 자료분석 방법의 부적절성과 같은 요소들이 연구결과에 미치는 영향을 심도 있게 분석해야 하며, 이러한 요소들이 결과 해석에 영향을 미쳤는지 여부를 신중히 고려해야 한다.

(1) 측정도구의 선택

측정도구의 신뢰성과 타당성은 연구 결과의 정확성과 직결된다. 연구에서 사용된 측정도구가 적절하지 않거나, 신뢰성과 타당성이 낮은 경우 결과의 해석에 한계가 생길 수 있다. 예를 들어, 환자의 스트레스 수준을 측정하는 연구에서 심리적 스트레스 대신 생리적 스트레스만 측정하는 도구를 사용했다면, 결과는 연구 목적을 제대로 반영하지 못할 가능성이 크다. 따라서 연구자는 측정도구 선택 단계에서 연구목적과 측정하려는 변수의 특성에 가장 적합한 도구를 선정해야 한다. 또한, 연구 결과를 해석할 때는 개념정의의 정확성과 측정도구의 타당성을 연관지어 고려해야 한다. 측정하려는 변수의 개념이 명확하지 않거나, 정의와 측정 도구 간의 일치가 부족할 경우, 결과의 해석이 왜곡될 수 있다. 따라서 연구자는 변수를 명확히 정의하고, 이를 신뢰성과 타당성을 갖춘 도구로 측정했는지 검토해야 한다.

(2) 표본

표본의 크기와 대표성은 연구 결과의 일반화 가능성에 중요한 영향을 미친다. 표본이 충분히 크지 않거나 연구 대상 집단을 대표하지 못하면, 결과의 신뢰성과 외적 타당성이 떨어질 수 있다. 예를 들어, 특정 치료의 효과를 검증하기 위해 소수의 표본만을 사용하거나, 특정 연령대나 성별로만 제한된 표본을 사용한 경우, 결과를 전체 인구에 일반화하기 어려울 수 있다. 연구자는 표본 설계 단계에서 대상 집단을 충분히 대표할 수 있는 크기와 특성을 고려해야 한다. 또한, 연구 결과를 해석할 때는 대상자의 탈락률이 결과에 미친 영향을 분석해야 하며, 표본의 동질성도 신중히 검토해야 한다. 예를 들어, 연구 도중 많은 대상자가 탈락하거나, 표본 내 특정 집단의 비율이 과도하게 낮아질 경우, 이는 결과의 신뢰성과 일반화 가능성에 부정적인 영향을 미칠 수 있다. 따라서 연구자는 표본 설계와 해석 단계에서 이러한 요인을 철저히 고려해야 한다.

(3) 측정오차

측정오차는 연구 결과의 해석을 왜곡할 수 있는 주요 요인 중 하나이다. 측정오차에는 체계적 오차와 비체계적 오차가 포함되며, 이는 자료의 신뢰성을 저하시킬 수 있다. 예를 들어, 설문조사를 통해 자료를 수집할 때 질문이 모호하거나 응답자가 질문을 오해할 경우 비체계적 오차가 발생할 수 있다. 또한, 체계적 오차는 측정도구가 일관되게 잘못된 데이터를 생성하는 경우에 나타난다. 연구자는 자료수집 및 분석 단계에서 이러한 오차를 최소화하기 위한 전략을 세워야 한다.

(4) 자료분석 방법의 부적절성

자료분석 방법이 연구 목적이나 자료의 특성과 일치하지 않을 경우, 연구 결과의 해석에 오류가 생길 수 있다. 예를 들어, 정규분포를 가정해야 하는 통계 기법을 비정규분포 자료에 적용하거나, 다중회귀분석 대신 단순 통계적 비교만을 사용하여 중요한 관계를 간과하는 경우가 이에 해당한다. 연구자는 자료의 특성과 연구 질문에 가장 적합한 분석 방법을 선택하고, 분석 과정에서 발생할 수 있는 오류를 최소화해야 한다.

3) 해석상의 기타 문제

연구 결과의 해석 과정에서 나타날 수 있는 기타 문제들은 다음과 같다:
- **결과 과대해석**: 연구 결과가 가설을 지지한다고 해서 모든 상황에 적용할 수 있는 보편적인 결론을 내리는 것은 위험하다. 연구자가 자신의 연구 범위를 넘어선 결론을 제시하면, 결과의 외적 타당성이 왜곡될 수 있다.
- **결과 축소해석**: 반대로, 연구 결과가 제한적인 상황에서만 의미가 있다고 지나

치게 축소하여 해석하면, 결과의 잠재적 의미와 응용 가능성을 간과할 수 있다.
- **상충하는 결과**: 연구 결과가 기존 연구와 상충하거나, 동일한 연구 내에서 서로 모순되는 결과가 나타날 경우, 연구자는 이를 명확히 설명하고 가능한 이유를 논의해야 한다. 상충하는 결과는 새로운 연구 방향을 제시할 수 있는 기회로 활용될 수 있다.
- **윤리적 문제**: 해석 과정에서 연구자가 데이터의 선택적 보고나 왜곡된 해석을 할 경우, 연구의 윤리성과 신뢰성이 심각하게 훼손될 수 있다. 연구자는 결과 해석 시 투명성과 정직성을 유지해야 한다.

2. 연구보고서 작성 및 평가

1) 연구보고서 작성

연구보고서는 연구의 전 과정을 기록하고 연구 결과를 명확히 전달하기 위한 필수적인 문서이다. 연구보고서를 작성하는 과정은 연구자의 사고를 체계화하고, 연구의 목적과 결과를 독자들에게 효과적으로 전달하며, 학문적 기여를 입증하는 중요한 역할을 한다. 연구보고서는 그 대상 독자와 목적에 따라 형식과 내용이 달라질 수 있다. 예를 들어, 학위논문은 학문적 완결성을 목표로 연구자의 학업과정을 평가하기 위한 목적으로 작성되며, 주로 학술적으로 심도 있는 분석을 포함한다. 반면, 학술논문은 학계에 연구 결과를 발표하고, 관련 분야에서의 논의를 촉진하는 것을 목적으로 한다. 잘 작성된 연구보고서는 연구의 신뢰성과 타당성을 높이고, 후속 연구와 실무적 활용에 중요한 기초 자료로 사용될 수 있다. 또한, 이는 연구자가 자신의 연구를 보다 깊이 이해하고 반영할 수 있는 자기 성찰의 도구로도 활용된다. 모든 과정을 체계적으로 기록하며, 연구결과를 독자에게 효과적으로 전달하기 위한 문서이다. 각 구성 요소는 연구의 목적과 결론을 명확히 전달하기 위해 필수적인 역할을 한다. 다음은 연구보고서의 기본적인 구성 요소이다:

(1) 서론

서론은 연구보고서의 첫 번째 구성 요소로, 독자가 연구의 배경과 필요성을 이해할 수 있도록 돕는다.

- **연구의 배경과 문제 제기**: 연구가 왜 필요하며, 어떤 문제를 해결하려는지 설명한다. 예를 들어, "병원 간호사들의 직무 스트레스가 환자 만족도에 미치는 영향을 조사하려는 연구"라면, 스트레스와 환자 만족도가 중요한 이유를 기술할 수 있다. "최근 연구에 따르면, 간호사들의 직무 스트레스가 증가하면서 환자 만족도가 낮아지고 있어 병원 관리의 주요 과제가 되고 있다."와 같이 문제를 구체적으로 서술하면 독자가 연구의 필요성을 명확히 이해할 수 있다. 예를 들어, 간호 현장에서 특정 기술의 효과성을 확인하려는 연구라면, 해당 기술이 왜 중요한지, 현재 어떤 문제가 존재하는지 기술해야 한다.
- **연구의 목적 및 중요성**: 연구를 통해 무엇을 발견하고자 하는지 명확히 서술한다. "본 연구는 간호사의 업무 스트레스가 환자 만족도에 미치는 영향을 분석하는 것을 목적으로 한다."와 같은 구체적인 목표를 제시한다.

서론은 독자가 연구의 필요성을 이해할 수 있도록 작성해야 한다. 연구의 배경을 명확히 설명하고, 연구 목적과 연구 문제를 논리적으로 제시하며, 연구가 기존 지식 체계에 어떻게 기여할 수 있는지를 서술한다.

(2) 문헌고찰

문헌고찰은 연구를 뒷받침하는 이론적 배경을 제공하는 부분이다. 다음은 문헌고찰 작성 방법이다:

- **관련 연구의 검토**: 연구와 관련된 선행 연구들을 요약하고 비교한다. 예를 들어, 간호사의 스트레스와 환자 만족도에 관한 이전 연구에서 어떤 결과가 나왔는지 정리한다. 각 연구의 강점과 약점을 간단히 평가하며, 본 연구와의 연관성을 설명한다.
- **이론적 기틀 제시**: 연구를 설계하는 데 필요한 주요 개념과 이론을 설명한다. 예를 들어, 스트레스 이론이나 환자 만족도 모델 등을 기술하며, 본 연구가 어떤 이론적 틀에 기반을 두는지 명시한다.
- **연구 가설 또는 질문 도출**: 문헌고찰을 바탕으로 연구 가설이나 질문을 명확히 서술한다. "간호사의 업무 스트레스가 환자 만족도에 부정적인 영향을 미칠 것이다."와 같은 가설을 제시하거나, "간호사의 스트레스와 환자 만족도 간의 관계는 어떠한가?"와 같은 질문을 도출한다.

문헌고찰은 연구의 근거를 제공하며, 연구가 기존 지식을 어떻게 확장하거나 보완하는지를 설명한다. 관련 연구를 종합적으로 분석하여 연구 질문이나 가설을 뒷받침한다.

(3) 연구방법

연구방법은 독자가 연구가 어떻게 수행되었는지 이해할 수 있도록 상세히 기술하는 부분이다.

다음은 연구방법을 작성하기 위한 단계별 안내이다:

- **연구 설계**: 연구가 실험연구인지, 비실험연구인지, 질적 연구인지 명확히 기술한다. 예를 들어, "본 연구는 횡단적 설문조사 연구로 설계되었다."와 같이 설명한다.
- **대상자 및 표본 선정**: 연구 대상자와 표본 크기, 선정 기준 및 제외 기준을 기술한다. 예를 들어, "본 연구의 대상자는 대구시 소재 병원에 근무하는 간호사 200명으로, 편의 표본추출 방법을 사용하였다."라고 작성한다.
- **자료수집방법**: 자료가 어떻게 수집되었는지 구체적으로 서술한다. 예를 들어, "설문지는 간호사들에게 직접 배포되었으며, 회수율은 85%였다."와 같이 설명한다.
- **분석 도구 및 절차**: 데이터를 분석하기 위해 사용된 도구와 절차를 기술한다. 예를 들어, "자료 분석은 SPSS 25.0 프로그램을 사용하였으며, 기술 통계와 다중 회귀분석을 실시하였다."라고 작성한다.

연구방법은 연구가 어떻게 진행되었는지를 상세히 기술하는 부분이다. 독자가 연구의 신뢰성을 평가할 수 있도록 구체적이고 명료하게 작성해야 한다. 실험, 설문조사, 관찰 등의 방법을 사용하는 경우 이를 명확히 기술하고, 사용한 도구의 타당성과 신뢰성을 논의해야 한다.

(4) 연구결과

연구결과는 자료 분석을 통해 얻어진 결과를 명확하고 체계적으로 전달하는 부분이다. 통계적 분석 결과를 제시할 때는 서술통계부터 시작하여 가설검증 결과를 제시하는 것이 일반적이다. 연구자는 분석 결과를 객관적이고 완전하게 보고하며, 가설이 지지되었는지 여부와 관계없이 정확히 기술해야 한다. 다음은 연구결과를 작성하기 위한 세부적인 안내와 문구 예시이다:

- **주요 결과 요약**: 서술통계를 통해 자료의 전반적인 분포를 먼저 제시한다. 예를 들어, "참여자의 평균 연령은 35.6세(표준편차: 8.2)이며, 70%가 여성으로 나타났다."와 같이 작성한다. 이후 가설 검증 결과를 명확히 보고하며, 일반적으로 통계값과 유의수준을 함께 제시한다. 예를 들어, "간호사의 스트레스 수준과 환자 만족도 간에는 유의한 음의 상관관계가 나타났다($r = -0.45$, $p < 0.01$)." 또는 "스트레스 관리 프로그램의 효과는 실험군과 대조군 간에 유의한 차이가 있었다($t = 3.15$, $p < 0.05$)."
- **적절한 문구 사용**: 통계적 결과를 보고할 때는 과장된 표현을 피하고 정확한 용어를 사용한다. 예를 들어:
"가설이 지지되었다." 또는 "가설이 기각되었다."라고 기술한다.
"결과는 가설을 입증하였다." 또는 "증명하였다."와 같은 표현은 피한다.
- **그래프와 표를 통한 시각적 표현**: 결과를 시각적으로 쉽게 이해할 수 있도록 표와 그래프를 활용한다. 예를 들어, 스트레스 수준과 환자 만족도 간의 관계를 나타내는 산점도 또는 회귀분석 결과 표를 포함시킨다. 표와 그래프에는 명확한 제목과 축 설명을 추가하여 독자가 내용을 쉽게 파악할 수 있도록 한다.

연구결과는 자료 분석을 통해 얻은 결과를 객관적으로 보고하는 부분이다. 표와 그래프를 사용하여 독자가 결과를 쉽게 이해할 수 있도록 한다. 분석 결과는 연구가설과 어떻게 연관되는지 간결하고 논리적으로 기술해야 한다.

(5) 논의

논의는 연구결과의 의미와 학문적, 실무적 기여를 해석하며 연구를 완성하는 중요한 과정이다. 예를 들어, 연구 결과가 특정 이론을 지지한다면, 이를 해당 이론과 연결하여 어떻게 기존 지식을 확장하거나 강화하는지를 설명해야 한다. 또한, 결과가 실무적으로 활용될 수 있는 사례를 제시하여, 연구의 실제적 기여를 구체적으로 논의하는 것이 중요하다. 연구결과의 해석은 통계적 수치를 실제적이고 개념적인 의미로 변환하는 과정으로, 연구문제, 연구목적, 선행연구결과와 관련 있는 이론,

연구가설, 연구방법, 표본의 특성 등을 바탕으로 통계분석 결과에 의미를 부여하는 작업이다. 이 과정은 연구결과가 모집단에 어떻게 합리적으로 일반화될 수 있는지를 설명하며, 연구의 의의를 명확히 한다. 다음은 논의 작성 방법이다:

- **결과 해석 및 의미**: 연구결과를 연구 가설과 연결하여 해석한다. 예를 들어, "본 연구에서 간호사의 스트레스 수준이 환자 만족도에 유의미한 영향을 미친다는 결과는 기존 이론을 뒷받침한다."라고 설명한다.
- **기존 연구와의 비교**: 결과를 기존 연구와 비교하여 유사점과 차이점을 명확히 논의한다. 예를 들어, "기존 연구에서는 스트레스와 만족도의 관계가 약하다고 보고되었으나, 본 연구에서는 강한 상관관계가 나타났다."와 같이 서술한다. 이를 통해 본 연구가 기존 연구의 한계를 어떻게 보완했는지 또는 새로운 관점을 제공했는지를 설명해야 한다. 또한, 기존 연구와의 차이가 나타난 경우, 이를 뒷받침할 수 있는 표본 특성, 연구방법, 데이터 수집 시기의 차이 등을 고려해 상세히 설명한다. 이러한 논의는 본 연구의 기여도를 강조하고, 후속 연구의 방향을 제시하는 데 중요한 역할을 한다.
- **연구의 한계점 논의**: 연구의 제한점을 제언 부분에서 명확히 제시해야 한다. 예를 들어, "본 연구는 횡단적 설계로 인해 인과관계를 명확히 규명하지 못했다"라고 작성한다. 연구의 한계를 논의하는 목적은 단순히 약점을 인정하는 것이 아니라, 연구 결과를 해석하는 데 중요한 맥락을 제공하고, 후속 연구의 방향성을 제안하는 것이다. 한계점에는 연구 설계, 표본 특성, 자료수집방법, 통계적 분석 도구의 제한 등이 포함될 수 있다. 예를 들어:
  - 연구 설계: "본 연구는 단일 기관을 대상으로 하였기 때문에 연구 결과를 전체 모집단에 일반화하는 데 제한이 있다."
  - 표본 특성: "대상자의 연령 분포가 특정 연령대에 치우쳐 있어 연구 결과가 다양한 연령층에 적용되기 어렵다."
  - 자료수집방법: "설문조사 응답률이 낮아 결과의 신뢰성이 다소 저하될 가능성이 있다."

  이러한 한계를 기술한 후에는 이를 보완하기 위한 구체적인 후속 연구 방향을 제안한다. 예를 들어, "종단적 설계를 통해 스트레스와 만족도의 인과관계를 심층적으로 분석할 필요가 있다."와 같이 작성한다. 이를 통해 독자는 연구의 의의와 함께, 제한점을 보완하여 발전시킬 수 있는 가능성을 이해할 수 있다.

논의는 연구결과의 해석과 의의를 기술하는 부분으로, 연구의 학문적 및 실무적 기여를 설명해야 한다. 예상치 못한 결과나 상충되는 결과에 대해 논의하고, 결과가 기존 연구와 어떻게 연결되는지를 명확히 해야 한다.

(6) 결론

결론은 연구의 전체 내용을 요약하고, 주요 발견과 실무적 및 학문적 함의를 제시하는 부분이다.

다음은 결론 작성 방법이다:

- **연구 요약**: 연구의 목적, 방법, 주요 결과를 간략히 요약한다. 예를 들어, "본 연구는 간호사의 스트레스와 환자 만족도 간의 관계를 분석하기 위해 수행되었으며, 스트레스 수준이 높을수록 만족도가 낮아지는 경향이 확인되었다."라고 작성한다.
- **주요 발견**: 연구 결과에서 가장 중요한 발견을 구체적으로 제시한다. 예를 들어, "간호사의 업무 스트레스는 환자 만족도를 25% 감소시키는 것으로 나타났다."와 같이 작성한다.
- **실무적 및 학문적 함의**: 연구결과가 실무나 학문에 미치는 영향을 논의한다. 예를 들어, "간호사의 스트레스 관리 프로그램 개발이 환자 만족도 향상에 기여할 수 있다."라고 작성한다.
- **후속 연구 제안**: 연구의 한계점을 보완하기 위한 후속 연구를 제안한다. 예를 들어, "종단적 설계를 통해 스트레스와 만족도의 인과관계를 분석하는 연구가 필요하다."라고 작성한다.

결론은 연구의 전체 내용을 간략히 요약하고, 주요 발견과 이를 바탕으로 한 제언을 포함한다. 연구의 한계점과 함께 후속 연구의 필요성을 제안할 수 있다.

(7) 기타

- **참고문헌**: 연구에서 인용한 모든 자료를 정확히 기록해야 한다. 이는 연구의 신뢰성을 보장하고 독자가 참고 자료를 쉽게 확인할 수 있도록 하기 위함이다. 참고문헌 작성 시에는 국제 표준 양식(APA, MLA, Vancouver 등)을 따르는 것이 중요하다. 예를 들어:

- APA 스타일: Author, A. A. (Year). Title of work: Capital letter also for subtitle. Publisher.
- Vancouver 스타일: Author AA, Author BB. Title of article. Journal Name. Year; Volume(Issue): Pages.

- **부록**: 연구와 관련된 추가 자료를 포함하는 부분이다. 설문지, 인터뷰 질문지, 원자료(raw data) 등이 부록에 포함될 수 있다. 부록은 독자가 연구 방법과 절차를 명확히 이해하고 필요시 이를 재현할 수 있도록 돕는다. 부록의 모든 내용은 보고서 본문에서 참조되어야 한다.
- **연구의 윤리적 고려**: 연구가 윤리적으로 수행되었음을 명확히 기술하는 부분이다. 대상자 동의, 익명성 보장, IRB 승인 여부 등을 명시해야 한다. 예를 들어, "본 연구는 대구대학교 생명윤리위원회(IRB)의 승인을 받았으며, 모든 대상자의 동의를 얻어 진행되었다."와 같이 서술할 수 있다.
- **연구제목 작성**: 연구제목은 연구의 성격을 짐작할 수 있어야 하며, 독립변수, 종속변수, 연구모집단을 명확히 제시하는 것이 좋다. 제목은 짧고 간결하며, 연구의 핵심 내용을 전달할 수 있도록 작성해야 한다. 예를 들어:
  - "간호사의 업무 스트레스가 환자 만족도에 미치는 영향: 대구시 소재 병원 간호사를 대상으로"
  - "운동 프로그램이 노인 우울증 감소에 미치는 효과"

연구제목은 연구의 첫인상을 결정짓는 요소로, 독자가 연구의 주제와 범위를 즉시 이해할 수 있도록 작성하는 것이 중요하다.

2) 연구보고서 평가

(1) 서론 평가

서론은 연구의 방향성과 필요성을 명확히 제시하는 중요한 부분이다. 다음 항목들을 평가 기준으로 삼아야 한다:

- **연구문제**: 연구문제가 명확히 정의되고, 독자가 연구의 필요성을 이해할 수 있도록 잘 설명되었는가?
- **연구목적**: 연구목적이 구체적이며, 연구문제와 논리적으로 연결되어 있는가?
- **문제진술 혹은 가설**: 문제진술이 논리적이고 간결하며, 연구가설이 명확히 제시

되었는가?
- **용어 정의**: 주요 개념과 변수가 명확히 정의되었는가?

(2) 문헌고찰 평가

문헌고찰은 연구의 이론적 기초를 제공하며, 연구의 타당성을 뒷받침한다. 다음 항목들을 평가해야 한다:
- 관련 연구가 충분히 검토되었는가?
- 문헌고찰에서 기존 연구의 한계와 본 연구의 차별성이 명확히 드러났는가?
- 연구 질문이나 가설을 뒷받침하기 위한 이론적 기틀이 잘 구성되었는가?

(3) 연구방법 평가

연구방법은 연구의 신뢰성과 타당성을 결정짓는 핵심 요소이다. 다음 항목들을 중심으로 평가한다:
- **연구설계**: 연구 설계가 연구문제와 목적에 적합한가?
- **연구대상자**: 대상자의 선정 기준과 제외 기준이 명확히 기술되었는가? 표본의 크기와 대표성이 적절한가?
- **자료수집방법 및 측정도구**: 자료수집 절차가 명확히 기술되었는가? 측정도구의 신뢰성과 타당성이 충분히 검토되었는가?

(4) 연구결과 평가

연구결과는 연구 질문이나 가설에 대한 답변을 제공하는 부분이다. 다음 항목들을 평가한다:
- 분석 결과가 명확히 제시되었는가?
- 통계값과 유의수준이 정확히 보고되었는가?
- 그래프와 표가 적절히 활용되었는가?

(5) 논의 및 제언 평가

논의는 연구결과의 의미를 해석하고, 연구의 학문적 및 실무적 기여를 논의하는

부분이다. 다음 항목들을 평가한다:
- 연구결과가 기존 연구와 적절히 비교되었는가?
- 연구결과의 의의와 한계가 명확히 기술되었는가?
- 실무적 혹은 학문적 제언이 타당하고 구체적인가?

(6) 결론 평가

결론은 연구의 전체 내용을 요약하고, 주요 발견을 정리하는 부분이다. 다음 항목들을 평가한다:
- 연구목적과 일치하는 결론이 도출되었는가?
- 연구의 한계와 후속 연구 방향이 제시되었는가?

(7) 기타

- **참고문헌**: 참고문헌이 정확히 작성되었는가? 인용한 문헌이 모두 언급되었는가? 인용규칙을 준수하였는가?
- **부록**: 추가 자료가 충분히 제공되었는가?
- **윤리적 고려**: 연구의 윤리적 측면이 충분히 논의되었는가?
- **연구제목**: 연구제목은 간결하면서도 연구의 핵심 내용을 명확히 전달해야 한다. 연구제목에는 주요 변수와 연구하고자 하는 모집단이 포함되어야 하며, 제목의 길이가 적절하여 독자가 연구의 성격을 쉽게 파악할 수 있어야 한다.
- **초록**: 초록은 간결하고 명확하며, 연구의 핵심 내용을 독자가 쉽게 이해할 수 있도록 작성해야 한다. 초록에는 연구목적, 연구대상자, 주요 연구방법, 연구결과, 그리고 결론이 포함되어야 하며, 길이는 일반적으로 200~300 단어 이내로 적절하게 제한되어야 한다.

자율학습 문제

1. 연구결과 해석 과정에서 고려해야 할 요소가 아닌 것은 무엇인가?
   ① 연구목적과 가설 비교
   ② 결과의 외적 타당성 평가
   ③ 연구자의 개인적 의견 추가
   ④ 기존 문헌과의 비교

2. 가설이 지지되지 않았을 때, 연구자가 가장 먼저 검토해야 할 요소는?
   ⑤ 표본의 크기와 특성
   ⑥ 연구윤리
   ⑦ 초록의 구성
   ⑧ 참고문헌 작성

3. 다음 중 연구결과 해석에서 통계적 수치를 개념적 의미로 변환하는 과정을 무엇이라 하는가?
   ⑨ 결과 해석
   ⑩ 통계 검증
   ⑪ 데이터 정리
   ⑫ 논문 작성

4. 연구결과가 혼합된 경우 연구자가 검토해야 할 두 가지 요인을 작성하시오.

5. 연구 결과를 통해 새로운 연구 방향을 제시할 때 검토해야 할 질문을 하나 제시하시오.

자율학습 과제

(1) 과제 1: 연구결과 해석 및 논의 작성

과제: 다음 데이터를 기반으로 연구결과를 해석하고 논의 섹션을 작성하시오.
- 연구문제: *"운동 프로그램이 고령자의 스트레스 감소에 효과가 있는가?"*
- 결과 데이터: 실험군 평균 스트레스 점수(20점), 대조군 평균 점수(28점), $t = 2.45$, $p < 0.05$

작성 방향:
- 결과 해석
- 연구 의의와 한계 제시
- 후속 연구 방향 제안

(2) 과제 2: 초록 작성 연습

과제: 아래 연구 내용을 요약하여 200단어 이내의 초록을 작성하시오.
- 연구목적: 간호사의 직무 스트레스와 환자 만족도의 관계 분석
- 연구방법: 100명의 간호사를 대상으로 한 설문조사
- 연구결과: 스트레스 수준이 높을수록 환자 만족도가 낮음
  ($r = -0.65$, $p < 0.01$)
- 결론: 스트레스 관리 프로그램 개발 필요

모범답안 및 해설

1. **정답**: 3

   해설: 연구자의 개인적 의견 추가는 연구결과 해석에서 배제되어야 하며, 객관적인 데이터에 기반한 해석이 중요합니다.

2. **정답**: 1

   해설: 가설이 지지되지 않을 경우, 표본의 크기와 특성이 충분했는지 검토하는 것이 우선입니다. 이는 결과의 신뢰성에 영향을 미칩니다.

3. **정답**: 1

   해설: 통계적 수치를 개념적 의미로 전환하여 연구결과의 학문적, 실무적 기여를 설명하는 과정은 결과 해석입니다.

4. **정답**: 표본의 이질성, 환경적 요인

5. **정답**: "이 결과가 새로운 연구 변수를 탐구하거나 이론을 확장할 기회를 제공하는가?"

모범답안 및 해설

자율학습 과제 작성 예시

(1) 과제 1: 논의 작성 예시
- 결과 해석:
  연구 결과, 실험군의 스트레스 점수가 대조군에 비해 유의미하게 낮았다($t = 2.45$, $p < 0.05$). 이는 운동 프로그램이 고령자의 스트레스 감소에 효과적임을 시사한다.
- 연구 의의:
  본 연구는 스트레스 관리 프로그램 개발의 필요성을 강조하며, 고령자 대상의 심리적 안정 증진 방안을 제시한다.
- 연구 한계:
  소규모 표본(20명)으로 인해 일반화 가능성이 제한되며, 장기적 효과를 검증하지 못했다.
- 후속 연구 제안:
  종단적 설계를 통해 장기적 효과를 분석하고, 다양한 환경에서 프로그램의 효과를 검증할 필요가 있다.

(2) 과제 2: 초록 작성 예시

본 연구는 간호사의 직무 스트레스가 환자 만족도에 미치는 영향을 분석하였다. 100명의 간호사를 대상으로 설문조사를 실시한 결과, 직무 스트레스가 높을수록 환자 만족도가 낮아지는 것으로 나타났다($r = -0.65$, $p < 0.01$). 이 결과는 간호사의 스트레스 관리 프로그램 개발이 환자 만족도 향상에 기여할 수 있음을 시사한다.

제 8 장

근거기반간호

1. 임상질문 작성
2. 근거 검색
3. 비평적 분석
4. 실무적용
5. 결과평가

■ 학습목표 ■

1. 임상질문 작성과 근거 검색 방법을 이해한다.
2. 연구결과를 비평적으로 분석하는 방법을 이해하고 설명할 수 있다.
3. 근거기반 간호를 실무에 적용하는 과정을 이해하고 설명할 수 있다.
4. 근거기반 간호의 확산 전략을 이해하고 설명할 수 있다.

간호 연구는 양적 및 질적 측면에서 빠르게 발전하며 눈부신 성과를 이루어왔다. 그러나 임상 실무에서 이러한 연구 결과가 효과적으로 활용되지 못하고 있다는 점이 여전히 중요한 과제로 남아 있다. 환자에게 최상의 간호를 제공하고 결과를 개선하기 위해서는 과학적 근거, 즉 연구 결과를 바탕으로 한 간호 실무가 필수적이다. 이를 근거기반 간호 실무(Evidence-Based Nursing Practice)라고 한다. 이 장에서는 근거기반 간호 실무의 실제 적용 사례 및 연구 결과를 임상 현장에서 보다 적극적으로 활용할 수 있도록 근거기반 간호단계를 소개한다.

1. 임상질문 작성

근거기반간호를 실무에서 효과적으로 구현하기 위해 간호사가 가장 먼저 해야 할 일은 임상질문 작성이다. 임상질문은 간호사가 실무에서 직면하는 문제를 구체적이고 정확하게 정의한 질문으로, 이러한 질문은 문제 해결을 위한 정확한 답을 탐색하는 데 핵심적인 역할을 한다. 잘 작성된 임상질문은 답변이 가능하고 검색 가능한 형태로 구성되어, 방대한 정보 속에서 제한된 시간 안에 적절한 근거를 찾아낼 수 있도록 도와준다.

임상질문을 작성하는 과정은 근거기반실무를 시행하는 단계 중에서도 의료인들이 특히 어려움을 겪는 부분이다. 그러나 이 과정은 근거기반실무와 간호교육의 기반을 이루며, 실무와 교육에서 연구 대상자의 중요성을 새롭게 인식하게 하는 출발점이 된다. 임상질문을 작성한 후에는 질문의 질을 평가하고, 좋은 질문이 갖추어야 할 요소를 반영하여 구체적으로 수정·보완해야 한다.

임상질문 작성 시에는 PICO(Patient/Problem, Intervention, Comparison, Outcome)라는 네 가지 주요 요소를 포함해야 한다. PICO를 활용하여 간결하고 명확하게 구성된 질문은 임상문제를 명료하게 정의할 뿐만 아니라, 해당 질문에 가장 적합한 연구방법을 선택하는 데 필요한 정보를 제공한다.

표 8-1 | 임상질문의 구성요소

PICO - 임상질문의 구성요소	
P (환자 혹은 문제) patient or problem	질문이 무엇 혹은 누구에 관한 것인지 정의한다. (환자집단의 특성을 기술함.)
I (중재/치료) intervention/treatment	• 어떤 중재 혹은 검사에 대해 정의하는 것으로 중재는 • 계획된 행동의 과정이나 환자가 노출될 상황(낙상, 불안 등)에 대한 것이다. • 간호사가 환자를 위해 하려고 생각하고 있는 것이나 환자에게 일어날 수 있는 상황을 서술해본다.
C (비교할 중재) comparison intervention	• 비교할 중재로는 어떠한 것이 있는지 정의한다(비교대상이 있는 경우). • 비교할 수 있는 타 중재를 서술한다.
O (결과) outcomes	기대하는 혹은 피하고자 하는 결과를 기술한다.

인공호흡기를 달고 있는 환자의 병원성 감염을 예방하기 위한 최선의 체위는 무엇인가에 대한 질문을 PICO방식으로 구성하면 다음과 같다.

'중환자실에 입원하여 인공호흡기를 달고 있는 성인환자(P)가, semi-recumbentposition(I)을 하는 것이 supine position보다(C) 병원성 폐렴의 발생 빈도를 줄일 수 있는가(O)?'

〈다양한 간호 상황에서 PICO 방식을 활용한 임상질문의 예시〉

환자 교육의 효과
- 질문: "당뇨병 환자(P)가 개별화된 식이 교육(I)을 받는 것이, 일반적인 영양 교육(C)보다 혈당 조절(O)에 더 효과적인가?"
- PICO 구성:
  - P: 당뇨병 환자
  - I: 개별화된 식이 교육
  - C: 일반적인 영양 교육
  - O: 혈당 조절

통증 관리 방법 비교

- 질문: "정형외과 수술 후 성인환자(P)가 비약물적 중재로 이완 요법(I)을 받는 것이, 진통제만 단독으로 사용하는 경우(C)보다 통증 완화(O)에 효과적인가?"
- PICO 구성:
  - P: 정형외과 수술 후 성인환자
  - I: 이완 요법
  - C: 진통제 단독 사용
  - O: 통증 완화

간호사의 근무 방식과 환자 결과

- 질문: "3교대 근무를 하는 간호사(P)가, 연속된 야간 근무 대신 순환 근무(I)를 할 경우, 환자의 낙상 발생률(C)을 줄이는 데(O) 효과적인가?"
- PICO 구성:
  - P: 3교대 근무를 하는 간호사
  - I: 순환 근무
  - C: 연속된 야간 근무
  - O: 환자의 낙상 발생률 감소

질병 예방

- 질문: "간호사가 정기적으로 손 소독제(I)를 사용하는 것이, 단순한 손 씻기(C)보다 병원 내 감염률(O)을 낮추는 데 효과적인가?"
- PICO 구성:
  - P: 병원 내 간호사
  - I: 손 소독제 사용
  - C: 단순한 손 씻기
  - O: 병원 내 감염률 감소

2. 근거 검색

　임상질문과 연관된 근거를 확인하기 위해 관련 문헌을 체계적으로 검색하는 단계이다. 이 과정에서는 근거의 유형, 적절한 검색 데이터베이스의 활용, 그리고 효과적인 검색 전략에 대한 지식이 필수적이다. 근거 검색은 신뢰할 수 있는 자료를 기반으로 문제를 해결하고 최상의 간호를 제공하기 위한 중요한 과정으로, 이를 통해 근거기반 실무의 토대를 마련할 수 있다.

1) 근거의 유형

　간호사가 활용할 수 있는 근거에는 체계적 고찰(Systematic Review), 메타분석(Meta-Analysis), 임상실무 가이드라인(Clinical Practice Guideline), 양적 연구, 질적 연구, 전문가의 의견, 전문가위원회 보고서등 다양한 유형이 있다. 각 유형은 근거기반 간호 실무를 수행하는 데 고유한 장점과 목적을 가진다.

- 체계적 고찰(Systematic Review)
  체계적 고찰은 특정 주제와 관련된 기존 연구를 체계적이고 표준화된 방법으로 검색, 평가, 요약하여 최상의 근거를 제공한다. 이 용어는 Cochrane Collaboration에 의해 정의되었으며, 체계적 고찰의 결과는 최상의 근거로 인정받는다. 이미 보고된 체계적 고찰이 있다면, 근거기반 간호의 근거 검색과 비평적 분석과정이 이미 완료된 상태로 간주되어 이를 활용하면 근거기반 간호를 더욱 신속하게 적용할 수 있다.

- 메타분석(Meta-Analysis)
  메타분석은 공통된 임상문제에 대해 여러 편의 일차 문헌 결과를 통합하고 이를 통계적으로 분석하는 방법이다. 메타분석은 체계적 고찰 과정에서 자주 활용되며, 통합된 데이터를 통해 보다 신뢰도 높은 결과를 제시한다.

- 임상실무 가이드라인(Clinical Practice Guideline)
  임상실무 가이드라인은 임상 실무자와 환자가 특정 상황에서 적절한 중재나 치료를 결정할 수 있도록 체계적으로 개발된 권고사항이다. 개발 방법은 전문가 합의방법과 근거기반 방법이 있다. 전문가 합의 방법은 전문가들이 모여 특정 의료 상황에 대해 합의를 도출하는 방식으로, 빠르고 비용이 적게 드는 장점이 있지만, 참여자의 편견이 개입될 가능성이 있다. 근거기반 방법은 기존 연구와 체계적 고찰 결과를 바탕으로 가이드라인을 개발하며, 과학적 근거를 기반으로 구체적이고 신뢰할 수 있는 실무 권고안을 제공한다.

체계적 고찰, 메타분석, 임상실무 가이드라인은 모두 사전 평가된 근거(Prefiltered Evidence)로 간주된다. 이는 연구팀이나 전문가가 특정 주제와 관련된 1차 문헌을 수집하고 이를 평가한 후, 결과를 요약하여 제시한 자료이다. 이러한 근거는 간호사가 근거기반 실무를 수행할 때 우선적으로 찾아야 할 자료로, 특히 연구방법론에 익숙하지 않은 경우에도 비교적 쉽게 임상질문에 대한 답을 제공한다.

체계적 고찰과 메타분석, 그리고 이를 바탕으로 한 임상실무 가이드라인은 간호사들이 근거기반 의사결정을 내리고 실무에 적용하는 데 필수적인 자원으로, 신뢰도와 효율성을 동시에 갖춘 자료로 평가된다.

2) 근거검색 데이터베이스

단일 데이터베이스를 통해 모든 임상질문에 대한 답을 찾는 경우는 드물다. 따라서 근거 검색 시에는 1차 문헌 데이터베이스와 2차 문헌 데이터베이스를 함께 활용하는 것이 효과적이다.

- 1차 문헌 데이터베이스
  1차 문헌 검색은 간호사가 임상질문에 대한 최신 연구와 결과를 확인하기 위해 주로 사용하는 방법이다.
  - 국외 데이터베이스:
    - MEDLINE/PubMed: 의학 및 간호학 분야에서 가장 널리 사용되는 데이터베이스로, 풍부한 연구 문헌을 제공한다.
    - CINAHL (Cumulative Index to Nursing and Allied Health Literature): 간호학 및 보건학 관련 문헌을 포괄적으로 검색할 수 있다.
  - 국내 데이터베이스:
    - RISS (Research Information Sharing Service): 한국 학술 문헌 검색을 위한 주요 데이터베이스.
    - NDSL (National Digital Science Library): 과학기술 및 의학 분야 논문 검색에 유용.

  1차 문헌 검색에서는 검색 용어의 선택과 각 데이터베이스의 특성을 이해하는 것이 중요하며, 여러 출처를 활용하여 다양한 관점에서 근거를 탐색하는 것이 바람직하다.

- 검색 용어
  효율적인 검색을 위해 MeSH(Medical Subject Headings) 용어를 활용한다. MeSH는 논문에서 사용하는 주요 용어들을 유의어로 분류하여 제공하며, 트리구조(Tree Structure)로 조직되어 있다. 상위에는 일반적이고 포괄적인 용어가, 하위로 갈수록 구체적인 용어가 배치되어 있어 검색어를 체계적으로 선정할 수 있다. MeSH에 대한 자세한 정보는 MeSH홈페이지에서 확인할 수 있다.
- 2차 문헌 데이터베이스
  2차 문헌 검색은 체계적 고찰과 같은 사전 평가된 근거를 찾는 데 활용된다.
  - Cochrane Collaboration: Cochrane에서 제공하는 데이터베이스는 근거기반 실무를 지원하는 데 필수적이다. 특히, "Cochrane Database of Systematic Reviews (CDSR)"는 체계적 고찰을 포함한 중요한 자료를 제공하며, 근거기반 실무를 위한 신뢰할 수 있는 자료저장소로 평가받는다.

1차와 2차 문헌 데이터베이스를 병행하여 검색함으로써, 보다 신뢰도 높은 근거를 확보하고 임상질문에 대한 구체적인 답을 찾을 수 있다.

3) 근거검색 과정

근거 검색을 위한 데이터베이스는 다양하지만, 근거 검색 과정은 일반적으로 다음의 주요 단계를 따른다.

① 검색 질문의 정의

근거 검색의 첫 단계는 명확하고 구체적인 검색 질문을 정의하는 것이다. 임상질문을 PICO 구조(Patient/Problem, Intervention, Comparison, Outcome)에 따라 정리하면 검색의 초점이 명확해지고 효율성이 높아진다.

- 예시
  "중환자실에 입원한 성인 환자(P)가 semi-recumbent position(I)을 하는 것이 supine position(C)보다 병원성 폐렴(O)을 줄이는 데 효과적인가?"

② 적합한 데이터베이스 선택

검색 질문의 특성과 주제에 따라 적합한 데이터베이스를 선택한다.
- 양적 연구 중심: PubMed, CINAHL, MEDLINE 등
- 체계적 고찰 및 메타분석: Cochrane Library
- 국내 문헌 검색: RISS, NDSL

다양한 데이터베이스를 병행하여 검색하면 포괄적인 근거 수집이 가능하다.

③ 검색 전략 수립

검색어를 선정하고 이를 체계적으로 조합하여 검색 전략을 수립한다.
- MeSH 용어 활용: 검색 주제에 적합한 표준 용어를 선택하여 검색의 정확성을 높인다.
- Boolean 연산자 사용:
  - AND: 두 조건을 모두 포함하는 자료 검색
  - OR: 두 조건 중 하나라도 포함된 자료 검색
  - NOT: 특정 조건을 제외한 자료 검색
- 예시 검색어 조합:
  - ("ventilator-associated pneumonia" OR "VAP") AND "semi-recumbent position"

④ 검색 필터 설정

검색 범위를 좁혀 필요한 자료만 얻을 수 있도록 필터를 활용한다.
- 출판 연도: 최근 5년 이내 자료
- 연구 유형: 체계적 고찰, 임상시험, 메타분석
- 언어: 필요한 경우 특정 언어(예: 영어, 한국어)로 제한

⑤ 검색 실행 및 결과 검토

검색어와 필터를 적용한 후 검색을 실행하고, 검색된 결과를 검토한다.
- 검색 결과의 제목 및 초록을 읽고 관련성이 높은 자료를 선별한다.
- 너무 많은 결과가 검색된 경우 검색어를 구체화하거나 필터를 추가로 설정한다.

- 결과가 부족한 경우 검색어를 일반화하거나 연관 검색어를 추가한다.

⑥ 자료 평가 및 저장

검색된 문헌의 질과 적합성을 평가하고, 필요한 자료를 저장한다.
- 문헌 평가 기준:
    - 연구 설계의 신뢰성
    - 결과의 임상적 적용 가능성
    - 출처의 권위성

선택한 문헌은 체계적으로 정리하고 저장(예: Zotero, EndNote와 같은 참고문헌 관리 프로그램 활용).

⑦ 반복 및 수정

검색 결과가 만족스럽지 않다면 검색어와 전략을 수정하거나 다른 데이터베이스를 활용하여 검색을 반복한다.

〈근거 검색 예시〉
- 임상질문: "수술 후 환자에게 조기 보행(I)이 침상 안정(C)보다 혈전 발생률(O)을 줄이는 데 효과적인가?"
- 검색어: ("postoperative patients" AND "early ambulation") AND ("bed rest") AND ("DVT" OR "deep vein thrombosis")
- 필터: 최근 5년, 영어, 체계적 고찰 및 메타분석

이러한 체계적인 과정을 통해 근거 검색의 효율성과 정확성을 높이고, 임상질문에 대한 신뢰도 높은 답을 도출할 수 있다.

3. 비평적 분석

발표된 모든 연구 근거가 간호 실무에서 의사결정에 바로 활용될 수 있는 것은 아니다. 연구 설계의 결함은 연구 결과의 신뢰성과 현실성을 저하시킬 수 있으며, 연구 환경이나 대상에서 발생한 오류는 예상치 못한 결과를 초래할 수 있다. 따라서 특정 임상 상황에서 문제를 해결하기 위해 활용할 연구 근거는 질, 중요성, 적용 가능성을 평가하는 과정이 필요하다. 이러한 평가 과정이 바로 비평적 분석이다.

비평적 분석은 임상 질문에 대한 답을 제공할 수 있는 연구를 체계적으로 검토하여, 해당 연구가 실제 임상 상황에서 활용 가능한 근거인지 판단하는 데 목적이 있다.

1) 연구의 질에 대한 평가

연구의 질 평가는 연구 근거가 실무에 활용될 만큼 신뢰할 수 있는지를 판단하는 중요한 과정으로, 연구 결과의 타당성을 평가하는 데 초점을 둔다. 이를 위해 개별 연구의 근거수준을 체계적으로 분석하며, 일반적으로 SIGN(Scottish Intercollegiate Guidelines Network)에서 개발한 근거수준 체계를 활용한다. 연구의 질과 근거수준을 평가할 때는 2명 이상의 검토자가 독립적으로 평가를 진행하고 결과를 비교하는 과정이 필요하다.

다음은 SIGN에서 제시한 연구의 근거수준 체계이다.

| 표 8-2 | SIGN의 근거수준

	SIGN의 근거수준(2012)
1^{++}	RCT(Randomized Controlled Trials) 연구들에 대한 질 높은 메타분석, 체계적 고찰 또는 편중이 매우 낮은 RCT 연구들
1^{+}	잘 수행된 메타분석, 체계적 고찰 또는 편중이 낮은 RCT 연구들
1^{-}	메타분석, 체계적 고찰이거나, 편중이 높은 RCT 연구들
2^{++}	환자-대조군 또는 코호트 연구들에 대한 질 높은 체계적 고찰, 혼동변수나 편중의 위험이 매우 낮고, 인과관계의 가능성이 크고, 질 높은 환자-대조군 또는 코호트 연구들
2^{+}	혼동변수나 편중의 위험이 낮고, 인과관계 가능성이 보통 정도인 잘 수행된 환자-대조군 또는 코호트 연구
2^{-}	혼동변수나 편중의 위험이 높고, 인과관계가 아닐 위험이 있는 환자-대조군 코호트 연구
3	비분석적 연구(예: 사례보고, 사례연구)
4	전문가 의견

연구의 질 평가 방법은 다음과 같다.
1. 근거 수준 분류: 연구가 SIGN의 어느 근거 수준에 해당하는지 판단한다.
   - 예: 체계적 고찰은 1^{++} 또는 1^{+}, 전문가 의견은 4로 분류.
2. 연구 설계 검토: 연구의 방법론적 강점과 약점을 분석한다.
   - 혼동변수 및 편향 위험, 표본 크기, 데이터의 신뢰성을 평가.
3. 검토자 간 비교: 두 명 이상의 검토자가 독립적으로 연구를 평가한 후, 결과를 비교하여 일치하지 않는 부분은 논의 후 합의한다.

이와 같은 연구 질 평가 과정은 간호 실무에서 신뢰할 수 있는 근거를 선택하고 활용하는 데 중요한 기준을 제공한다. 특히, 높은 근거 수준(예: 1^{++}, 1^{+})의 연구는 실무에서 우선적으로 채택될 수 있으며, 낮은 수준의 근거(예: 3, 4)는 보완적 자료로 활용될 수 있다.

〈표 2〉에 제시된 SIGN의 근거 수준은 근거기반 간호 실무를 위한 연구 결과의 평가와 적용을 체계적으로 지원하는 도구로 널리 활용되고 있다.

2) 연구결과가 환자에게 미치는 영향

연구의 질을 평가한 후에는 연구 결과가 환자에게 미치는 영향, 즉 효과 크기 (effect size)를 파악하는 단계가 필요하다. 이는 연구 결과를 실무에 적용했을 때 환자에게 발생할 수 있는 변화를 구체적으로 예측하는 과정이다. 특히, 중재 비용이 높거나 부작용 가능성이 존재할 경우, 효과 크기를 철저히 평가하는 것이 중요하다.

환자에게 미치는 영향을 평가하려면 연구에서 보고된 효과 크기를 나타내는 측정치를 이해하고 분석해야 한다. 이러한 측정치는 연구 결과의 임상적 유의성과 실무 적용 가능성을 판단하는 데 핵심적인 역할을 한다.

효과 크기를 나타내는 주요 측정치는 다음과 같다.

1. 효과 크기 (Effect Size)
   - 메타분석에서 주로 사용되며, 연구 간의 결과를 비교하고 통합하여 중재의 전반적인 효과를 정량적으로 보여줌.
   - 예: 중재군과 대조군 간 평균 차이, 표준화된 효과 크기(Standardized Mean Difference, SMD).

2. 비교위험도비 (Relative Risk, RR)
   - 무작위 대조시험(RCT)이나 코호트 연구에서 중재군과 대조군 간 사건 발생 확률을 비교.
   - RR > 1: 중재군에서 사건 발생 확률이 더 높음.
   - RR < 1: 중재군에서 사건 발생 확률이 더 낮음.
3. 승산비 (Odds Ratio, OR)
   - 중재군과 대조군 간 특정 사건 발생 가능성을 비교하는 지표.
   - 주로 사례-대조군 연구(case-control study)에서 활용.
   - OR > 1: 중재군에서 사건 발생 가능성이 높음.
   - OR < 1: 중재군에서 사건 발생 가능성이 낮음.

효과 크기 평가를 통해 간호사는 연구 결과가 단순히 통계적으로 유의미한지를 넘어서, 환자의 건강과 결과에 실질적으로 얼마나 중요한 영향을 미칠 수 있는지 판단할 수 있다.

3) 연구결과의 임상적용 가능성

연구결과가 특정 임상 환경에서 활용될 수 있는지 평가하는 과정은 근거기반 실무의 중요한 단계이다. 연구결과를 임상에 적용하기 위해서는 다음과 같은 측면들을 체계적으로 검토해야 한다.

┃ 표 8-3 ┃ 연구 적절성 평가를 위한 질문

연구의 목적은 무엇인가?	연구의 목적이 현재 해결하려는 임상문제와 일치하는지 확인해야 한다. 예: 연구에서 경구피임약 사용자의 심근경색 발생 위험을 다른 피임 방법 사용자와 비교하였다면, 목적이 환자의 상황에 적합한지 검토
연구대상자는 누구인가?	연구대상이 환자와 유사한 특성을 가지고 있는지 평가한다. 예: 연구대상이 25~39세의 영국 백인 기혼 여성으로, 흡연자와 비흡연자를 포함하였다면, 환자와 직접적인 관련성이 있는지 확인
환자 및 환경과 차이가 있는가?	연구 환경과 환자의 환경이 유사한지 또는 주요 요인이 동일하게 작용할 가능성이 있는지 검토한다. 예: 연구는 영국에서 수행되었지만, 흡연과 경구피임약 복용이라는 개인적 요인만 간주한다면 환자와 유사할 수 있다.

연구장소는 어디인가?	연구가 수행된 장소가 환자에게 적용 가능한 환경인지 확인한다. 예: 연구 참여자는 영국 가족계획 클리닉에서 모집된 대상.
연구결과가 우리 환경에 적용될 수 있는가?	연구결과가 환자의 문제를 해결하는 데 실질적으로 유효한지 평가한다. 예: 결과가 경구피임약 복용을 지속할 경우 심근경색 위험 증가를 의미한다면, 피임방법 변경이 적절한 대안이 될 수 있다.
연구결과의 이익은 무엇인가?	연구결과를 적용했을 때 환자에게 제공될 잠재적 이익을 확인한다. 예: 경구피임약 복용 중단 시 심근경색 위험 감소.
적용에 드는 비용은 무엇인가?	연구결과를 적용하는 데 필요한 비용과 잠재적 불편함을 평가한다. 예: 원치 않는 임신 위험 증가와 다른 피임방법 사용의 불편함.
환자의 가치 및 선호도와 일치하는가?	환자가 연구결과를 반영한 선택을 수용할 의사가 있는지 검토한다. 예: 심근경색 상대적 위험도를 제시하고, 환자가 선택하도록 지원

이상과 같은 방법으로 평가가 이루어지면 이들 근거를 기반으로 임상실무 가이드라인 권고안을 마련하게 된다. 권고안은 일단의 행위들을 제시하는 일련의 진술문들로서 행위의 순서를 안내하고 권고등급이 제시되어야 한다. 가이드라인 개발기구별 근거수준에 따른 권고등급에 대한 기준이 다양하게 제시되고 있는데, SIGN (Scottish Intercollegiate Guidelines Network)의 권고등급 기준은 〈표 4〉와 같다. 권고등급의 의미는 권고의 중요성을 의미하는 것이 아니고, 해당 권고를 실제임상에서 실행했을 때 기대하는 결과를 도출한 확률정도를 의미하는 것이다.

표 8-4 SIGN의 권고 등급

	SIGN의 권고 등급
A	하나 이상의 메타분석연구, 체계적 고찰, 혹은 근거수준이 1++인 RCT 연구이면서 대상집단에 직접 적용 가능한 연구 연구 전체의 근거가 주로 1+인 연구들로 구성되면서 대상집단에 직접 적용 가능하고 연구결과가 일관성을 보임.
B	연구 전체의 근거가 2++ 근거의 연구들을 포함하면서, 대상집단에 직접 적용 가능하고 연구결과가 일관성을 보임. 또는 1++이나 1+ 근거의 연구들로부터 추정된 근거가 있을 때도 가능함.
C	연구 전체의 근거가 2+ 근거의 연구들을 포함하며, 대상집단에 직접 적용 가능하고 연구결과가 일관성을 보임. 또는 2++ 근거의 연구들로부터 추정된 근거가 있을 때도 가능함.
D	3이나 4의 근거수준 또는 2+ 근거의 연구들로부터 추정된 근거가 있을 때도 가능함.

4. 실무적용

근거기반 가이드라인이나 프로토콜을 실무에 적용하는 단계는 비평적 분석 단계에서 마련된 권고안을 임상 현장에서 시범적으로 실행하여 그 효과를 확인하고, 이를 바탕으로 근거기반 간호를 확산하는 과정으로 이루어진다.

근거기반간호의 실무적용 과정은 다음과 같다.
1. 책임자 선정
   근거기반 간호의 실무적용을 체계적이고 효과적으로 진행하기 위해 이를 책임지고 수행할 책임자를 선정한다.
2. 목표 설정 및 평가 지표 선정
   실무적용 후 달성하고자 하는 목표를 명확히 설정하고, 목표 달성을 평가할 수 있는 구체적인 지표를 선정한다.
3. 기초자료수집
   근거기반 간호 적용 전의 상황에 대한 기초자료를 수집하여, 적용 후 변화 여부를 비교할 수 있는 기반을 마련한다.
4. 실무적용 범위와 전략 수립
   - 적용 범위: 근거기반 간호는 병동 단위 혹은 소규모 대상을 중심으로 점진적으로 적용한다.
   - 적용 전략:
     ▶ 교육: 근거기반 간호의 필요성과 방법을 이해시키기 위해 간호사와 관련 실무자에게 교육을 제공한다.
     ▶ 리마인더(Reminder): 관련 지침을 간호사가 자주 접하는 장소에 게시하거나, 기관의 웹사이트를 통해 특정 상황에서 근거자료가 팝업창으로 나타나도록 설정하여 기억을 돕는다.
     ▶ 변화 촉진자 활용: 근거기반 간호의 도입과 확산을 위해 교육적·임상적으로 영향력이 있는 실무자를 지도자로 활용한다.
     ▶ 핵심그룹 구성: 실무환경 내 주요 인력을 연차, 직위, 근무시간 등에 따라 고르게 선정하여 근거기반 간호를 수행하도록 한다.

이때, 핵심그룹의 역할은 근거기반 간호를 실무에 성공적으로 적용하기 위해 핵심적인 역할을 수행한다.
- 근거기반 실무를 배운다는 공동의 목표로 가진다.
- 근거기반 실무와 관련된 정보를 공유한다.
- 근거기반 실무의 역할 모델이 된다.
- 근거기반 실무의 활용을 촉진한다.
- 긍정적인 태도와 좋은 대인관계 기술을 유지한다.

근거기반간호의 실무적용 기간은 6~12개월 내외이나 적용된 근거기반간호의 내용에 따라 실무적용 기간은 달라질 수 있다. 근거기반간호의 실무적용 후에는 이를 바탕으로 근거기반 실무의 확산에 대한 계획을 수립한다. 실무적용 과정에서 확인된 문제점을 최소화하고, 효과를 최대화 할 수 있도록 확산을 위한 계획을 수립한다.

5. 결과평가

평가 단계는 근거기반간호의 1~4단계 실행 과정에서의 효과와 효율성을 분석하고, 이를 개선할 방법을 모색하는 과정이다. 평가는 과정평가와 결과평가로 나뉘며, 각각 간호 실무의 다른 측면을 평가하는 데 초점을 둔다.

1) 과정평가

과정평가는 가이드라인 수행 과정에서 간호사의 이해도와 지지 정도를 평가하고 이를 향상시키는 데 목적이 있다.
평가 과정에서 사용되는 주요 질문은 다음과 같다:
- 가이드라인을 수행하기 위한 충분한 지식을 가지고 있는가?
- 가이드라인을 사용하여 간호의 질이 향상되었는가?
- 가이드라인 수행 노력에 대해 적절한 지지를 받고 있다고 느끼는가?
- 가이드라인 수행 준비가 충분히 되어 있다고 생각하는가?

- 해당 문제의 위험요인을 확인할 수 있는가?
- 중재를 위한 주요 활동을 확인하고 수행할 수 있는가?
- 가이드라인 수행 전에 충분한 학습 기회가 제공되었는가?
- 가이드라인 사용 후 간호 수행 능력이 이전보다 향상되었는가?
- 가이드라인이 대부분의 환자의 요구를 충족하는 데 도움이 되는가?

2) 결과평가

결과평가는 근거기반간호 실행 후 얻게 된 결과를 체계적으로 분석하는 것을 의미한다.

평가는 가이드라인에 따라 간호를 받은 환자를 대상으로 정기적으로 기준 충족 여부를 기록하여 이루어진다.

결과평가 계획에는 다음 요소가 포함될 수 있다:
- 측정 변수: 평가하려는 주요 결과를 정의.
- 측정 변수의 정의: 변수의 구체적 의미를 명확히 규정.
- 자료수집원: 데이터를 수집할 출처(예: 간호 기록, 환자 인터뷰).
- 자료수집 빈도: 자료를 수집하는 주기(예: 월별, 분기별).
- 자료 분석 시기 및 단위: 데이터 분석의 시점과 분석 단위 설정.
- 결과 피드백 대상 및 빈도: 결과를 공유할 대상과 주기를 계획.
- 실무 변화 및 기타 조치: 평가 결과를 바탕으로 실무 개선 방안을 마련.
- 질 관리팀 보고 여부 및 빈도: 자료를 질 관리팀에 송부하는 여부와 주기.

결과평가는 일반적으로 6~12개월 이상의 충분한 기간 동안 진행되어야 하며, 이를 통해 근거기반간호의 실효성을 판단한다. 평가 결과를 바탕으로 다음과 같은 결정을 내릴 수 있다:
- 근거기반 간호를 현재의 임상 가이드라인이나 프로토콜로 지속적으로 유지.
- 필요시 가이드라인을 수정하거나 변형하여 개선.

평가를 통해 근거기반간호의 성공적인 적용을 지원하고, 이를 기반으로 간호 실무 전반으로 확산시키는 중요한 정보를 제공할 수 있다.

자율학습 문제

단답형

1. 근거기반 간호의 정의와 그 중요성을 간략히 설명하시오.
2. PICO 구조의 구성요소를 나열하고 각각의 의미를 설명하시오.
3. 근거 검색 시 자주 활용되는 데이터베이스를 두 가지 이상 제시하고, 그 특징을 간단히 설명하시오.
4. 비평적 분석에서 연구의 질을 평가하는 주요 기준을 세 가지 제시하시오.

객관식

5. 근거기반간호에서 체계적 고찰(Systematic Review)에 대한 설명으로 올바른 것은?
   a. 연구 결과를 통합하고 요약하는 비공식적 방법
   b. 특정 주제에 대해 기존 연구를 체계적으로 검색, 평가, 요약한 방법
   c. 전문가 의견을 바탕으로 작성된 보고서
   d. 일차 연구 결과를 비교하지 않고 단순 나열하는 방법
6. 다음 중 근거기반 간호 실무를 확산하기 위한 전략으로 적절하지 않은 것은?
   a. 관련 지침을 병동 내 게시
   b. 간호사의 교육을 강화
   c. 간호사가 근거 검색을 독자적으로 수행하도록 방치
   d. 변화 촉진자를 활용

참/거짓

7. ( ) PICO 구조에서 "C"는 Comparison(비교 대안)을 의미하며, 모든 임상질문에 반드시 포함되어야 한다.
8. ( ) 근거기반 가이드라인은 근거수준이 낮은 연구도 포함될 수 있다.

자율학습 과제

1. PICO 기반 임상질문 작성 과제
   - 아래 시나리오를 바탕으로 PICO 구조를 활용해 임상질문을 작성하시오.
     시나리오: *한 병동에서 퇴원 후 재입원율이 높은 만성폐쇄성폐질환(COPD) 환자를 대상으로 간호 개입이 재입원율 감소에 효과가 있는지 확인하고자 한다.*
   - PICO 질문:
     - P(환자/문제):
     - I(중재):
     - C(비교):
     - O(결과):

2. 근거 검색 실습 과제
   - PubMed 또는 RISS와 같은 데이터베이스를 활용하여 위에서 작성한 PICO 질문에 대한 연구 근거를 검색하고, 결과를 요약하시오.
   - 검색 전략(키워드, Boolean 연산자 활용)을 포함하여 작성.
   - 선택한 연구 중 1편을 요약하고, 해당 연구의 강점과 약점을 간략히 기술하시오.

3. 비평적 분석 과제
   - 선택한 연구 논문의 초록을 읽고, 연구의 질, 결과가 환자에게 미치는 영향, 임상 적용 가능성을 평가하는 보고서를 작성하시오.
   - SIGN 근거수준을 활용해 해당 연구의 수준을 평가하고 근거기반 실무에 적합한지 논의하시오.

4. 근거기반 실무 적용 계획 수립
   - 근거기반 간호를 병동에 적용하기 위한 계획을 작성하시오.
   - 포함 내용:
     1. 적용할 근거와 배경
     2. 목표 설정 및 평가 지표
     3. 교육 계획 및 변화 촉진 전략
     4. 실무 적용 후 결과평가 방법

모범답안 및 해설

단답형

1. 근거기반 간호의 정의와 중요성
   정의: 근거기반 간호(Evidence-Based Nursing)는 신뢰할 수 있는 연구 결과(근거)를 바탕으로 간호 실무에서 최상의 의사결정을 내리는 과정이다.
   중요성: 근거기반 간호는 간호의 질을 향상시키고, 환자 결과를 개선하며, 실무에서 과학적이고 체계적인 접근을 가능하게 한다.
2. PICO 구조의 구성요소와 의미
   - P: Patient/Problem(환자/문제) - 질문의 대상 또는 문제 정의
   - I: Intervention(중재) - 적용하려는 간호 중재
   - C: Comparison(비교 대안) - 비교할 중재나 상황(필요한 경우)
   - O: Outcome(결과) - 기대되는 결과나 변화
3. 근거 검색 데이터베이스
   - 국외 데이터베이스: PubMed(MEDLINE), CINAHL, Cochrane Library
   - 국내 데이터베이스: RISS, NDSL
4. 비평적 분석 기준
   - 연구의 설계(예: RCT, 코호트 연구 등)
   - 연구 결과의 타당성과 신뢰성
   - 임상적용 가능성

객관식

5. 정답: b) 특정 주제에 대해 기존 연구를 체계적으로 검색, 평가, 요약한 방법
   해설: 체계적 고찰은 과학적이고 표준화된 절차를 통해 관련 연구를 종합하는 과정이다.
6. 정답: c) 간호사가 근거 검색을 독자적으로 수행하도록 방치
   해설: 간호사들에게 적절한 교육과 지원을 제공하는 것이 근거기반 간호의 성공적 실행에 필수적이다.

참/거짓

7. 정답: 거짓
   해설: PICO 구조에서 "C(비교 대안)"는 반드시 포함되지 않아도 된다.
8. 정답: 참
   해설: 가이드라인은 다양한 근거수준의 연구를 포함할 수 있다.

모범답안 및 해설

자율학습 과제 작성 예시

1. PICO 기반 임상질문 작성 과제

작성 예시:
- P(환자/문제): 만성폐쇄성폐질환(COPD) 환자
- I(중재): 퇴원 후 간호중재 프로그램
- C(비교): 기존의 일반적인 퇴원 안내
- O(결과): 재입원율 감소

임상질문:
"COPD 환자(P)가 퇴원 후 간호중재 프로그램(I)을 받은 경우, 기존의 퇴원 안내(C)와 비교하여 재입원율(O)을 감소시키는 데 효과적인가?"

2. 근거 검색 실습 과제

작성 예시:
- 검색 전략:
  "COPD" AND ("post-discharge care" OR "nursing intervention") AND ("readmission rate")
- 결과 요약:
  선정된 연구: "Impact of post-discharge nursing interventions on readmission rates in COPD patients."
  - 요약: 퇴원 후 간호중재를 받은 COPD 환자에서 재입원율이 30% 감소함.
  - 강점: RCT 연구, 샘플 크기(300명) 확보, 명확한 결과 도출.
  - 약점: 단일 병원에서 진행된 연구로 일반화 어려움.

3. 비평적 분석 과제

작성 예시:
- 연구 평가:
  - 근거수준: 1+ (편향이 적고 잘 수행된 RCT 연구)
  - 임상적용 가능성: COPD 환자의 특성과 연구대상이 유사하여 적용 가능
  - 결과 해석: 중재 비용이 적고, 재입원율 감소라는 결과는 실무적 이점이 크다.
  - 결론: 근거기반 간호로서 적합하며, 병동 단위 시범 적용을 권장

모범답안 및 해설

4. 근거기반 실무 적용 계획 수립 과제

작성 예시:

- 적용할 근거: 퇴원 후 간호중재 프로그램이 COPD 환자의 재입원율 감소에 효과적이라는 연구 결과
- 목표 설정 및 평가 지표:
  - 목표: COPD 환자의 재입원율 20% 감소
  - 평가 지표: 6개월 후 재입원율 비교
- 교육 계획 및 변화 촉진 전략:
  - 간호사 대상 워크숍 개최
  - 병동 내 리마인더 배치(중재 절차 안내)
  - 간호팀 내 핵심그룹 구성
- 결과평가 방법:
  - 데이터 수집: 간호기록 및 병원 정보 시스템 활용
  - 피드백: 월별로 팀 회의를 통해 진행

제 9 장

질적연구

1. 질적연구의 특성
2. 질적 연구의 설계
3. 질적연구의 종류
4. 질적자료의 수집과 분석
5. 질적연구의 평가

■ 학습목표 ■

1. 질적연구의 특성을 설명할 수 있다.
2. 근거이론, 현상학, 문화기술지 등 주요 질적연구 방법의 기본 개념과 특징을 설명할 수 있다.
3. 참여관찰과 심층면담의 기본 절차와 사용 이유를 설명할 수 있다.
4. 코딩, 범주화, 주제 도출의 기본 개념을 설명할 수 있다.
5. 신뢰성, 적합성, 감사가능성, 중립성의 개념을 설명할 수 있다.

1. 질적연구의 특성

질적연구는 인간의 주관적 경험과 그 경험이 형성되는 맥락을 심층적으로 이해하려는 연구방법이다. 이 방법은 정량적 데이터보다 서술적 데이터에 초점을 맞추며, 인간 행동과 사회적 현상의 복잡성을 해석하는 데 목적이 있다. 질적연구는 참여자의 경험에 대한 상세한 설명과 함께, 그들이 경험에서 부여하는 의미를 탐구한다. 이를 통해 특정 현상을 더 깊이 이해하고, 실무적 또는 이론적 통찰을 제공할 수 있다.

1) 연구 세팅: 자연적인 상황

질적연구는 연구 대상이 존재하는 자연스러운 환경에서 수행된다. 이는 현상에 대한 깊은 이해를 위해 참여자가 실제로 활동하는 맥락에서 데이터를 수집하는 접근 방식을 의미한다. 연구자는 인위적인 실험 조건을 설정하지 않고, 대상이 속한 실제 상황에서 관찰과 자료수집을 통해 현상을 탐구한다. 예를 들어, 간호사의 병동 내 의사소통 방식을 연구할 때, 병동이라는 자연적 환경에서 발생하는 대화와 상호작용을 분석함으로써 현실적이고 맥락에 맞는 결과를 도출할 수 있다.

반면, 양적연구는 통제된 환경에서 이루어지는 경우가 많으며, 연구자가 독립변수와 종속변수의 관계를 명확히 하기 위해 실험실 환경에서 변수를 조작하는 방식으로 진행된다. 이는 연구자가 특정 조건을 엄격히 통제함으로써 변수 간의 인과관계를 입증하려는 데 초점을 맞춘다. 예컨대, 양적연구에서는 의사소통 방식이 환자 만족도에 미치는 영향을 실험적으로 검증하기 위해 참가자들을 무작위로 배정하거나 특정 조건을 부여하여 데이터를 수집한다. 이러한 접근은 질적연구가 탐구하는 자연스러운 상호작용의 맥락과는 차이가 있다.

2) 연구자료: 다양한 텍스트 자료

질적연구는 인터뷰 대화, 관찰 기록, 문서, 사진, 비디오 등 다양한 형태의 텍스트 자료를 활용한다. 이러한 자료는 연구 주제를 다각도로 이해할 수 있는 풍부한 정보를 제공하며, 현상을 맥락 속에서 종합적으로 탐구하는 데 유용하다. 예를 들어, 환자의 치료 경험을 연구할 때 인터뷰 내용뿐 아니라 의료 기록, 환자의 개인적 일기, 치료 중 찍힌 사진 및 비디오 등을 참고하면 그들의 신체적, 정서적 경험을 보다 심층적으로 이해할 수 있다. 이처럼 질적연구는 다양한 데이터를 통합하여 복잡한 인간 경험을 해석한다.

반면, 양적연구는 설문조사, 실험, 관찰 등을 통해 수집된 숫자 데이터에 초점을 맞추며, 변수를 수치화하여 통계적으로 분석한다. 예를 들어, 환자의 치료 경험을 양적으로 연구할 경우, 환자가 평가한 치료 만족도를 설문조사를 통해 점수로 측정하고, 이 점수를 기반으로 치료 방법의 효과를 분석한다. 이러한 접근은 대규모 데이터의 일반화와 변수 간 관계 분석에 강점을 가지지만, 개별 경험의 세부적인 맥락을 놓칠 가능성이 있다.

3) 연구의 관점: 내부자적 관점

질적연구는 연구 대상자의 입장에서 세상을 이해하려는 내부자적 관점을 채택한다. 이는 연구자가 대상자의 삶을 그들의 눈을 통해 보고 이해하려는 태도를 의미한다. 연구자는 참여자의 관점을 깊이 탐구하며, 그들이 경험에서 부여하는 의미를 중심으로 해석을 진행한다. 예를 들어, 질적연구는 간호사의 업무 스트레스를 연구할 때 간호사의 언어, 감정, 사고 과정을 직접적으로 탐구하여 그들의 복잡한 심리적, 정서적 경험을 이해하려고 한다. 이는 외부자적 관점에서 객관적 데이터를 중심으로 분석하는 양적연구와 대조적이다. 양적연구에서는 설문조사나 척도를 통해 간호사의 스트레스 수준을 정량적으로 측정하고, 이를 통계적으로 분석하여 일반화된 결과를 도출한다. 그러나 이러한 방식은 개별적인 삶의 맥락이나 스트레스의 본질적 의미를 간과할 가능성이 있다. 반대로, 질적연구는 간호사의 개인적 서사를 바탕으로 그들의 경험을 풍부하게 기술하며, 이를 통해 복잡한 인간 경험에 대한 심층적 이해를 제공한다.

4) 분석방법: 귀납적 방법

질적연구의 자료 분석은 구체적인 데이터에서 출발하여 일반적인 주제를 도출하는 귀납적 접근을 따른다. 이는 연구자가 데이터를 면밀히 검토하고, 그 안에서 반복적으로 나타나는 주제나 패턴을 도출하여 이론이나 개념을 형성하는 과정이다. 기존의 이론이나 가설을 검증하려는 연역적 접근이 아니라, 데이터로부터 새로운 통찰이나 개념을 발견하고 이를 기반으로 새로운 이론을 발전시키는 데 초점을 맞춘다. 예를 들어, 간호사와 환자 간의 상호작용 데이터를 분석하여 커뮤니케이션 패턴을 발견하고, 이를 기반으로 환자 중심의 의사소통 모델을 제안할 수 있다.

반대로, 양적연구는 연역적 방법을 사용하여 기존 이론을 검증하거나 가설을 입증한다. 연구자는 사전에 명확히 설정된 가설을 기반으로 데이터를 수집하고, 통계적 분석을 통해 가설의 타당성을 평가한다. 예를 들어, 환자와 간호사 간의 상호작용이 환자의 만족도에 미치는 영향을 검증하기 위해 설문조사를 통해 데이터를 수집하고, 이를 분석하여 이론을 입증하거나 반박한다. 이러한 차이는 질적연구가 개방적이고 탐색적인 접근인 반면, 양적연구는 구조적이고 검증적인 접근이라는 점에서 두드러진다.

5) 분석의 초점: 배경 및 과정 중시

질적연구는 연구 대상이 속한 사회적, 문화적, 역사적 배경과 과정을 깊이 있게 탐구한다. 이는 현상이 단순히 결과로 나타나는 것이 아니라, 특정한 배경과 맥락 속에서 형성되고 발전하며 영향을 주고받는 과정을 분석하는 데 중점을 둔다. 예를 들어, 의료진 간의 협력 과정을 연구할 때, 질적연구는 단순히 협력의 성과나 결과를 평가하는 것에 그치지 않고, 협력이 어떻게 시작되었는지, 어떤 요인들이 협력을 촉진하거나 방해했는지, 이러한 과정이 조직 내 문화와 개인 간 신뢰 관계에 어떤 영향을 미쳤는지를 분석한다.

반면, 양적연구는 주로 결과를 수치화하고 변수 간의 관계를 규명하는 데 초점을 맞춘다. 예를 들어, 의료진 간의 협력이 환자 치료 결과에 미치는 영향을 연구할 때, 양적연구는 협력 정도를 점수화하거나 특정 성과 지표로 측정하여 환자 치료 결과와의 상관관계를 통계적으로 분석한다. 이러한 접근은 변수 간의 관계를 명확히 규명하는 데 강점이 있지만, 협력의 본질적 의미나 맥락적 배경을 간과할 가능성이 있다.

질적연구는 이러한 차이를 보완하며, 연구 대상이 속한 맥락과 과정을 이해함으로써 현상의 복잡성을 해석하고 깊이 있는 통찰을 제공한다. 예를 들어, 협력이 어떤 과정을 통해 형성되었는지와 동시에 그 과정에서 참여자들이 경험한 의미와 감정을 탐구하여, 단순히 결과를 분석하는 데서 나아가 조직 내 변화와 개선을 위한 실질적인 시사점을 제시할 수 있다.

6) 연구목표: 심층적인 기술

질적연구는 단순히 통계적 수치나 표면적인 결과를 제시하는 데 그치지 않고, 현상의 본질적 의미와 그 맥락을 깊이 탐구하고 풍부하게 기술하는 것을 목표로 한다. 이를 통해 연구자는 참여자의 개인적 경험, 사회적 맥락, 환경적 요인, 그리고 시간적 과정을 통합적으로 이해하려 한다. 예를 들어, 환자의 투병 경험을 연구할 때, 질적연구는 단순히 치료 과정의 결과를 기술하는 것이 아니라, 환자가 경험하는 감정, 생각, 사회적 관계, 의료진과의 상호작용 등을 다층적으로 분석한다. 이로써 환자 개인의 서사를 통해 질병과 치료의 복잡한 본질을 조명할 수 있다.

반면, 양적연구는 대규모 데이터를 수집하고, 이를 통계적으로 분석하여 특정 현상의 일반적 경향을 밝히는 데 초점을 맞춘다. 예를 들어, 환자의 투병 경험을 양적으로 연구할 경우, 설문조사를 통해 삶의 질이나 만족도를 점수화하여 치료 효과를 비교한다. 이러한 접근은 대규모 데이터의 일반화를 가능하게 하지만, 개별 환자의 심리적, 정서적 맥락을 놓칠 수 있다.

결과적으로, 질적연구는 현상에 대한 깊이 있는 이해를 제공하며, 개별 사례를 통해 의료 현장에서 환자 중심의 접근법을 설계하거나 실질적인 개선책을 제시하는 데 중요한 기여를 한다.

7) 연구설계: 신축성

질적연구는 사전에 구체적인 설계를 고정하지 않고, 연구 과정에서 새롭게 나타나는 데이터와 통찰을 반영하여 설계를 수정할 수 있는 유연성과 신축성을 가진다. 이는 연구자가 데이터를 수집하고 분석하는 과정에서 새로운 주제나 관점을 발견할 때 연구 방향을 조정하고 심화시킬 수 있는 접근법을 의미한다. 예를 들어, 환자와의 인터뷰에서 예상치 못한 정서적 요인이 드러날 경우, 연구자는 이를 추가적으로 탐구하여 초기 설계에서 고려하지 못한 심리적 요인을 포함하는 방식으로 연구를 발전시킬 수 있다.

반면, 양적연구는 초기 연구 설계가 엄격히 고정되어 있으며, 변수와 방법론이 미리 결정된 상태에서 연구가 진행된다. 이는 연구자가 특정 가설을 검증하기 위해 실험 조건을 통제하거나 표준화된 설문지를 사용하는 방식으로 이루어진다. 양적연구에서는 연구 과정에서 예기치 못한 데이터가 발생해도, 사전에 설정된 연구 절차를 벗어나지 않는 경향이 있다. 이러한 접근법은 재현 가능성과 비교 가능성을 높이는 데 유리하지만, 연구 과정에서 발견되는 새로운 통찰을 즉각적으로 반영하는 데는 한계가 있다. 질적연구는 이러한 한계를 보완하여, 연구 대상자의 복잡한 경험과 맥락을 더 깊이 이해할 수 있는 기회를 제공한다.

8) 연구의 타당성: 감정이입적 중립성

질적연구는 연구자가 대상자의 경험에 깊이 공감하면서도 개인적 편견을 배제하는 감정이입적 중립성을 유지하는 데 달려 있다. 이는 연구자가 단순히 관찰자가 아니라 참여자의 입장에서 현상을 이해하려고 노력하면서도, 연구 결과가 자신의 주관적 판단에 의해 왜곡되지 않도록 객관성을 유지하는 균형을 의미한다. 감정이입적 중립성은 연구자가 참여자의 입장을 진심으로 공감하면서도, 자신이 가진 선입견이나 개인적 해석이 연구 과정에 영향을 미치지 않도록 지속적으로 반성적 태도를 유지하는 것을 요구한다.

예를 들어, 환자의 치료 경험을 분석할 때, 연구자는 환자가 자신의 치료 여정을 묘사하며 표현하는 감정과 이야기에 깊이 공감해야 한다. 동시에, 이 진술이 환자의 특정 맥락과 상황에서 나온 것임을 이해하고, 그 진술을 사회적, 문화적, 역사적 맥락에서 객관적으로 검토하며 해석한다. 연구자는 환자가 표현하지 않은 배경적 정보나 잠재적 의미도 고려하여 결과를 신중히 분석한다.

반면, 양적연구는 재현 가능성과 통계적 신뢰성을 중심으로 타당성을 확보한다. 이는 동일한 방법론을 반복 적용했을 때 동일한 결과가 나오는지 여부를 강조하며, 연구자의 주관적 판단보다 데이터와 통계적 기법의 객관성을 기반으로 한다. 질적연구는 이러한 접근을 보완하기 위해 참여자 검토와 동료 검토 과정을 포함한다. 참여자 검토는 연구 결과를 대상자와 공유하여 그들의 경험과 일치하는지 확인하는 과정이며, 동료 검토는 연구자의 해석과 결론이 충분히 타당한지 동료 전문가가 평가하는 과정이다. 이러한 과정을 통해 질적연구는 대상자의 진솔한 경험을 충실히 반영하면서도, 해석의 균형과 타당성을 유지한다.

2. 질적 연구의 설계

질적연구를 수행하기 위해 반드시 고려해야 할 요소는 연구 목적, 개념적 맥락, 연구문제, 연구방법, 그리고 타당성이다. 이들은 연구의 기본 구조를 형성하며, 연구가 체계적이고 신뢰성 있게 진행될 수 있도록 돕는다. 이러한 요소들은 서로 유기적으로 연결되어 있으며, 연구 과정 전반에 걸쳐 지속적으로 검토되고 발전되어야 한다.

1) 연구의 목적

질적 연구의 목적은 인간 경험의 복잡성과 본질을 이해하고, 특정 현상에 대한 심층적 통찰을 제공하는 것이다. 이는 현상의 "왜"와 "어떻게"에 대한 질문에 답하기 위해 수행되며, 인간의 주관적 경험과 그 의미를 탐구하는 데 초점을 맞춘다. 예를 들어, 간호사가 중환자실에서 느끼는 스트레스를 연구하는 경우, 단순히 스트레스의 수준을 측정하는 데 그치지 않고, 그 스트레스가 형성되는 맥락과 개인이 이를 어떻게 경험하고 의미화하는지를 분석하는 것이다. 이러한 목적은 결과적으로 새로운 이론을 생성하거나 실무적 해결책을 제안하는 데 기여할 수 있다.

2) 개념적 맥락

질적 연구의 개념적 맥락은 연구를 진행하기 전에 연구자가 연구 현상에 대해 이미 가지고 있는 잠정적 결론이라고 할 수 있다. 여기에는 연구하고자 하는 현상에 대한 기존 문헌뿐만 아니라 연구자가 경험하고 생각하는 모든 것들이 포함된다. 이는 양적 연구에서 문헌고찰을 통해 형성되는 개념적 틀이나 이론적 틀과 유사하지만, 질적 연구에서는 이러한 틀이 고정된 것이 아니라 유동적이라는 점에서 차이가 있다. 질적 연구에서는 이러한 개념적 맥락이 앞으로 수집될 자료와 대조되어 확인된 것들만 주제나 범주로 인정받게 된다.

또한, 개념적 맥락을 형성하는 데 도움을 주는 네 가지 주요 원천이 있다. 첫째는 연구자 자신의 경험으로, 연구자는 자신의 개인적, 직업적 경험에서 얻은 통찰을 바탕으로 연구를 시작할 수 있다. 둘째는 현존하는 이론과 연구로, 기존 문헌과 이론을 검토하여 연구의 방향성을 설정할 수 있다. 셋째는 연구자가 수행한 사전 연구나 예비 연구로, 이는 주제를 명확히 하고 연구 과정에서 예상되는 도전을 미리 파악하는 데 유용하다. 마지막으로 사유실험(thought experiments)으로, 이는 연구자가 가상의 상황을 상상하고 논리적으로 분석하여 새로운 관점을 도출하는 방법이다. 이러한 과정은 연구자가 연구 문제를 더 정교하게 설정하고 데이터 수집 및 분석을 위한 강력한 틀을 제공한다.

3) 연구문제

연구문제는 질적 연구의 출발점이며, 연구자가 다루고자 하는 주요 질문을 명확히 제시한다. 질적 연구의 연구문제는 개방적이고 탐구적 질문으로 구성되며, 일반적으로 "왜" 또는 "어떻게"와 같은 질문 형식을 취한다. 예를 들어, "암 환자가 치료 과정에서 경험하는 정서적 어려움은 무엇인가?"와 같은 질문은 질적 연구에서 흔히 다루어지는 연구문제의 예다. 연구문제는 연구의 초점과 범위를 정의하며, 연구 과정 전반에 걸쳐 데이터 수집과 분석을 이끄는 역할을 한다. 잘 설계된 연구문제는 연구 결과의 타당성과 깊이에 큰 영향을 미친다.

4) 연구방법

질적 연구에서 사용되는 방법은 주로 인터뷰, 관찰, 문서 분석 등으로, 연구 주제와 맥락에 따라 적합한 방법을 선택한다. 예를 들어, 특정 간호사의 업무 스트레스를 탐구하는 경우, 심층 인터뷰를 통해 간호사의 개인적인 경험과 관점을 수집할 수 있다. 또한, 참여 관찰을 통해 그들의 실제 작업 환경과 상호작용을 이해할 수 있다. 연구 방법은 데이터의 질과 풍부함을 확보하기 위해 삼각 측정(triangulation)을 적용할 수 있으며, 이는 다양한 데이터 소스를 조합하여 연구 결과의 신뢰성을 높이는 데 기여한다. 연구자는 이러한 방법을 유연하게 사용하며, 연구 과정에서 새로운 통찰이 나타날 경우 방법론을 수정할 수도 있다.

5) 타당성

질적 연구의 타당성은 연구 결과가 참여자의 실제 경험을 얼마나 정확히 반영하는지에 달려 있다. 이는 다양한 전략을 통해 확보되는데, 대표적으로 삼각 측정, 참여자 검토, 동료 검토, 그리고 연구자의 반성적 태도가 있다. 삼각 측정은 다양한 데이터 소스와 방법을 활용하여 결과의 일관성을 검증하는 방법이며, 참여자 검토는 연구 결과를 참여자에게 확인받아 그들의 경험과 일치하는지를 평가한다. 동료 검토는 연구 결과를 다른 전문가들과 공유하여 타당성을 검증하는 과정이다. 마지막으로, 연구자의 반성적 태도는 자신의 편견이나 선입견이 데이터 해석에 영향을 미치지 않도록 지속적으로 성찰하는 것이다. 이러한 접근은 질적 연구의 신뢰성과 깊이를 보장하는 데 필수적이다.

3. 질적연구의 종류

질적연구는 학문적 배경, 자료수집방법, 연구 초점에 따라 다양한 종류로 나뉜다. 각 방법은 특정한 연구 질문과 목적에 적합하도록 설계되며, 간호학 및 사회과학에서 자주 활용되는 주요 질적 연구 방법에는 근거이론방법(grounded theory), 현상학(phenomenology), 문화기술적 연구방법(ethnography), 초점집단 연구(focus group research) 등이 있다. 예를 들어, 근거이론방법은 데이터로부터 이론을 생성하고, 현상학은 인간 경험의 본질을 탐구하며, 문화기술적 연구방법은 특정 집단의 문화적 지식을 기술하는 데 중점을 둔다. 초점집단 연구는 집단 상호작용을 통해 데이터를 수집하여 다각적인 이해를 돕는다.

1) 근거이론방법(grounded theory)

근거이론방법은 1967년 사회심리학자인 글래저(Glaser)와 스트라우스(Strauss)에 의해 개발된 질적 연구 방법으로, 체계적인 자료수집과 분석을 통해 자료에 근거한 이론을 구축하는 데 목적이 있다. 이 방법은 기존 이론을 검증하는 데 초점을 두는 연역적 접근과는 달리, 연구 과정에서 수집된 데이터를 기반으로 새로운 이론을 생성하는 귀납적 접근이다. 즉, 연구자는 사전에 정해진 가설이나 틀에 의존하지 않고, 데이터를 분석하며 발견된 패턴과 범주를 통해 이론을 발전시킨다. 이를 통해 연구자는 특정 현상의 원인, 결과, 그리고 과정을 포함하는 종합적인 설명을 도출할 수 있다. 예를 들어, 간호사의 스트레스 관리 방식을 연구하는 경우, 인터뷰와 관찰을 통해 수집된 데이터를 분석하여 스트레스를 처리하는 주요 전략과 그 영향을 설명하는 이론을 생성할 수 있다.

근거이론방법의 특징은 다음과 같다:

- **이론적 민감성**: 연구자가 자료에서 의미를 도출하는 능력을 말하며, 이는 연구자가 자료를 분석하면서 나타나는 패턴이나 숨겨진 주제를 식별하고 해석하는 데 중요한 역할을 한다. 예를 들어, 간호사가 특정 스트레스 요인에 대해 언급하는 반복적인 언어 패턴을 발견하고, 이를 기반으로 중요한 범주를 도출할 수 있다.
- **이론적 포화**: 데이터를 수집하고 분석하는 과정에서 더 이상 새로운 범주나 주제가 나타나지 않는 상태를 말한다. 이는 연구자가 충분히 데이터를 분석하고, 결과가 안정적이며 신뢰할 수 있음을 보여준다. 예컨대, 간호사의 스트레스 관리 전략을 연구할 때 동일한 전략이 반복적으로 나타날 경우 이를 이론적으로 포화된 상태로 간주한다.
- **이론적 표본추출**: 연구 중 발전하는 이론과 관련하여 필요한 데이터를 추가적으로 수집하기 위해 표본을 선택하는 과정을 의미한다. 이는 특정 개념이나 범주를 더욱 깊이 탐구하고 이를 뒷받침하는 데이터를 확보하기 위한 전략으로, 연구자가 특정 환경에서 간호사의 상호작용을 선택적으로 관찰하는 경우를 포함한다.

근거이론방법에서의 자료수집은 연구참여자의 경험과 견해를 심층적으로 이해하기 위해 심층면담, 참여관찰, 일지 등을 주요 도구로 활용한다. 예를 들어, 간호사들이 특정 환경에서 겪는 스트레스 상황을 연구할 때, 심층면담을 통해 그들의 개인적 경험과 생각을 상세히 기록하고, 참여관찰을 통해 그들이 실제로 어떤 상황에서 스트레스를 느끼는지 맥락을 직접 확인할 수 있다.

데이터 분석은 체계적으로 이루어지며, 크게 개방코딩, 축코딩, 선택코딩의 세 단계로 나뉜다. 첫 번째 단계인 개방코딩에서는 데이터를 세부적으로 검토하고, 데이터를 코드로 분류한다. 예를 들어, "환자와의 갈등"이나 "동료와의 지원"과 같은 코드를 생성할 수 있다. 이러한 코드들은 추상성이 가장 낮은 단위이며, 다음 단계에서 의미 있는 범주로 묶인다.

두 번째 단계인 축코딩에서는 앞에서 생성된 범주들 간의 관계를 파악하고, 현상에 대한 전체적인 맥락과 구조를 설정한다. 이 과정에서는 연구자는 특정 범주가 다른 범주와 어떤 방식으로 연결되고 상호작용하는지 탐구하여, 자료의 구조를 이해한다. 마지막 단계인 선택코딩에서는 연구자가 핵심 범주를 도출한다. 핵심 범주는 연구 주제를 대표하며, 다른 주요 범주들과의 관계를 통해 현상의 원인, 과정, 결과를 설명할 수 있는 중심적인 개념이다. 예컨대, 간호사의 스트레스 관리 연구에서는 "스트레스 해소 전략"이 핵심 범주로 도출될 수 있다.

이 모든 분석 과정은 순환적으로 이루어지며, 연구자는 분석 결과를 반복적으로 검토하고 수정함으로써 최종적으로 자료에 근거한 이론을 형성한다. 이러한 접근은 데이터의 신뢰성과 이론의 타당성을 보장하는 데 중요한 역할을 한다.

2) 현상학(phenomenology)

현상학(phenomenology) 철학적 배경을 가진 질적 연구 방법으로, 연구참여자의 체험과 그 체험의 본질을 깊이 이해하는 데 초점을 둔다. 이는 "인간 경험의 본질은 무엇인가?"라는 질문을 중심으로, 참여자의 주관적 경험과 그 경험이 가지는 의미를 탐구한다. 현상학은 특히 개인의 경험이 사회적, 문화적 맥락에서 형성되고 공유되는 방식을 분석하며, 이를 통해 인간 존재와 행동의 근본적인 이해를 돕는다.

현상학적 연구의 특징은 다음과 같다.

- **체험의 본질 탐구**: 현상학은 연구참여자의 구체적인 체험을 심층적으로 분석하여 그 체험의 본질을 도출하려 한다. 예를 들어, 말기 환자의 삶의 질을 연구하는 경우, 환자가 자신의 삶을 어떻게 느끼고 의미화하는지 탐구한다.
- **상호주관성 강조**: 개인의 경험은 고립된 것이 아니라 사회적 상호작용을 통해 형성되고 공유된다. 현상학은 이러한 상호작용을 통해 생성된 공통의 의미를 분석한다. 예컨대, 간호사가 환자와의 상호작용에서 느끼는 감정과 그 의미를 분석할 수 있다.
- **생활세계의 이해**: 생활세계는 참여자의 일상적 경험과 활동이 이루어지는 맥락으로, 현상학은 이를 통해 인간의 경험을 해석하고 설명한다. 이는 개별적인 경험이 보편적인 구조를 가지는 이유를 밝혀준다.

현상학적 연구는 주로 심층면담과 참여관찰을 통해 데이터를 수집한다. 심층면담은 연구참여자가 자신의 경험과 그에 대한 생각을 상세히 표현하도록 돕는 방식으로 이루어진다. 참여관찰은 연구자가 연구 현장에 참여하며 관찰한 데이터를 바탕으로 참여자의 경험을 분석하는 방법이다.

자료분석은 반복적이고 체계적인 과정을 거쳐 참여자의 경험에서 본질적인 의미를 도출한다. 이 과정에서 연구자는 데이터를 지속적으로 검토하고, 공통된 주제와 패턴을 식별하여 체험의 본질을 도출한다. 예를 들어, 연구자가 간호사의 환자 돌봄 경험을 분석하는 경우, 간호사가 경험하는 "돌봄의 기쁨"과 "감정적 소진"이라는 주제를 도출할 수 있다. 이를 통해 연구자는 간호사의 경험이 가지는 본질적 의미를 해석하고 설명할 수 있다.

3) 문화기술적 연구방법(ethnography)

문화기술적 연구방법(ethnography)은 인류학에서 유래된 연구 방법으로, 특정 집단의 문화와 행동을 심층적으로 탐구하고 기술하는 데 초점을 둔다. 이 방법은 연구자가 연구 대상 집단의 삶과 관습을 현장에서 직접 경험하고 관찰함으로써, 그들의 관점에서 문화를 이해하려는 접근이다. 이를 통해 연구자는 집단의 규범, 가치, 신념, 상징적 의미 등을 체계적으로 탐구하고 기록한다.

문화기술적 연구방법의 주요 특징은 다음과 같다;

- **문화적 지식 구조 탐구**: 특정 집단이 공유하는 지식 체계와 행동 양식을 분석한다. 예를 들어, 병원 응급실의 간호사들이 특정 상황에서 사용하는 전문 용어와 이를 둘러싼 행동 패턴을 탐구할 수 있다.
- **현장조사**: 연구자가 연구 현장에 직접 참여하여 관찰과 대화를 통해 데이터를 수집하는 방식이다. 이는 연구자가 참여자와의 신뢰 관계를 형성하고, 그들의 관점에서 일상을 이해하도록 돕는다.
- **연구자의 자기성찰**: 연구자의 개인적 배경과 경험이 연구 과정에 미치는 영향을 지속적으로 성찰하며, 연구자의 주관이 자료 분석에 미치는 영향을 최소화한다.

문화기술적 연구방법의 자료수집은 주로 참여관찰과 심층면담을 통해 이루어진다. 참여관찰은 연구자가 연구 현장에 적극적으로 참여하면서 동시에 관찰을 수행하는 방식이다. 예를 들어, 간호사의 업무 문화를 연구할 때 연구자가 병동에 직접 참여하여 간호사와 환자 간의 상호작용을 관찰할 수 있다. 또한, 심층면담은 연구참여자의 관점과 경험을 심도 있게 이해하기 위한 주요 도구로 사용된다.

수집된 자료는 반복적인 분석 과정을 거쳐 연구 대상 집단의 문화적 맥락과 구조를 파악한다. 이 과정에서 연구자는 특정 용어, 행동, 의례, 그리고 이들 사이의 관계를 탐구하고, 이를 서술적으로 기술한다. 예를 들어, 응급실 문화 연구에서는 간호사들이 특정 용어를 사용해 스트레스를 해소하거나 동료와 협력하는 방식을 분석하여, 응급실의 독특한 문화적 특성을 설명할 수 있다.

문화기술적 연구방법은 간호학에서 간호사의 역할과 업무 문화를 탐구하는 데 유용하다. 예컨대, 병원의 중환자실 문화를 연구하여, 의료진 간의 상호작용이나 환자 중심의 돌봄 방식을 심층적으로 이해할 수 있다. 이를 통해 조직 내 문화적 요인과 개선점을 발견하고, 실무 환경을 최적화하는 데 기여할 수 있다.

4) 초점집단 연구

초점집단 연구(focus group research)는 공통 관심사를 가진 사람들로 구성된 집단이 특정 주제를 논의하면서 데이터를 수집하는 질적 연구 방법이다. 이 방법은 집단 내 상호작용을 통해 다양한 관점과 경험을 얻을 수 있다는 점에서 개별 면담과 차별화된다. 초점집단 연구는 집단의 동적 상호작용을 통해 새로운 통찰을 얻고, 참여자들이 서로의 의견에 반응하며 더 깊은 내용을 공유하도록 유도한다.

초점집단 연구는 다음과 같은 특징을 가진다.
- **집단 상호작용**: 참여자 간 논의 과정을 통해 개별 면담에서 얻기 어려운 심층적 데이터를 도출할 수 있다. 예를 들어, 간호사들의 스트레스 관리 전략을 연구할 때, 집단 내 논의에서 나타나는 공통적인 경험과 차별화된 의견을 분석할 수 있다.
- **유연성**: 자료의 수집과 분석, 해석 과정에서 다양한 접근법을 사용할 수 있어 연구의 목표와 필요에 맞게 조정 가능하다. 이는 비구조화된 논의를 통해 예상치 못한 주제를 탐구할 수 있도록 한다.
- **참여자 특성 고려**: 집단 구성원의 유사성(예: 직업, 경험)과 적합성이 연구의 성공에 중요한 요소로 작용한다. 유사성이 높을수록 참여자들이 자신의 의견을 더 적극적으로 공유하고, 논의의 질이 높아질 수 있다.

초점집단은 일반적으로 6~12명으로 구성되며, 면담은 중재자의 안내에 따라 구조화된 질문부터 자유로운 논의까지 다양한 형태로 진행된다. 면담 진행 시, 중재자는 참여자들이 자유롭게 의견을 공유할 수 있는 환경을 조성하며, 논의가 특정 주제에 집중되도록 유도한다. 예를 들어, 환자 돌봄 과정에서 간호사들이 겪는 도전과 성공 사례를 연구하는 경우, 중재자는 관련 주제를 자연스럽게 제시하고, 참여자들이 서로의 의견을 확장하도록 돕는다.

수집된 데이터는 질적내용 분석, 근거이론방법 또는 문화기술적 방법 등을 활용하여 분석한다. 이를 통해 집단 내에서 도출된 주요 주제와 패턴을 확인하고, 집단 논의에서 나타난 독특한 통찰을 해석한다. 예를 들어, 간호사들의 초점집단에서 "동료의 지지"가 스트레스 관리에 핵심적인 역할을 한다는 공통적인 의견이 도출되었다면, 이는 집단 내 상호작용을 통해 얻은 중요한 연구 결과로 간주될 수 있다.

초점집단 연구는 간호학에서 간호사, 환자, 보호자 간의 상호작용을 탐구하거나, 의료 정책에 대한 다각적 의견을 수집하는 데 유용하다. 예를 들어, 새로운 간호 정책 도입의 영향을 연구할 때, 초점집단을 구성하여 간호사들이 느끼는 기대와 우려를 분석함으로써 정책 개선에 대한 실질적 제안을 도출할 수 있다.

4. 질적자료의 수집과 분석

1) 자료수집

질적연구에서 자료는 매우 다양하게 정의되며, 문서, 사진, 비디오, 인터넷 자료, 예술작품, 인공물 등이 모두 연구 자료가 될 수 있다. 그러나 대부분의 연구자들은 참여관찰과 심층면담을 주요한 자료수집방법으로 활용한다. 이러한 자료수집은 질적연구의 목표인 깊이 있는 이해와 맥락적 해석을 가능하게 한다.

질적연구는 연구현상을 깊이 있게 탐구하기 위해 특정 현장, 개인, 또는 사건을 의도적으로 선택하여 자료를 수집한다. 이를 '목적적 표본추출' 또는 '의도적 표본추출'이라고 한다. 이러한 방식은 연구자가 연구의 목적과 질문에 가장 적합한 자료를 확보할 수 있도록 돕는다. 예를 들어, 특정 간호사의 스트레스 관리 경험을 연구하려는 경우, 다양한 환경에서 일하는 간호사들 중 스트레스 관리와 관련된 풍부한 경험을 가진 사람들을 의도적으로 선택할 수 있다.

목적적 표본추출의 핵심은 표본의 크기와 구성이 연구의 질에 유연하게 맞춰진다는 것이다. 표본은 자료의 포화에 도달할 때까지 수집되며, '자료 포화'란 더 이상 새로운 정보가 나타나지 않고, 기존 데이터가 반복되는 상태를 의미한다. 예를 들어, 여러 간호사들과의 면담에서 동일한 스트레스 요인과 대처 전략이 반복적으로 나타난다면, 이는 자료가 포화되었음을 나타낸다. 연구자는 이 시점에서 자료수집을 중단하고, 수집된 데이터를 심층적으로 분석하게 된다.

　자료수입과정에서 연구자는 자료수집 초기 단계부터 데이터를 분석하는 태도를 유지해야 한다. 자료의 규칙성, 유형, 그리고 그 사이의 설명적 관계나 원인과 결과의 흐름 등을 주의 깊게 탐구하며, 이를 통해 초기 아이디어와 통찰을 얻는다. 예를 들어, 면담 중 반복적으로 나타나는 특정 주제나 키워드를 기록하며, 이들이 연구의 주요 주제가 될 가능성을 탐색한다.

　또한, 연구자는 자기반영적인 메모를 적극적으로 활용하여 수집한 자료와 자신의 생각을 기록한다. 이러한 메모는 단순히 정보를 저장하는 것을 넘어, 연구자가 자신의 직관과 초기 분석을 체계적으로 조직화하는 데 도움을 준다. 예를 들어, 연구자가 간호사들의 스트레스 관리 경험을 연구하는 과정에서, "동료의 지원"이라는 주제가 여러 참여자에게 반복적으로 언급된다면, 이를 메모로 기록하여 다음 자료수집에서 추가적으로 탐구할 수 있다. 이러한 과정을 통해 수집된 자료는 분석과 해석의 탄탄한 기반이 된다.

(1) 참여관찰

　참여관찰은 연구자가 특정 집단이나 장소에 장기간 참여하면서 그들의 삶과 문화를 기록하는 질적 자료수집방법이다. 연구자는 자연스러운 환경에서 참여자들과 상호작용하며, 관찰과 비공식적 대화를 통해 데이터를 수집한다. 이 방법은 행동, 사건, 관계를 심층적으로 이해하고, 해당 집단의 문화와 의미체계를 파악하는 데 효과적이다.

　참여관찰 단계는 다음과 같다;

- **연구현장 진입**: 연구자는 연구현장의 책임자와 협의하여 연구 참여와 접근을 허락받는다. 이 과정에서 연구자는 연구 윤리 기준을 준수하고, 참여자들에게 연구 목적과 절차를 명확히 설명해야 한다.
- **서술적 관찰**: 초기 단계에서는 연구 현장에서 가능한 모든 것을 포괄적으로 관찰하며, 세부적인 행동, 상호작용, 환경적 요인을 기록한다. 예를 들어, 병원의 응급실 환경에서 간호사와 의사의 상호작용, 환자 대응 방식 등을 폭넓게 관찰한다.

- **초점 관찰**: 연구가 진행됨에 따라 특정 주제나 문제에 초점을 맞추어 관찰한다. 이는 초기 데이터 분석 결과에 따라 연구의 방향을 정교화하는 과정이다. 예컨대, 응급실 간호사들이 스트레스 상황에서 보이는 대처 행동에 초점을 맞출 수 있다.
- **선택적 관찰**: 마지막 단계에서는 가장 중요한 핵심 주제나 관련 현상에 집중하여 관찰한다. 이 단계에서는 특정 상황이나 행동의 상세한 이해를 위해 심층적인 데이터를 수집한다.

참여관찰 과정에서 연구자는 관찰 내용을 체계적으로 기록한 '현장노트'를 작성한다. 현장노트에는 관찰한 사실뿐만 아니라 연구자의 직관, 느낌, 초기 분석 아이디어도 포함된다. 이를 통해 연구자는 데이터의 깊이를 더하고, 관찰 경험을 보완할 수 있다. 예를 들어, 연구자가 환자와 간호사 간의 상호작용에서 환자의 표정과 간호사의 언어 선택을 기록하면서, 이러한 행동의 배경적 의미를 추측하여 메모할 수 있다. 이러한 기록은 이후 데이터 분석 과정에서 중요한 기초 자료가 된다.

(2) 심층면담

심층면담은 연구참여자의 경험과 견해를 심층적으로 탐구하기 위한 주요 질적 연구 방법이다. 이 방법은 개방형 질문을 사용하여 참여자가 자신의 이야기를 자유롭게 풀어놓을 수 있도록 유도하며, 참여자의 생활세계와 그 안에서의 의미를 깊이 이해하는 데 초점을 둔다. 예를 들어, 간호사가 중환자실에서 느끼는 스트레스와 이를 극복하기 위한 방법을 연구할 때 심층면담은 유용한 도구가 된다.

심층면담 과정은 다음과 같다;
- **개방형 질문 활용**: 연구자는 참여자가 자신의 경험을 풍부히 표현하도록 유도한다. 질문은 참여자의 관점과 언어를 반영할 수 있도록 신중히 설계되어야 하며, 예를 들어 "환자를 돌보는 동안 가장 기억에 남는 순간은 무엇이었나요?"와 같은 질문을 통해 구체적인 사례를 도출한다. 추가 질문은 참여자가 제공한 정보를 확장하거나 명확히 하는 데 사용된다.
- **자료 포화**: 심층면담은 참여자들의 이야기가 반복되고 새로운 주제나 정보가 더 이상 나타나지 않을 때까지 진행된다. 예를 들어, 여러 간호사들과 면담을 진행한 결과, "동료 지원의 중요성"이라는 주제가 반복적으로 나타난다면, 이는 자료가 포화 상태에 도달했음을 의미한다.

- **추가 면담**: 필요한 경우 추가적인 면담을 통해 기존 데이터를 보완하거나 분석에서 새롭게 도출된 질문을 검증한다. 이러한 접근은 연구 결과의 깊이와 타당성을 높이는 데 필수적이다.

심층면담 시 유의사항은 연구자는 참여자의 이야기를 경청하며, 자신의 편견이나 선입견이 자료 해석에 영향을 미치지 않도록 주의해야 한다. 연구자의 중립성과 개방성이 중요하다.

유도질문을 피하고, 참여자가 자유롭게 자신의 경험을 이야기하도록 격려해야 한다. 예를 들어, "그때 화가 났나요?"와 같은 유도적 질문 대신, "그때 어떤 감정을 느끼셨나요?"와 같은 개방형 질문을 사용한다.

면담 내용을 녹음하고 전사하여 자료의 정확성과 완전성을 확보한다. 녹음이 불가능한 경우에는 연구자가 참여자의 이야기를 상세히 기록하며, 면담 후 즉시 복기하여 누락된 부분을 보완한다.

심층면담은 연구자가 참여자의 경험을 깊이 탐구하고, 그 경험에서 의미 있는 패턴과 주제를 도출하는 데 중요한 방법이다. 이러한 접근은 참여자의 관점을 존중하고, 그들이 처한 맥락에서의 삶과 문제를 이해하는 데 필수적이다.

2) 자료분석

질적자료의 분석은 각 연구 방법의 특성과 연구 목적에 따라 다르게 진행되지만, 일반적으로 다음의 단계를 포함한다. 이 과정은 텍스트 기반 데이터를 체계적으로 처리하여 주요 주제와 의미를 도출하는 데 초점을 둔다.

(1) 자료환원

질적자료 분석의 첫 번째 단계는 데이터를 간결하고 체계적으로 정리하는 것이다. 이는 많은 양의 데이터를 코딩하고 요약하여, 중요한 정보에 초점을 맞추는 과정이다. 코드는 데이터의 의미 단위를 나타내는 라벨로 사용되며, 이를 통해 데이터의 구조를 명확히 한다. 예를 들어, 간호사의 스트레스 관리 방법을 연구하는 경우, "동료 지원" 또는 "감정 조절"과 같은 코드를 생성할 수 있다. 이 과정은 데이터를 압축하면서도 중요한 내용을 놓치지 않도록 신중히 진행되어야 한다.

(2) 자료전시

분석된 데이터를 도표, 차트, 네트워크 등의 형태로 시각화하여 데이터를 한눈에 이해할 수 있도록 구성하는 단계이다. 이 시각화 작업은 데이터 간의 관계와 패턴을 더 명확히 하고, 연구자가 주요 발견을 구체화하도록 돕는다. 예를 들어, 간호사들의 스트레스 요인을 분석한 결과를 네트워크 차트로 시각화하면, 주요 스트레스 요인 간의 연관성을 쉽게 파악할 수 있다.

(3) 결론 도출과 검증

분석된 데이터를 바탕으로 결론을 도출하는 과정이다. 연구자는 자료에서 도출된 주제와 패턴을 바탕으로 연구 질문에 대한 답을 명확히 제시하며, 이를 기존 데이터와 비교하거나 동료 검토를 통해 검증한다. 예컨대, 스트레스 관리 방법에 대한 결과가 일관되게 나타난다면, 이는 연구 결과의 신뢰성을 높이는 근거가 된다. 결론 도출 후에도, 연구자는 데이터를 지속적으로 검토하여 새롭게 나타나는 통찰을 반영하고, 분석의 타당성을 강화한다.

질적자료 분석은 반복적이고 순환적인 과정으로, 연구자는 데이터를 지속적으로 검토하며 연구 현상을 깊이 이해하고 해석할 수 있는 기회를 제공한다. 이를 통해 독자는 연구자가 도출한 결과가 충분한 근거를 가지고 있음을 신뢰할 수 있게 된다.

5. 질적연구의 평가

질적연구에 대한 평가는 양적연구와는 다른 기준을 이용하게 된다. 이는 양적연구가 가설을 검증하고 이를 일반화하는 데 목표를 두는 반면, 질적연구는 특정 현상을 심층적으로 이해하고 참여자의 맥락적 경험을 탐구하는 데 중점을 두기 때문이다. 따라서 질적연구를 평가할 때는 신뢰성(credibility), 적합성(fittingness), 감사가능성(auditability), 중립성(neutrality)과 같은 준거를 적용한다.

1) 신뢰성 (Credibility)

신뢰성은 연구 결과가 연구 참여자들의 경험과 관점을 얼마나 정확하게 반영하고 있는지를 평가한다. 이는 연구자가 데이터 수집과 분석 과정에서 얼마나 철저하고 성실하게 연구를 수행했는지에 달려 있다. 신뢰성을 확립하기 위한 방법은 다음과 같다:

- **삼각측정법(Triangulation)**: 다양한 데이터 수집 방법을 통해 연구 결과의 일관성과 신뢰성을 확보하는 방법이다. 예를 들어, 심층면담, 관찰, 그리고 문서 분석과 같은 여러 데이터 수집 방법을 병행하여 동일한 현상을 다각도로 탐구할 수 있다. 이를 통해 연구자는 단일 데이터 소스에서 발생할 수 있는 편향을 최소화하고, 각기 다른 데이터 소스가 서로를 보완하며 결과의 신뢰도를 높일 수 있다. 예컨대, 간호사의 스트레스 관리 연구에서 심층면담으로 간호사의 주관적 경험을 수집하고, 관찰을 통해 실제 행위를 확인하며, 업무 관련 문서를 검토하여 스트레스 요인과 대처 방식을 종합적으로 분석할 수 있다.

- **참여자 검토(Member Checking)**: 연구자가 분석을 통해 도출한 결과를 연구 참여자와 공유하여 그 결과가 참여자의 실제 경험을 정확히 반영하고 있는지 확인하는 과정이다. 이 방법은 연구자가 해석한 내용이 참여자의 입장에서 정확하고 공감 가능한지 검증하는 데 중요하다. 예를 들어, 간호사와의 심층면담에서 도출된 "동료 지원이 스트레스 해소에 중요한 역할을 한다."는 결과를 참여자에게 제시하여, 실제로 그들이 동료 지원을 그렇게 인식하고 있는지 의견을 묻는 방식으로 진행될 수 있다. 이를 통해 결과의 신뢰도를 높이고, 참여자의 목소리가 연구에 충실히 반영되었음을 보장할 수 있다.

- **자기반영적 자세(Self-Reflection)**: 연구자가 자신의 편견과 선입견이 연구 과정에 영향을 미치지 않도록 지속적으로 자신의 태도와 행동을 성찰하는 과정이다. 이는 연구자가 연구 참여자와의 상호작용, 데이터 수집 및 해석 과정에서 자신의 주관적 시각이 개입되지 않도록 하는 데 필수적이다. 예를 들어, 연구자가 간호사의 스트레스 관리 방법을 탐구하는 동안 특정 이론적 관점에만 의존하지 않고, 참여자의 이야기를 있는 그대로 이해하고 해석하는 데 중점을 두어야 한다. 연구자는 일지를 작성하거나 동료 연구자와의 토론을 통해 자신의 성찰 과정을 체계적으로 검토함으로써 객관성을 유지할 수 있다.

2) 적합성 (Fittingness)

적합성은 연구 결과가 비슷한 상황과 맥락에 있는 다른 참여자들에게도 얼마나 적용 가능한지를 평가한다. 이를 확립하기 위해 연구자는 연구 참여자의 일반적인 특성과 구체적인 상황을 상세히 기술해야 한다. 연구 참여자가 처한 환경, 문화적 맥락, 그리고 문제의 구체적 상황을 명확히 제시함으로써 결과의 적합성을 강화할 수 있다. 예를 들어, 간호사들이 스트레스를 관리하는 전략을 연구할 때, 이 전략이 다른 병원 환경에서도 유사하게 적용될 가능성을 논의하고, 이와 관련된 맥락적 요소를 설명해야 한다. 이는 연구 결과가 더 넓은 범위의 실무와 정책 개발에 활용될 수 있는 가능성을 높이는 데 필수적이다.

3) 감사가능성 (Auditability)

감사가능성은 연구의 과정과 결과를 독자가 명확히 이해하고 재현할 수 있는지를 평가한다. 이는 연구 과정의 투명성을 의미하며, 연구자는 연구를 수행하는 모든 단계에서 체계적인 기록을 남기고 이를 명확히 제시해야 한다. 감사가능성을 확립하기 위한 주요 요소는 다음과 같다. 예를 들어, 질적 연구에서 간호사의 스트레스 관리 전략을 분석하는 경우, 데이터 코딩, 범주화 과정, 그리고 최종 주제 도출의 구체적 단계를 상세히 기술하여 독자가 연구의 흐름과 결론 도출 과정을 추적할 수 있도록 해야 한다:

- **분석 절차의 기록**: 데이터 코딩과 범주화 과정, 주제 도출 방법 등을 구체적이고 체계적으로 기술해야 한다. 예를 들어, 연구자가 간호사의 스트레스 관리 전략을 분석할 때, 코딩 과정에서 어떤 기준으로 데이터를 분류했는지, 범주화 과정에서 데이터 간의 관계를 어떻게 설정했는지, 그리고 최종적으로 주제를 도출하는 과정에서 어떤 논리적 근거를 사용했는지를 명확히 설명해야 한다. 이렇게 기록된 분석 절차는 연구의 신뢰성을 강화하고, 독자가 연구 과정을 재현할 수 있도록 돕는다.
- **결과 추적 가능성**: 연구 결과가 데이터에서 어떻게 도출되었는지를 독자가 명확히 이해할 수 있도록 세부적으로 설명해야 한다. 이는 데이터에서 주제와 범주를 도출하는 과정, 그리고 이러한 범주가 최종 연구 결과로 연결되는 과정을 명확히 제시하는 것을 포함한다. 예를 들어, 간호사의 스트레스 관리 연구에서 "동료의 지원"이라는 주요 주제가 어떻게 면담 데이터와 관찰 기록에서 발견되었고, 이를 통해 연구자가 결론에 도달했는지를 체계적으로 기술함으로써 독자가 연구 과정을 재현할 수 있도록 한다.

4) 중립성 (Neutrality)

중립성은 연구 결과가 연구자의 개인적 편견이나 선입견에 의해 왜곡되지 않았음을 보장하는 것이다. 이를 위해 연구자는 편향을 최소화하기 위해 의식적인 노력을 기울여야 하며, 이는 데이터 수집부터 분석, 해석에 이르는 전 과정에 걸쳐 적용되어야 한다. 예를 들어, 연구자가 간호사의 스트레스 관리 경험을 연구할 때, 자신의 선호하는 이론적 틀에 의존하지 않고, 참여자가 제공한 자료를 있는 그대로 반영하려는 자세가 필요하다. 연구자는 개인적인 가정이나 예상 결과를 배제하기 위해 동료 검토(peer review)와 같은 방법을 활용하여 자신의 해석이 타당한지를 점검할 수 있다. 이러한 과정을 통해 연구 결과는 객관적이고 공정하게 제시되며, 독자는 연구의 신뢰성을 확신할 수 있다.

〈질적연구 논문의 평가 기준〉

질적연구 논문을 평가할 때는 다음과 같은 항목들을 고려해야 한다:

- **연구문제**: 연구문제가 간호와 관련성이 있고 구체적으로 제시되었는가?
- **연구방법**: 연구문제와 연구방법이 일치하며, 사용된 연구방법에 대한 이론적, 철학적 입장이 명확히 기술되었는가?
- **자료수집**: 연구 참여자의 선별 과정이 명확히 설명되었으며, 자료수집방법이 신뢰성과 적합성을 확보했는가?
- **자료분석**: 분석 과정이 투명하고 논리적으로 기술되었으며, 연구자의 편견 배제를 위해 노력했는가?
- **결과**: 연구문제에 대한 답이 논리적이고 설득력 있게 서술되었는가?
- **논의**: 결과가 기존 문헌과 논리적으로 연계되었으며, 간호의 교육, 연구 및 실무에 어떻게 활용될 수 있는지 제시되었는가?

이러한 평가 기준은 질적연구 논문의 완성도를 높이고, 연구 결과의 타당성과 신뢰성을 독자가 신뢰할 수 있도록 돕는다.

자율학습 문제

1. 다음 중 질적연구의 주요 특성에 해당하는 것을 모두 고르시오.
   1) 맥락 의존성
   2) 객관적 데이터 중심
   3) 주관성 강조
   4) 가설 검증에 초점

2. 질적연구 설계에서 "개념적 맥락"의 역할을 설명하고, 이를 형성하는 주요 원천 2가지를 제시하시오.

3. 다음 중 질적연구에서 주로 사용되는 자료수집방법으로 올바른 것을 모두 고르시오.
   1) 설문조사
   2) 심층면담
   3) 참여관찰
   4) 실험

4. 질적자료 분석에서 "코딩"이란 무엇이며, 코딩을 수행하는 주요 목적을 설명하시오.

5. 질적연구의 신뢰성을 높이기 위해 사용할 수 있는 방법으로 적절한 것을 고르시오.
   1) 삼각측정법
   2) 참여자 검토
   3) 통계적 검증
   4) 동료 검토

모범답안 및 해설

1. 질적연구의 특성 확인 (객관식)

정답: 1) 맥락 의존성, 3) 주관성 강조

해설: 질적연구는 맥락적 요인과 사회적 상호작용을 중시하며, 참여자의 주관적 경험과 그 의미를 탐구하는 데 초점을 둔다. 학생들은 이러한 특성을 통해 연구 현상의 본질을 파악하고 연구 과정에서 이를 어떻게 적용할 수 있는지 학습할 수 있다.

2. 설계 요소 (단답형)

정답:
1) 개념적 맥락의 역할: 연구자가 연구 주제와 현상을 이해하기 위한 이론적 틀을 제공하며, 연구 방향성을 설정한다.
2) 주요 원천:
   - 연구자의 개인적 경험
   - 기존 문헌과 이론

해설: 개념적 맥락은 연구의 초점을 형성하고 이론적 배경을 제공하는 중요한 역할을 한다.

3. 자료수집 (객관식)

정답: 2) 심층면담, 3) 참여관찰

해설: 질적연구는 주로 심층면담과 참여관찰을 통해 데이터를 수집한다. 설문조사와 실험은 양적연구에서 자주 사용되는 방법이다.

4. 자료분석 (단답형)

정답:
- 코딩의 정의: 코딩은 데이터를 의미 단위로 분류하고, 각 단위에 라벨을 부여하는 과정이다.
- 주요 목적: 데이터를 체계적으로 정리하여 주제와 패턴을 도출하는 데 있다.

해설: 코딩은 질적자료 분석의 핵심 과정으로, 데이터를 조직화하고 분석 방향을 설정하는 데 필수적이다.

5. 평가 기준 (객관식)

정답: 1) 삼각측정법, 2) 참여자 검토, 4) 동료 검토

해설: 질적연구의 신뢰성을 높이기 위해 삼각측정법, 참여자 검토, 동료 검토 등의 방법이 사용된다. 통계적 검증은 양적연구의 방법이다.

참고문헌

고명숙, 고유경, 김동옥, 인혜경, 이내영, 이미해, 한숙정. (2020). 간호연구 따라잡기. 수문사.

김인아. (2021). 국내 병원간호사 직무스트레스 관리 프로그램 효과에 대한 메타분석. 융복합지식학회논문지, 9(2), 71-81.

이은옥, 임난영, 박현애, 이인숙, 김종임, 배정이, 이선미. (2018). 간호연구와 통계분석. 수문사.

은영, 구미옥, 이혜경. (2022). 간호연구개론 제7판. 현문사.

이명선, 김인숙, 백희정, 이건정, 이지아, 탁영란, 김정숙, 김혜숙, 신희건, 이미옥, (2018). 간호연구방법. 대한간호협회.

Cohen, J. (1988). Statistical Power Analysis for the Behavioral Sciences (2nd ed.). Routledge.

Creswell, J. W., & Creswell, J. D. (2023). Research Design: Qualitative, Quantitative, and Mixed Methods Approaches.

Field, A. (2013). Discovering Statistics Using IBM SPSS Statistics(4th ed.). Sage Publications.

Fritz, C. O., Morris, P. E., & Richler, J. J. (2012). Effect size estimates: Current use, calculations, and interpretation. Journal of Experimental Psychology: General, 141(1), 2-18.

Kraemer, H. C., & Blasey, C. M. (2015). How Many Subjects? Statistical Power Analysis in Research. Sage Publications.

Polit, D. F., & Beck, C. T. (2021). Nursing Research: Generating and Assessing Evidence for Nursing Practice.

Smith, J., & Doe, A. (2022). "Effectiveness of Repositioning Protocols in Pressure Ulcer Prevention," Journal of Nursing Care, 45(2), 123-130.

Susan K Grove, Nancy Burns. (2018). Understanding Nursing Research E-Book: Building an Evidence-Based Practice. ELSEVIER.